JN314004

外科医の悲劇
崩れゆく帝王の日々

外科医の悲劇
崩れゆく帝王の日々

Die Entlassung

著／Jürgen Thorwald
訳／小川　道雄

へるす出版

Die Entlassung

Jürgen Thorwald

Copyright©1960 by Droemersche Verlagsamstalt Th.
Knaur Nachf., München

Japanese translation rights arranged with
Droemersche Verlagsanstalt Th. Knaur Nachf.,
München through Japan UNI Agency, Inc., Tokyo.

序

　本書は，われわれの世紀の最も傑出した医師の晩年の悲劇を記述したものである。著者は1人の人間の悲劇を述べるにとどまらず，これまでほとんど論じられてこなかった医療にまつわる問題に，焦点をあてようとしている。それが医師社会のさらなる発展につながると考えるからである。

　その問題とは，医師が加齢，疾病あるいは他の原因によって，医師としての能力が低下したり，あるいは能力がなくなっているにもかかわらず，医療を続けるという問題である。老齢の医師，病気になっても貯えのない医師，あるいは医師という職業がその人の人生そのものである医師が，医療をやめないことを指している。

　他の人々と同じように，医師も歳をとるし，次第に能力を失っていく。そのために職業上の過誤を起こす可能性がある。敏感な医師は，一方では能力を失った同僚への同情，他方では患者に対してある特定の医師にかからないように警告する義務，この2つの間で切り裂かれるように感じているであろう。

　さらに医師社会には極めて強い連帯意識があることは無視できない。これは元々医師を敵視する周囲の社会に対する自衛手段として生じたもので，現在もそれは重要な因子である。このため医師は，同僚の職業上の過誤を庇わなければならないと感じるし，また無能力であることを指摘する者，自分の仲間の無能力を暴く者を，裏切者と見なす傾向がある。能力を失った医師が，有名であったり，地位が高かったり，権威者であったりすると，なおさら口を閉ざすようになる。

　著者はすでに出版した『外科医の世紀―近代医学のあけぼの』『外科医の帝国―現代外科のいしずえ』（いずれも，へるす出版刊）に

序

おいて，医学の世界，その歴史，その成果，その未来に，最大の敬意を払っていることを示してきた。ここに晩年の悲惨な出来事を描いたフェルディナント・ザウエルブルッフは，医学の歴史の中では極めて名誉ある位置を占めている。そのため本書を公表することについては熟慮を重ねてきた。内容はあまりに衝撃的ではあるが，実際に起こった事実であることから，著者はこれを公表すべきであると決断した。

フェルディナント・ザウエルブルッフの晩年の数年間の出来事は，医学の歴史の中で最も悲惨な事件である。ただ彼の真の偉大さを認識することなしに，ザウエルブルッフの悲劇を語ることは不可能である。この偉大さこそが，悲劇の引き金となったからである。

彼の死から10年経った。彼が最盛期の歳月に成し遂げた多くの成果は，その後に襲ってきた悲劇によっても，まったく損なわれるものではない。人間すべてがかかり得る疾病の犠牲者になったからといって，ザウエルブルッフを低く評価すべきではない。最高の医師でさえも老人性の疾患によって，いかに破滅に向かうかを見ることによって，人間についての洞察の視野が拡大するだけである。

本書がもし何らかの告発を意味しているとしたら，それはザウエルブルッフに対してというより，むしろ医学界に向けられている。それは2つの重大な責任が無視されているからである。1つは患者に対する責任であり，もう1つは，能力を失った医師の周囲の関係者や医学界の責任である。また当時東ドイツが置かれていた特別な状況によってこのような悲劇が生じたことも，疑いの余地はない。それにもかかわらず，このスキャンダルの進行を許した態度を，われわれは非難しなければならない。

著者は長い間，医学界とかかわりを持ってきた。そのためこの世界にも他の人間の世界と同様に，絶対に完璧ということはないし，それは不可能であることを知っている。そして著者は，医師にも過ちを犯す可能性があることを認める。納得のいくような過誤につい

ては，医師は訴追から守られるべきである．医師の仕事，毎日の決断は，生と死の境界においてなされるからである．彼に法的責任を課するなら，生命の闘いにおいて不可能を可能とする治療法を開発する大胆さ，あるいは闘いそのものがなくなってしまうことを意味する．最終的には医学における進歩はあり得ないものとなる．

　しかしそこには，はっきりとした限界がなければならない．そこまでは許されるべきである．加齢や疾患による能力低下，もしくは無能力によってその限界を超えてしまったら，起こったことに気づいた者は，それに立ち向かう責任がある．このとき医学界は介入し，過ちを繰り返す人，あるいは用いられる方法に，強硬な手段を取らなければならない．このような状況においては，職業上の連帯という暗黙の了解などの入り込む余地はない．

　すべての医師は過誤の隠蔽に協力してはならない．犠牲者の家族に真実を隠してはならない．このような隠蔽は，医師と患者との間の最も基本的な前提条件である信頼の基礎を揺るがす．このとき誤った連帯は，医師に対する信頼を壊滅させる危険をはらんでいるのである．

ユルゲン・トールヴァルト

目　　次

第 1 篇　自発的辞任 ……………………………………… 1

第 2 篇　崩壊の最初の徴候 ……………………………… 13

第 3 篇　宣伝塔としてのザウエルブルッフ …………… 29

第 4 篇　崩れゆく帝王 …………………………………… 71
　1. マドレナー　　73
　2. 非ナチ化審問会　　80
　3. 問題の日の手術とハルの対応　　95
　4. 近づく経済的破綻　　110
　5. 誰が退職を説得するか　　118

第 5 篇　錠のおりた扉 …………………………………… 131
　1. ブルグシュの苦悩　　133
　2. 辞任撤回の動き　　141
　3. 報道戦争の阻止　　150

第6篇　新しい仕事の場 …………………………………… 167
　1. 私立病院からの招聘　　169
　2. 手術映画の撮影　　183

第7篇　ゴーストライター …………………………………… 193
　1. 回想録出版の企画　　195
　2. ルーデンドルフ将軍の手術　　203
　3. 想い出の口述　　209
　4. 先妻による原稿の校閲　　223

第8篇　隠蔽の限界 …………………………………………… 231
　1. 自宅での手術　　233
　2. 外科学会の記念講演　　242
　3. 新たな幻影　　249

第9篇　回想録刊行の遅延 …………………………………… 267
　1. 反対する門下生の説得　　269
　2. 遥かなるミュンヘンの恋　　275

第10篇　悲劇の終焉 ……………………………………… 281
　1. 絶大な信頼を寄せる患者　283
　2. 最後の手術　291
　3. ザウエルブルッフの死　301

第11篇　輝く星の下で消えゆく帝王 ……………………… 311

訳者あとがき ……………………………………………… 323

第 1 篇

自発的辞任

第1篇　自発的辞任

その目撃者は次のように記述している。

1949年12月3日土曜日の朝，74歳の中背の男性が，東ベルリンにあるドイツ民主共和国（旧東ドイツ）の人民教育省の廊下を，大またで歩いていた。挑戦的と言えるほど胸を張っており，左右を見回すこともない。細長い頭，高い額，厚いレンズの眼鏡，小さな口髭。美男とは言えないが，醜いというわけでもない。しかし群衆の中では目立つ。特別な人生の経験が彫み込まれた顔だ。レンズの奥にある目の輝きは，凡庸の人間ではないことを示している。

この男性が，ベルリンの有名な古い大学病院シャリテ[*1]の外科主任フェルディナント・ザウエルブルッフ教授（図1）であった。彼はゲハイムラート（枢密顧問官）の称号を持っている。この称号は，かつては国王の私的な顧問官を指していたが，現在では単に高い身分を示すにすぎない。半世紀の間，彼の名前は神話のような響きを持っていた。そしてドイツ国内はもとより，世界の外科医学界に，最後の専制君主の1人として君臨してきた。

ザウエルブルッフが最後の控室を通った時，数人が挨拶しようと立ち上がった。しかし彼らが見知らぬ人であるかのように，ザウエルブルッフは通り過ぎた。その中に，人民教育省人事部長がいた。ウィリー・レーマンという昔からの共産党員である。黒いぼさぼさの髪で，冷たい，むしろ無気力な表情だったが，この高齢の外科医が姿を見せた時には，急に緊張したのがはっきりわかった。

もう1人，レーマンとともに立ち上がった40歳前後の男性は，もっと不安そうだった。フリードリッヒ・ハル博士で，ほんの1年半前に，モスクワのドイツ人戦争捕虜に対する「アンティファ」（反ファ

[*1] 訳者註：シャリテは検疫所として創設され，その後施療院，そして独立した病院となった。1810年にフンボルト大学が開設された時，その大学病院に編入された。

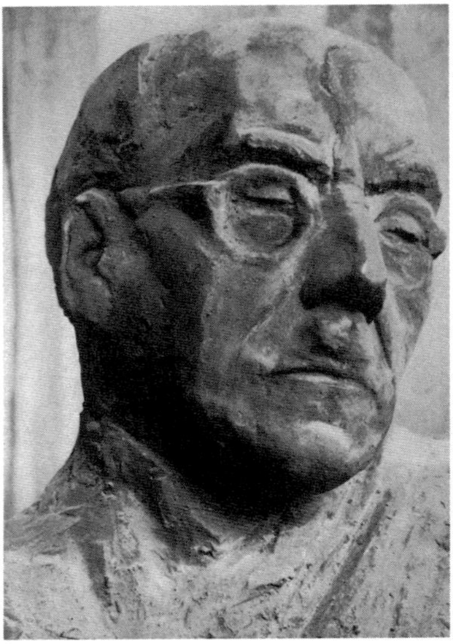

第1篇　自発的辞任

図1　フェルディナント・ザウエルブルッフ
1944年もしくは1945年にイルサ・フォン・ライスナーが製作した胸像

シスト教育）を終えて帰国し，その後，シャリテの神経科の次席助手として勤務した。しかし現在の彼の仕事は，ドイツのソビエト占領地域，現在のドイツ民主共和国（旧東ドイツ）のすべての医学教育者の管理官であった。ハル博士は青ざめ，大きく開いたドアを通ってザウエルブルッフが大臣室に入るのを，じっと見つめていた。入った彼のうしろで，扉が静かに閉じた。

　部屋の中では，人民教育大臣のパウル・ヴァンデル（図2）が，散らかった大きな机の向こう側で立ち上がった。44歳，背が高く痩せており，動作は優雅で，共産党の公務員のようには見えない。1933年当時，若い共産党員であったためソビエト連邦に逃れ，そこでウーファのコミンテルン（国際共産党）学校やモスクワのロモノソフ大学の教官となった。1945年5月，勝利したソビエト軍ととも

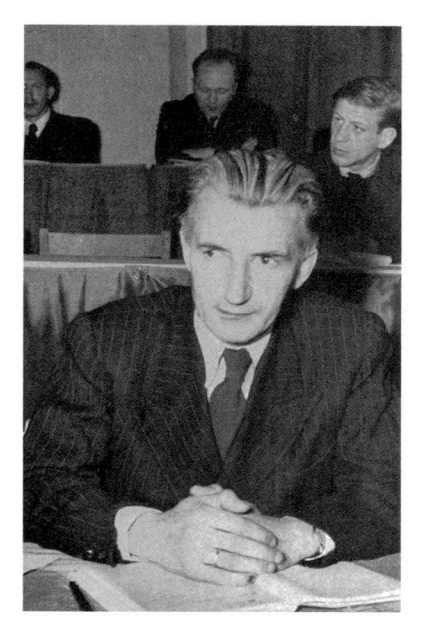

図2 パウル・ヴァンデル
ザウエルブルッフの辞任当時の東
ドイツ人民教育大臣

にドイツに帰った。彼は教養高い物腰と洗練された外観で，他人に対して丁重であった。こうしたことは，政党出身の公務員には珍しかった。何よりもこの丁重さが，かつて独学の機械工の彼を，ソビエト地区の中央教育部の長の地位に就かせたのだ。その権限は，東ベルリンを含むソビエト地区のすべての大学，もちろん医科大学を含めて，すべての大学に及ぶ。この地位は教授や科学者と付き合わねばならない。教授や科学者はブルジョワに属するが，過渡期には避けられないことだった。中央教育部は2ヵ月前の1949年10月に人民教育省に昇格し，パウル・ヴァンデルはその大臣になった。

　ヴァンデルは古い膝の外傷のために足が少し不自由だったが，それが目立たぬように立ち上がった。そして冷たい探るような目つきでザウエルブルッフを見つめ，それから椅子を勧めた。ほっそりと

第1篇　自発的辞任

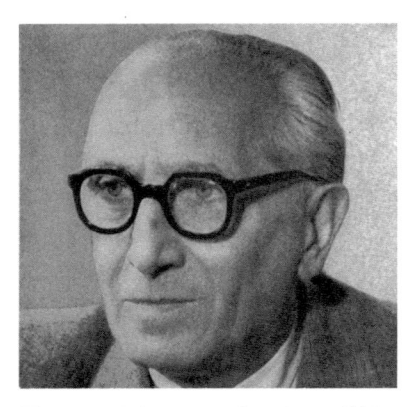

図3　テオドール・ブルグシュ教授
　ヴァンデルの次官であり，フンボルト大学医学部長，大学病院シャリテの第一内科主任教授

した，注意深く抑制された顔には，緊張が表れていた。

　ヴァンデルは1人ではなかった。机のそばに，鋭い横顔を見せる白髪の男性が立っていた。彼はテオドール・ブルグシュ教授（図3）で，シャリテの第一内科の主任教授，東ベルリンのフンボルト大学の医学部長であり，中央教育部の中央執行部ではヴァンデルのもとで部長代理を務め，現在はヴァンデルの次官である。ブルグシュの性格や政治的な活動については，いろいろ批判されてきたが，20世紀前半におけるドイツの生んだ内科学の最高の専門家の1人であったことについては，疑う余地はない。

　ブルグシュは30歳代でハレ大学の内科学の正教授となった。ザウエルブルッフとの交遊関係は，その時代からである。その後，ナチ党が彼を追放したので，ベルリンで開業医となる。その仕事も大事だったが，大学教授の経歴を失うことにいらだっていた。戦争終結とともに，大学教授となる新しい機会が到来した。ベルリンへの最初の連合軍であるソビエト軍は，彼をシャリテの教授に任命して，その野心を満足させた。そうすることで，71歳の教授を政治の舞台

で利用した。

　本来ブルグシュの顔つきは，よく動き，表情に富んでいた。しかしザウエルブルッフを見つめる今は，凍りついていた。それはまるでザウエルブルッフに，待ち受けているものを黙って受け入れるように，と懇願しているかのようだった。

　しかしザウエルブルッフは，ヴァンデルが椅子を勧めた時と同様に，ブルグシュも無視した。彼はかたくなに立ち，傲然としてくつろがなかった。

　ヴァンデルはしばらく，ひるむように彼を見つめた。それから言った。

　「閣下，フンボルト大学の医学部長ブルグシュ教授は，閣下が大学病院シャリテの外科教室主任の職を辞任することを希望している，と知らせてきました。このことは，閣下が引退を希望していると受け取ってよろしいのでしょうか？」

　一語一語が静寂の中に落ち込んでいくようだった。ブルグシュはザウエルブルッフにもっと近寄ろうと，少し位置を変えた。彼の目には，いっそう強く無言の願いがこもっていた。どうか『そうだ』と返事をほしい，どうか。

　ザウエルブルッフは固く閉じた薄い唇を開いて答えた。その声はチューリッヒ，ミュンヘン，ベルリンで，学生に講義した時の声ではなかった（図4），洞察力に溢れ，響き渡る声では。かつてその声はいろいろな調子に変化していた。患者の傍らで温かく勇気づける時（図5），洗練された社交上の会話の時，公開の席で素晴らしい演説をする時。抑揚を持った声。彼の思索，技術，頭の回転，気まぐれの流れについていけない弟子たちを激しく叱る時。それらとはまったく違っていた。

　「そうだ，そのとおり」と断言した。侮辱された気持ちをおさえているのは明らかだった。

　「僕は引退を希望している」

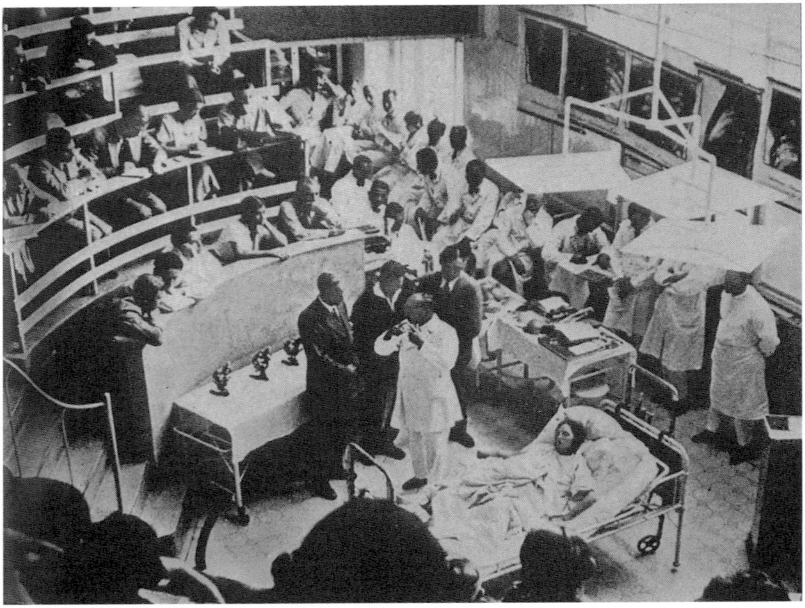

第1篇　自発的辞任

図4　ベルリンのザウエルブルッフの講義室
世界中の医師・学生・患者が集まった

　ブルグシュはしばらく頭を下げていた。一言一言しぼり出すようなザウエルブルッフの言葉を聞いて，苦痛を感じているようだった。それでも彼は，救われたように大きな溜息をついた。それから頭を上げ，ザウエルブルッフの手を握って，感謝の意を表そうとした。しかしヴァンデルの話は，終わっていなかった。緊張して震えるような声で言った。
　「閣下，あなたのご希望を公式の書類に記載させて下さい。記録にとどめるためだけです。質問をしなければなりません。形式上のことです。閣下の辞職のご希望は，ご自身が自発的に決められたものでしょうか？　あるいは何らかの圧力，影響があったためでしょうか？」
　再びブルグシュは，目をザウエルブルッフの顔に向けた。鍛え上

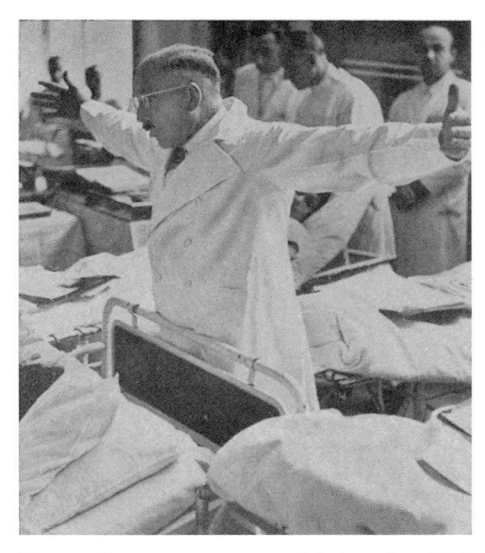

図 5 ザウエルブルッフの有名な回診の様子

げた平静さで答えてほしい，と切望していた。興奮しないで。この希望が自発的なものである——たとえ事実ではなくても——と言い切ってほしい。

　事実でないことは，他の誰もが知らなくても，ブルグシュ自身は知っている。『自発的』などという言葉は，ここ数年，数カ月，ザウエルブルッフの周辺に起こった出来事からすれば，お笑いだった。とくにこの数日間については。

　ここ数十年間，ドイツ外科学会の帝王であった彼が，自らその地位を放棄することがあり得ようか？　彼の全生涯は，外科学，外科教室，医学界の指導的地位というものに結びついていた。『引退』とは，完全にこれがなくなることである。

　いや違う。今朝人民教育省に来たのは，自発的に退職するためではない。残酷な運命によるものだった。自分の自負心，反抗心，力強い意志のすべてをもって闘いつづけてきた残酷な運命，見たくも認めたくもない運命に。

第1篇　自発的辞任

　半世紀にわたって，種々の疾病と闘ってきた。そしてそれを征圧してきた。しかし今や，最も狭猾な疾病の虜となってしまった。外見上は何ら徴候なしに，動脈硬化は徐々に，容赦なく精神的な才能を破壊した。それによって彼が外科学の頂点に立ち，名声をもたらした才能を。この病気は手指の確実さと敏感さを脅かした。手術台上のすばやさ，反射の正確さを損なった。だがこの病気で最も悪性なのは，ザウエルブルッフの判断力と，自分自身の状態についての理解力を弱めてしまったことだ。このため自分の病気について少しも理解していなかったし，認めようともしなかった。

　誰も『少しおかしいようです』と指摘することはできなかった。ほのめかしたりしたら，ザウエルブルッフは『思い過ごしだ』とか『悪意ある中傷だ』と言っただろう。彼の知性のしなやかさと手先の確実さとは，彼の生涯において2つの柱であった。嵐のような経歴の中にあっても，この驚くべき柔軟さは，失われることがなかった。何十年もの間，病気や疲労がザウエルブルッフの能力を押さえつけたことはなかった。同僚は彼を尊敬し，愛し，あるいは嫌悪したが，彼には秀れた個性があることを知っていた。大戦の暗い苦しい年月でさえ，この70歳の老人の力が弱まることはなかった。そう見えた。

　1945年5月，ソビエト軍がベルリンに攻め込んだ時，ザウエルブルッフは半壊の状態であったシャリテで仕事をしていた。他の多くの人々のように病院を逃げ出さなかった。魅力的で能力のある二度目の妻マルゴット——彼女自身も女医である——とともに病院の中に引っ越し，病院の防空壕の中に住んだ。あの有名な大きな手術室（図6）の天井が壊されて，雨が手術台のある講堂に降り注いだ時，彼は手術台を手術準備室に移した。かつてはよく訓練された助手グループをひきいて，3つの手術台の患者を手術していた。70歳を越した今も，わずかな民しかいない国の王のごとく働いた。なぜなら，彼の訓練した医師たちは死んだり，西側に移住したり，あるいは逮

第1篇　自発的辞任

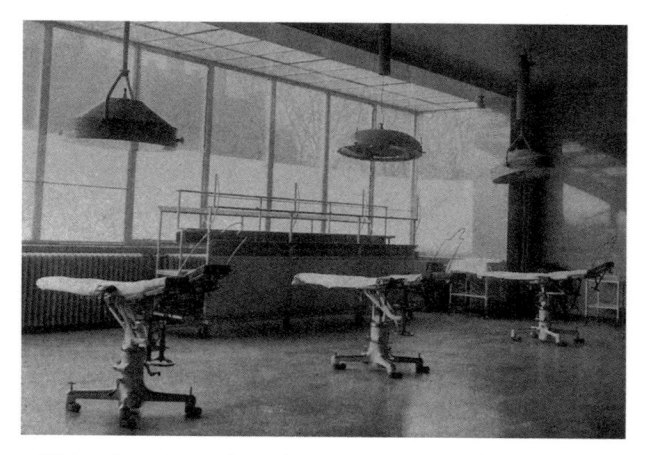

図6　シャリテにあるザウエルブルッフの名高い手術室
　　　　ここで何千もの手術に成功した

捕されたりしたのだ。今では彼のスタッフは3人に減った。窓枠はあるがガラスはなく，吹きざらしの寒さの中で，彼は働いた。脳動脈硬化症[*2]はすでに進行していたが，自分自身は元気に思えた。彼の複雑で多面的な人格の中心にまで，動脈硬化は及んでいた。

　彼が重大な局面に陥っていること，手術の最中でさえ突発的に，記憶や意識の喪失に陥ることに，助手たちは気づいていた。しかし彼らは，他のザウエルブルッフの周辺の人々と同様に，医学部の教職員も含めて，ザウエルブルッフの支配下に長くいすぎた。あまりに長い間ザウエルブルッフに従属していたので，ザウエルブルッフに反対する勇気を持つことができなかった。ザウエルブルッフがヴァンデルの執務室に呼ばれ，屈辱的な質問を受ける出来事を避け

[*2] 訳者註：原文では Gehirn-Sklerose（脳硬化）となっているので（一部では Cerebral-Sklerose, Alters-Sklerose も同義語として用いられる），「脳動脈硬化症」と訳した。ただこの「脳動脈硬化症」は定義があいまいで，現在では用語として用いられていない。本書で「脳動脈硬化症」と訳した箇所は，いずれも「脳動脈硬化性精神障害」を意味している。

第1篇　自発的辞任

る時間はあったはずだが。

　ブルグシュは哀願するかのように，ザウエルブルッフの顔や唇を見つめた。震えが止まらなかった。彼の唇は，最後の『そうです』を言わなければならない。その言葉だけが，大学病院シャリテの患者の上に覆い被さった危険の帳(とばり)を，除くものだった。救世主ザウエルブルッフは，今や屠殺人になっているのだから。

　この老人が，意識せずに行った手術のために死亡した患者たちのことを，ブルグシュは考えた。自分や大学の他の教職員は，この悲劇をもっと早く終わらせられなかったのか？　そのことが彼の良心に重くのしかかった。

　この前夜，またも手術台の上で死が起こった。絶望的な状況になってから，ブルグシュは自分自身をむち打ち，ザウエルブルッフに辞表を提出することを要求した。それは不快な闘いだった。脳動脈硬化症はほとんどすべてを破壊した。しかしザウエルブルッフの自分自身に対する信頼と，多年にわたって輝かしい外科医であり，今もそうだという信念だけは，壊さなかった。かつての確実さ，巧みさ，力強さは，歳をとっても変わらない，と固く信じていた。ブルグシュは，シャリテから直ちに解雇する，と脅かさねばならなかった。ついにブルグシュは勝った。ザウエルブルッフが辞任に同意した。

　ブルグシュはこの苦闘で疲れ切っていた。今でも何か新たな状況が発生しないか，と怯えていた。ザウエルブルッフが本当に受け入れているだろうか？　理解できない運命に対する激怒が，最後の瞬間に燃え上がることはないだろうか？　恐ろしい場面が，引退の最後の花道を破壊してしまうかもしれない。

第 2 篇

崩壊の最初の徴候

第 2 篇　崩壊の最初の徴候

　辞表提出の 3 年前，1946 年の 7 月 17 日を，ザウエルブルッフの崩壊の始まりの日とすべきだろう。この日は，彼の生涯の記録や物語の中で，繰り返し記されている。

　それより 1 年あまり前の 1945 年 4 月，ベルリンの戦闘の混乱が終わりに近づき，機関銃を手にした最初のソ連兵の 1 人が，手術場に使用していた防空壕の中へ入ってきた。彼はこの地下の奇妙な場所を見回した。2 つの手術台で，応急照明の下で手術が行われていた。傷ついた人々が担架の上で呻いていた。付近の家のない市民たちが廊下に群がっていた。看護婦はその兵士を見て，暴行されるかと怯えて震え上がる。自分を認めさせようと，兵士は石の床に発砲した。その跳躍弾が，看護婦と負傷者に当たった。これがシャリテの廃墟に響いた最後の銃声であった。

　それから 1 年が経った。空襲，砲撃，そして市街戦，それはすべて終わった。しかしベルリンはなお広大な墓場であり，月の表面のような景色で，少しずつ生命が回復しようとはしていたが，まだ廃墟の広場（**図 7**）であった。
　水道管は破壊され，無衛生状態となり，腸チフスや発疹チフスが蔓延した最初の混乱の数カ月は，過去のものとなった。しかしこれほどの大がかりな破壊は，いつまでも残る。病院の病室，廊下，手術場にも，その跡は残っていた。
　破局のあとには，人間のくずが表面に浮かび上がってくる。日和見主義者，自称『反ファシスト』，密告者などが勢力や権威を握った。その頃シャリテは『ベール』と呼ばれた男に支配されていた。だが彼が東部で，ナチの強制労働収容所の監督だったことが露見した。こうした任命は，混乱に特徴的だったが，やがてゆっくりとなくなり，新しい秩序が回復してきた。
　ソビエト軍司令部とモスクワから戻ってきたドイツ共産党員と

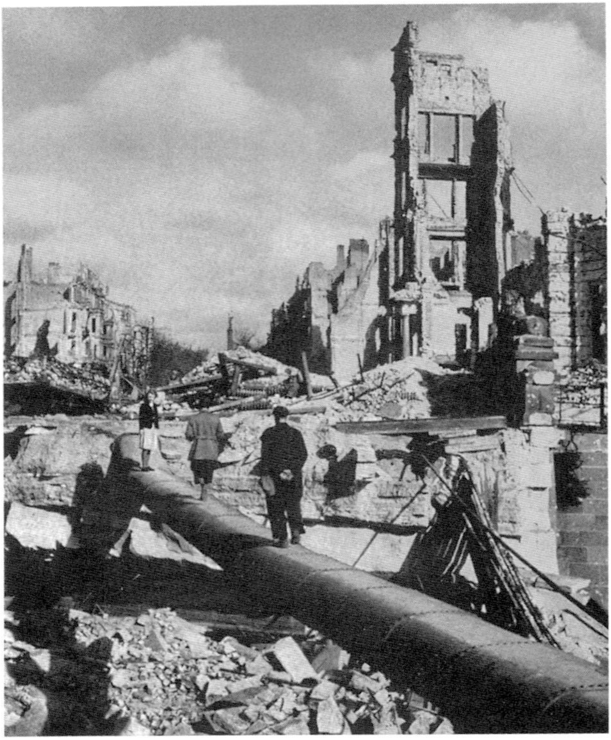

図7 1945年のベルリン
ここでザウエルブルッフの人生最後の局面が始まった

が，とくにベルリンに高等教育を復活するために全力を尽くすと決めた。彼らは若い世代の心をとらえる心理戦に勝たねばならないことを知っていた。西側占領軍が失われているものを知る前に，勢力を確立しておかねばならない。西側勢力とは異なって，できるだけ早く大学を再開しようとした。

　モスクワから帰ってきた共産党員の1人，オットー・ヴィンツァーは，はっきりとナチズムに染まってしまった者でない無職の教授たちを，呼び戻した。そして再建する大学が入る建物ができる前から，俸給を与えた。パウル・ヴァンデルを長とした人民教育省

第2篇　崩壊の最初の徴候

中央執行部は，新たに創設された最初の共産党管理機関の1つである。しかしシャリテはまだ再建されておらず，その資金もなかった。

囚人や女性までも，瓦礫の山の中で，飢餓と絶望にあえぎながら働いた。いまだに密告，悪徳商人，窃盗，物々交換が，ベルリンでは横行していた。重要な医師たちは流出してしまった。シャリテの有名な内科の専門医グスタフ・フォン・ベルクマンは，病気で家もなかったが，しばらくはとどまった。だがベルリンを離れて，ミュンヘンに移住した。他の教授たちも，彼を追って西ドイツへ行った。やっと残留した医師たちも，自分の住宅を持つ者はほとんどいなかった。多くは家族とともに大学病院の病室に泊まっていた。シャリテの『老大家』でとどまった者は，ごくわずかだった。その中に病理学のレスレ教授がいた。70歳で，今も物静かで謙虚であり，病院で死亡した患者の病理解剖を続けていた。飢餓と貧困，惨めな絶望に満ちたこの時代ほど，解剖屍体の多かったことはない。

たった1人，この荒涼さを超越しているように見える者がいた。破壊も，混乱も，困窮も，絶望も，彼の途方もない生命力に打ち勝つことはできなかった。それがザウエルブルッフである。

この1946年7月17日には，ザウエルブルッフは正当な地位に戻っていた。

この戦争中の6年もの間，ドイツは他の世界から孤立していた。この時期に，ザウエルブルッフの国際的名声は，もちろん低くなった。その輝きは，もはや昔日のものではなかった。アメリカでは，彼がもともと発明した異圧麻酔を打ち破られ，外科における種々の進歩がなされた。そして彼の胸部外科の手術法は，もはや大して意味を持たなくなってしまった。気管内麻酔，他の方法による麻酔の発展，より秀れた循環管理，抗生物質の導入によって，新しい手術の可能性が作り出された。

しかしザウエルブルッフは，これらのことについてほとんど知ら

なかった。外の世界でなされた重要な進歩について，ほとんど気づいていなかった。老齢の者に見られる頑固さで，これらをわざわざ特別に学ぼうとはしなかった。

一方，中部，西部，東部ヨーロッパでは，彼の名声は戦争の嵐の中でも，依然として生き延びていた。ソビエト医学界における評価は，彼自身が知っている，あるいは夢見ていたものより，遥かに大きかった。ソビエトの医学も大きな進歩を遂げていた。しかしなお，アメリカの臨床医学よりは，ずっと遅れていた。西側では彼の著書は時代遅れと見なされていたが，東ヨーロッパでは飾られ，そして哲学となっていた。とくにソビエト外科の発展には，多大の影響を及ぼした。

ベルリンの戦闘が終わるや否や，ソビエト軍の軍医総監でモスクワの実験外科学研究所長のヴィスネフスキイ教授は，シャリテの廃墟の中でザウエルブルッフを探した。ドイツで，敗った敵の国で，ヴィスネフスキイは師とも巨匠とも思う人を，熱烈に迎えたいと願っていた。

ヴィスネフスキイの訪問に引きつづいて，ロシアの医学関係者が次々と訪ねてきた。ソ連の将軍や各階級の将校たちが，戦争中にかかり，自分の隊の軍医では治せなかった病気のため，助けを求めてやってきた。ザウエルブルッフの名前は，彼らを勇気づけ，自信を持たせた。彼らは治療費だけではなく，もっと価値のある食糧や煙草，ウォッカ，石炭などを贈り物とした。

グルーネヴァルトのヘルタ通り11番地にある大きな家（図8），これは1939年春のザウエルブルッフの二度目の結婚以来の住宅であったが，戦争中も大きな被害は受けなかった。ベルリン降服直後の数日間，ザウエルブルッフと夫人は，シャリテの防空壕にとどまっていた。略奪者が家を襲撃し，そこにいる女性を手当たりしだいに暴行した。しかしひとたびザウエルブルッフが戻ってくると，『偉

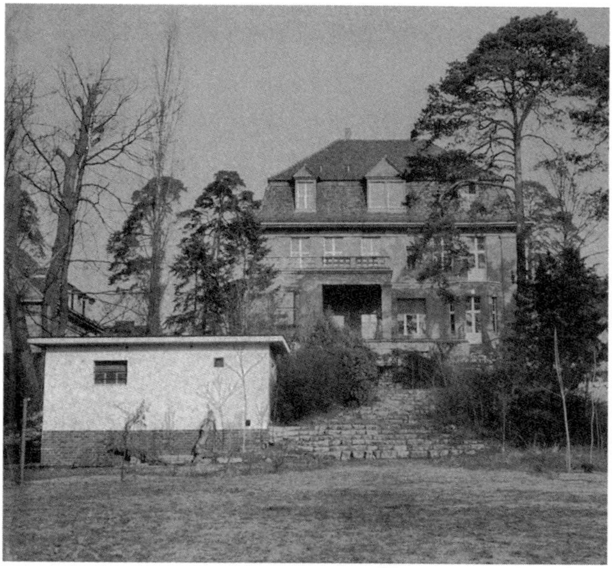

図8 グルーネヴァルトのヘルタ通りにあるザウエルブルッフの家（1939〜1951）

大なザウエルブルッフ先生がここに住んでいる』というロシア語の看板が掲げられたので，住宅も居住者も守られ，被害はなくなった。

　ザウエルブルッフはベルリンで自動車を許された最初のドイツ人であった。ソビエト軍のコチコフ将軍は『大先生はいつでも患者のところに行かねばならない』と言って，車を引き渡した。その車は古いオペルにすぎなかったが，物のない時代としては，戦争の終わりまでザウエルブルッフが乗っていた7人乗りの黒塗りメルセデスに劣らない栄誉の象徴だった。

　さらにソビエトは彼を，ベルリン市の公衆衛生院の委員に任命した（**図9**）。これに対して，1945年10月にアメリカの軍司令官は，彼をこの地位から辞めさせた。ザウエルブルッフがナチ時代に受けた称号や栄誉から，危険人物と考えたからである。しかしこのことも，ザウエルブルッフの自己中心の世界の壁を打ち壊すことはな

第2篇　崩壊の最初の徴候

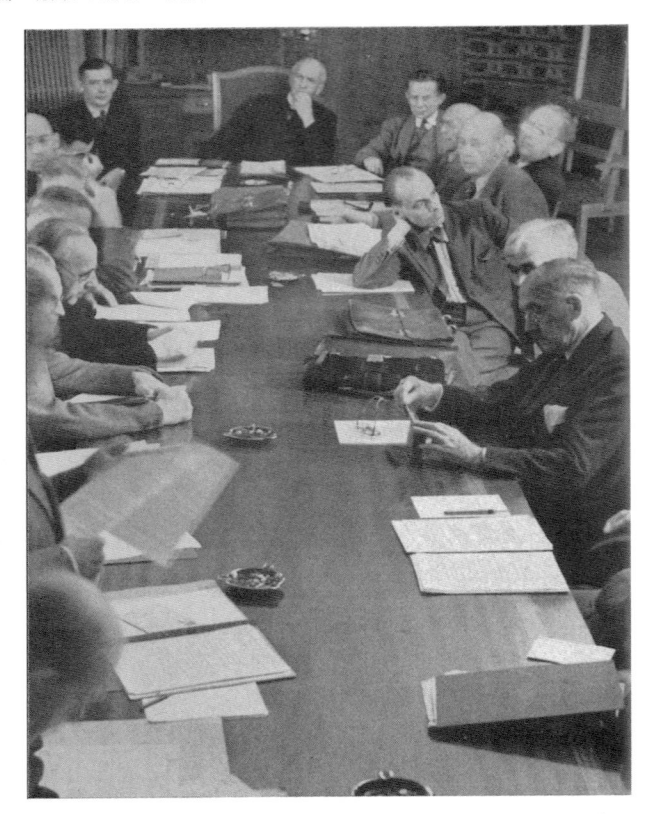

図9　1945年の戦後混乱期のベルリン市公衆衛生院の委員会におけるザウエルブルッフ（右）

かった．彼の本拠は，シャリテの手術場と臨床講義の講義室であり，辞めさせられても，自己中心の世界には影響はなかった．

　彼の名前は，他の病院ではとうてい得られないような薬品や修復のための器材を，ソビエト軍司令部から獲得する魔法の力となった．ちょうどこの頃は密告時代で，この偉大な人物の気性に痛めつけられた以前の部下たちが，復讐しようとした．しかしザウエルブルッフは不死身だった．以前からいる門番と使用人の中に，単純な考えを持つ者がいた．彼らは共産主義では，自分たちが上に立つ者だ，

と考えていた。これまでずっと絶対的な独裁者だったザウエルブルッフが，なぜそのままでいることを許されているのか，理解できなかった。しかし共産党の役人は，その声に耳を貸さなかった。

　だがザウエルブルッフが，まったく困難に遭遇しなかったわけではない。大戦中に最も重要な医長の1人，ユング教授はアルザス出身で，有名なフランスの外科医ルリーシュの門弟であったが，戦後故郷のアルザスへ帰ってしまった。そのためザウエルブルッフは，自分の意見や理の合わない怒りに異議を唱えることのできる数少ない人間の1人を失った。

　さらに筆頭助手のハルトマン教授は，悪名高い"SS"の秘密情報機関の一員であったので，ザウエルブルッフは彼を守ることができなかった。"SS"は単に秘密警察というだけでなく，科学の発展を監督し，指導する局を含んでいた。そのためにハルトマンは，ソビエトの秘密警察に「連行」され，収容所で死亡した。同じ状況が，他の医長や助手たちにも降りかかった。最後には，彼のスタッフは一握りになってしまった。カルル・ストンプフェなど数人が残っただけだった。

　以前のチームは，長い間彼のもとで働いていたので，手術台上でなすべき仕事をしっかり心得ていた。ザウエルブルッフもそれが当然と思っていた。新しい助手たちは，そのような止血から縫合までの各段階を連続して，よどみなく進めるザウエルブルッフ式の手術方式，そのなめらかな作業に慣れていなかった。この共同作業だけが，ザウエルブルッフを完全に病変の核心，つまり腫瘍，囊腫，感染巣，膿瘍，癌に専念させることができた。そして他の初歩的なルチーン操作や，根気のいる仕事は，流れ作業の組み立て工のように考えて，助手たちにゆだねた。

　ザウエルブルッフは，戦後荒廃した大学や病院，あるいは東ドイツの陸軍病院から派遣されてきた新しい新米スタッフに，四六時中取り囲まれていた。以前は，彼独特の方法で，助手たちを訓練して

いた。それは生やさしいものではなかった。ザウエルブルッフが手術器具で助手を叩くことは，よく知られていた。スタッフは，オーケストラが偉大だが感情の起伏の激しい指揮者に従うのと同じように，彼に従うことを学んだ。しかし今は，その指揮は無視された。

たとえば縫合する時，彼は針を刺し込むだけだった。それを引き抜いて結紮するのは助手に任せていた。助手には全精力を病院にささげ，ここを生活の中心とするように要求した。新しい助手は，少しもそれをしようとしなかった。

麻酔係は手術の準備室で麻酔をかけておき，1人の手術が終わると，次の麻酔のかかった患者を『手術開始可能』として，台車で運び込む習慣が，確立していた。今や手術の数は，以前の何分の1かに減っているのに，それにも遅れが出ていた。

しかし最初の1年が経って，少し改善してきたように見えた。個性が強く，名前は神秘的な響きを持ち，激怒して人を脅迫するので，彼の目の前では怠けることはなくなった。抵抗してもやがて力尽きて，意に反して彼の権威に服従するようになった。

その1946年7月17日の朝，ザウエルブルッフは2階の寝室の窓のカーテンを開けた。家政婦のコボウ夫人（**図10**）に起床を知らせるためだった。彼女はアイロンのかかった白いズボン，カラーの付いたワイシャツ，暖房設備が動かないので，髭剃りのやかんの湯を用意する。長年仕えていて，先生の独特な性格をよくわきまえていた。彼女はすべてこのようにしなければならないこと，さもないと彼が激怒することを知っている。先生は特別な人なので，いつもそんな状況だった。家事におけるどんな小さな手違いでも，かんしゃく玉を爆発させた。

二度目の夫人が連れてきた料理人のアグネス・ツラウスキイも，これが先生のやり方だと心得ていた。ザウエルブルッフが髭を剃っている間に，アグネスは台所を走り回っている。彼が階段を降りて

第2篇　崩壊の最初の徴候

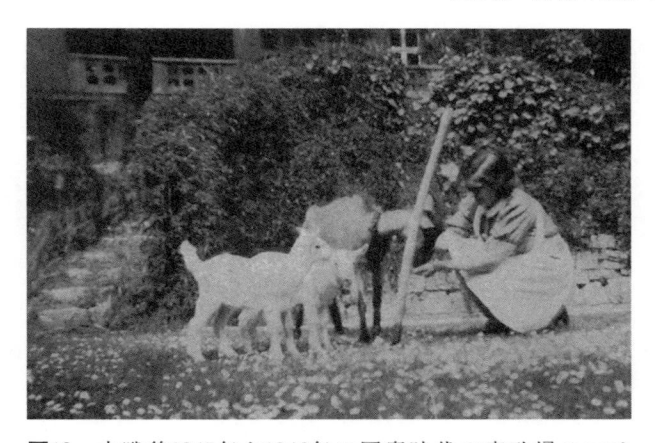

図10　大戦後1945年か1946年の困窮時代の家政婦のマリア・コボウ
ヘルタ通りにあるザウエルブルッフの家の庭で，山羊に餌を与えている

きて朝食のテーブルに着いた瞬間，オーブンからパンケーキを出して前に置く。このパンケーキは，ライネラントのバルマンの質素な家で母親と暮らしていた頃から，ザウエルブルッフの大好物だった。もしそれができたてでないと，彼は何時間も，いや1日中機嫌が悪い。

　朝食の後，ザウエルブルッフは園丁で運転手のコボウの隣の座席に座る。そしてコボウが西ベルリンの廃墟の中を通ってソビエト地区内（図11）にある大学病院へと運転する間，医学雑誌を読む。

　ほんの6ヵ月前に，コボウは捕虜収容所からベルリンへ戻ってきたばかりだが，先生がどんな風にすることを望んでいるかをよく覚えていた。ザウエルブルッフの周囲で働いている人と同じように，この偉大な人物の異常な感情の爆発に見舞われていた。しかしやはり他の人々と同様に，ザウエルブルッフの人格の魅力にひかれている。激怒の後に，急に優しく親切になるのだ。

　コボウは先生の読書を妨げないように，慎重に運転する。15分ほ

第2篇　崩壊の最初の徴候

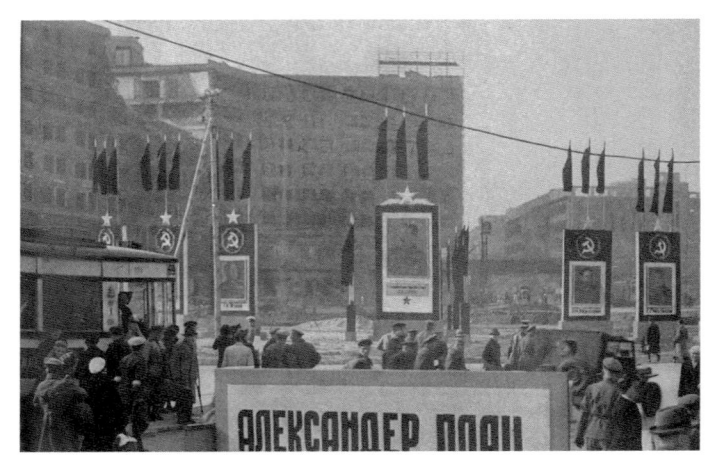

図11　分裂状態にあるベルリン（1945年）
ザウエルブルッフの人生にも，この分裂が影を落とした

どして，車は大学病院シャリテ（**図12，13**）の正門前に停車する。10時少し前である。コボウは警笛を三度鳴らす。それが合図で門番が「院長」の到着を知る。何年も前から，コボウは病院の職員たちと，この合図をする暗黙の約束ができていた。ときにザウエルブルッフは，このことで小言を言うが，コボウはいつも何とかうまく言い訳をしている。門番は到着を院内に知らせる。筆頭医長はザウエルブルッフを待つために，彼の部屋に急ぐ。

　エレベーターはまだ動いていなかったから，ザウエルブルッフは2階へ階段を昇る。そして急ぎ足で右側へ曲がった廊下を進む。左側の3番目の扉が，彼の執務室の入口になる。そこではクラーフ夫人と，かつての彼の筆頭助手ハルトマンの夫人が，秘書の仕事をしている。彼はこの扉を開けないで，次の扉を開ける。この扉は，小さな前室を抜けて彼の執務室付属のバスルームに通じている。ここで毎週3回の手術日には，決まって短い白い上着に着替える。先生の「上着」である。それから初めて秘書室を見渡す。

　筆頭医長がそこで待っている。すでに何時間もかけて，ザウエル

第2篇　崩壊の最初の徴候

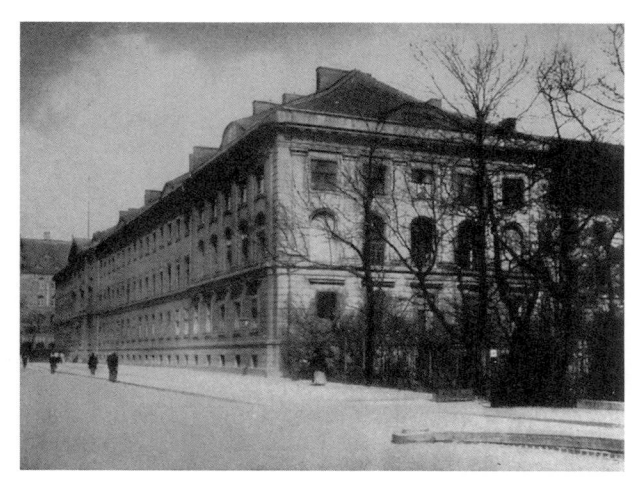

図12　ベルリンの通りに面した大学病院シャリテの長い建物　ザウエルブルッフが仕事を大きく発展させ，そして最大の悲劇に見舞われた場所

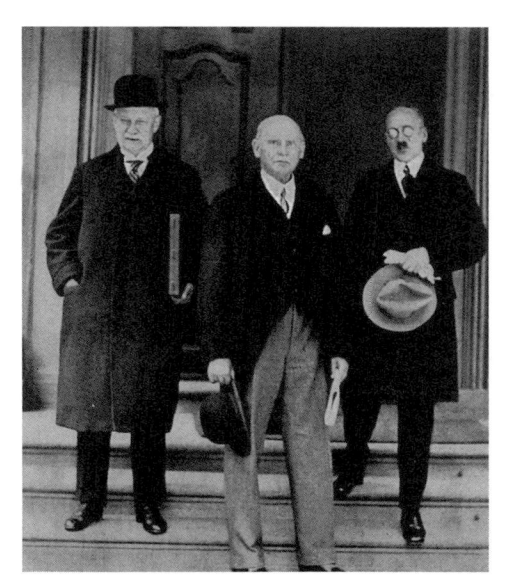

図13　ベルリン大学外科学第一講座の主任教授（1928-1949）としてのザウエルブルッフ

第2篇　崩壊の最初の徴候

ブルフ自身がやる以外の手術を，済ませている。彼は2人の秘書と同様に，先生のことを知っており，部屋の窓から眺めてザウエルブルフが自動車から降りてくる様子から，その日のご機嫌がどうであるかを見極めている。

　ザウエルブルフは秘書と医師に親しみ深い「君」（"Du"）を使って挨拶する。彼は何十年来，ドイツ語の慣習も人々の感情も無視して，すべての人に使っている。彼の"Du"が，公式の二人称敬称である"Sie"（あなた）に変わった時はいつも，かんしゃく玉が破裂する前ぶれである。

　その日もちょうど10時に手洗いを十分にし，昔の準備室だったところに入っている手術台の前に立った。この時には昔の手術室はまだ修復されていないため，使用できなかった。手術台の上にはザウエルブルフの3階のプライベート病棟[*3]の患者が横たわっていた。名前はハインリッヒ・グライフ。彼はベルリンではよく知られている俳優で，39歳になったばかり。戦後モスクワから帰ってきた共産主義者の文筆家，芸術家，演劇家のグループの中で，最も著名な1人である。グライフは1926年，ベルリンの国民劇場の俳優として出演した。その後，世界的に有名なピスカトール劇場に出演した。ヒットラーの登場でモスクワに脱出し，ソ連邦の映画スターになり，また戦時中はラジオ・モスクワのドイツ語のアナウンサーをしていた。帰国の後はマックス・ラインハルトのドイツ劇場で，「ハムレット」やチェホフの「伯父ワーニャ」に出演した。彼の声は数多くのラジオ放送を通じて，全ソビエト地区ではよく知られている。

　グライフの病気は，ありふれた鼠径ヘルニアであった。当然のこととして，彼はザウエルブルフのもとへ行った。ソビエトの友人たちから深く信頼されているし，彼自身も以前ベルリンにいた頃か

　[*3]　訳者註：教授が自分の個人的な患者を入院させる病棟。入院の治療費は私費で，教授に支払われる。

ら，ザウエルブルッフの外科医としての名声を，はっきりと記憶していた。ヘルニアの手術部位は大腿動脈近傍ではあるが，外科手術ではごくありふれた手術である。

　ザウエルブルッフは10時少し過ぎに手術を始めた。感染がなければ，彼はゴム手袋を使用しない習慣だった。手袋は手の感触を妨げるからだ。彼の手は，確実に，手早く，正確に動いていた。

　手術の最中に，突然術野から血が噴き出した。血液の色が鮮明なことから，動脈性の出血であることは明らかだった。血管は露出していないが，どこかが傷つけられている。ザウエルブルッフは「盲目的に」数カ所鉗子で挟み，縫合結紮をした。

　出血は止まった。ザウエルブルッフは手術を終えた。患者が手術台から降ろされる時には，出血は見られなかった。

　しかし翌日，ハインリッヒ・グライフは死亡した。手術中に傷つけた大腿動脈からの出血によるものだった。動脈の枝が傷つけられ，出血した部位を明らかにしないままに鉗子で挟み，その時大腿動脈自体が傷つけられたのだ。「盲目的な」止血によって一時的には止血したように見えたが，また出血したのである。

　血管が予想のつかない位置に偏位した宿命的な，避けられない不測の事態だったのだろうか？

　外科医も神ではなくただの人間なのだから——これはしばしば忘れられることがあるのだが——逃れることのできない過誤の1つであろうか？

　あるいはこの事故は老人性の脳動脈硬化症が，内部で意地悪く進行していることの恐ろしい前ぶれではなかったのか？　この最初の徴候は，短時間の突然の集中力喪失によるものではなかったのか？

　あとから考えても，この疑問にはっきりと答えることはできない。

第 3 篇

宣伝塔としての
ザウエルブルッフ

彼の病気の発端を探そうとするなら，さらにそれ以前にさかのぼる必要がある。実際にザウエルブルッフには，この手術よりずっと前にすでに精神的な徴候が現れていたに違いない。しかし，ザウエルブルッフのように特異な性格の人のこととなると，これがそうだという徴候を指摘することは容易ではない。

すべての強烈な性格の人と同様に，ザウエルブルッフにも敵がいた。しかし最も激しい敵でさえ，彼の魅力的な人柄こそ，その才能によるものであることは否定しないだろう。ごく健康な時からすでに，矛盾だらけのところが，ザウエルブルッフには目についた。彼は矛盾に満ちていた。深刻なまじめさと陽気な威勢のよさ，親切さと厳しさ，賢明さと軽率さ，同情とかんしゃく，温かな魅力と冷たい高慢。そして怒りっぽいが，すぐ許して忘れる。燃え上がるような夢と，自己中心の狭隘な考え。心からの謙虚さと，途方もない自負心。

彼は冷静で抑制された理性の人というより，直感と激しい衝動の人だった。しかしまた，これらの矛盾した性格のために，彼が医学の歴史上に，創造的な業績を残したことは明らかである。

ザウエルブルッフの多彩さとは反対に，彼の業績に対する医学界の評価は，無味乾燥で不十分な感じがある。たとえ彼の全業績に全幅の信頼を置いているからであっても。

ザウエルブルッフの弟子の１人であるフェリックス教授（**図14**）によって書かれた公式文書を見ても，人間ザウエルブルッフの価値を，正当に評価しているところはほとんどない，と感じざるを得ない。

『ザウエルブルッフの医学への最大の貢献は，胸腔内臓器の外科手術の創始である。彼以前の外科では，一時的でほとんど効果の上がらない試みはあった。今日胸部臓器に対する手術が，腹部手術と同じ段階にまで発展したのは，彼の業績に大部分を負う。

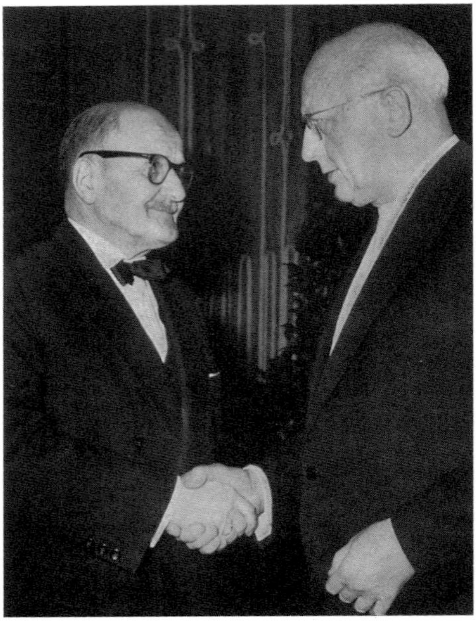

第3篇　宣伝塔としてのザウエルブルッフ

図14　ウィリー・フェリックス教授
大学病院シャリテのザウエルブルッフの後継者（右はブロック教授）

　ザウエルブルッフの外科医としての経歴は，ブレスラウのミクリッツの助手時代から始まる。それからグライフスヴァルトとマールブルクでフリードリッヒのもとで仕事をした。1910年に，彼はチューリッヒの正教授となった。そして1918年にはミュンヘンに転じ，さらに1927年に，ベルリンの大学病院シャリテに招聘された。

　ザウエルブルッフの胸部外科の業績は，彼の名が付けられているいわゆる「異圧麻酔」の開発で始まった。これによって空気が胸腔内に侵入（気胸）するのを避けることができるようになった。ザウエルブルッフは肺，心臓，食道という胸腔内臓器に対して外科手術を加える道を開き，それを発展させた。これら手術法の開発のすべては，自分自身の実験的研究に基礎を置くものである。

肺結核の外科治療法においては，肋骨を切除する方法（脊椎側胸郭成形術）の基礎的研究を行った。これによって人工気胸術と同様の効果を収めた。さらにグスタフ・ベールによって提唱された結核に罹患した肺の部分を虚脱させるパラフィン充填術を，発展させた。他の方法として結核肺の部分的な圧迫をねらって，横隔神経を切断して，横隔膜の動きを人工的に麻痺させる手術を初めて行った。

　肺の特別な型の化膿性疾患である気管支拡張症の治療にも，重要な進歩をもたらした。従来の方法は肺虚脱，あるいは肺を圧迫する方法であったが，これでは部分的な効果しか上げられなかった。ザウエルブルッフはこの問題に挑んで完全に新しい方法，すなわち病気の肺の部分，もしくは一方の肺を摘除する方法の基礎を確立した。これは今日しばしば施行される肺葉・肺切除である。彼はまた，肺癌の切除に初めて成功した。

　実験分野でも手術手技においても，ザウエルブルッフは食道外科のパイオニアであった。食道癌を切除して食道両断端を吻合したのも，彼が初めてであった。

　ザウエルブルッフは，とくに心臓外科に興味を持っていた。最初の心外膜炎の手術，心臓の動脈瘤手術を行った。

　彼はまた上腹部と下胸部の外傷の治療法を発展させた。上方から横隔膜を通してアプローチする方法（経横隔膜開腹術）を行った』

『簡単に要約した膨大な胸部外科の業績の他に，ザウエルブルッフは多くの他の領域でも業績を上げた。他より遥かに秀れた自由に動く義手を開発した。またいわゆる「反転成形術」と呼ばれるものも，彼の天才的な発想の１つである。それは病変のため除去した大腿骨の部分を補強するために，大腿の筋肉の中へ下腿骨をひっくり返して入れる方法である。

さらに重大な実験的業績を述べなければならない。最大のものは並体結合の実験である。2匹の同じ動物の軟部組織を結合して，片方のうえに及ぼした影響が，もう一方の動物にどのように作用するかを研究し，有益な結論を引き出した。

　ザウエルブルッフの教育者としての功績も極めて大である。彼の外科教室は現代外科学の中心であり，外科のアイディアの交流の場であった。多くの国々から学生を引き寄せた。そしてその指導的性格によって，学生たちを鼓舞した。彼は人間の勇気と，尽きることのない鍛えられたエネルギーの素晴らしい見本を示した。実に彼は医学史上最も偉大なる人の1人である。……』

　この記述は確かに，ザウエルブルッフの医師として，そして科学者としての業績の全貌を示している。しかし1904年4月6日，ザウエルブルッフによって切り開かれた外科革命の真の意義を伝えてはいない。

　この日，ブレスラウ大学病院外科の27歳の青年助手（**図15**）が，ベルリンの第33回ドイツ外科学会総会に出席し，人間の胸腔内の外科手術を施行する方法を発見した，と報告した。この発表によって，ザウエルブルッフは，胸腔内の疾患は，外科的に治療することはできないという何百年もの医学の教義に，終止符を打った。

　この重大な出来事は，1946年の宿命的な破滅の日より，40年以上も前のことである。その後もザウエルブルッフは，次々と多くの成功を収めてきた。だがこの最初の成功こそ，彼の生涯の道しるべの星となった。以前の医学では，肺が周囲の大気よりも低圧の胸腔内にあるという事実は，いかんともしがたいことだった。胸腔が開放されると，外界の空気が胸腔内に流入して，肺は虚脱してしまう。両肺を分けている人間の縦隔が動揺しはじめ，血液への酸素の供給は止まる。窒息または心停止で死亡する。肺，心臓，食道，大動脈の疾患に対しては，外科は何もできないことを意味する。内服薬で

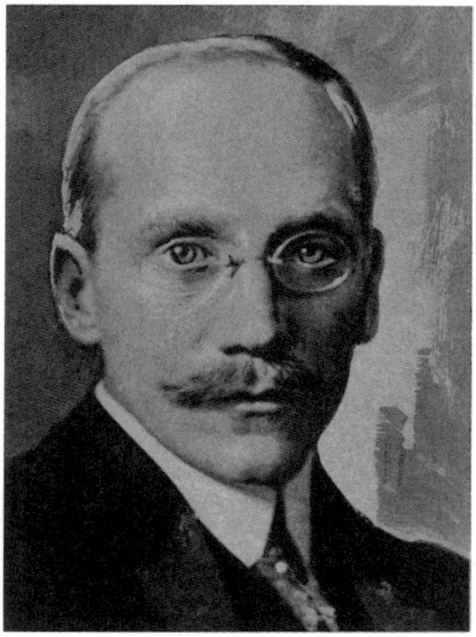

第3篇　宣伝塔としてのザウエルブルッフ

図15　若き日のザウエルブルッフ
この頃彼は胸部外科の道を突き進んでいた

治療できるものはない。現実に医師は何もできなかった。
　この一見不可能なことを打ち破った方法には，生涯の仕事を決めた彼の根本的な性格がはっきり認められる。いかなる不安にも怯えず，突き進んでいく生まれつきの豪胆さ，無限の創造力，非凡な『視覚記憶』。ガレーは『外科医はその戦場において一見ことごとく同じようで，しかも千差万別の人体における闘いで，視覚記憶なくして勝利を収めることはできない』としている。そして最後に，驚異すべき最高の芸術家的器用さを持っている彼の手である。
　1903年から1904年のブレスラウの助手時代に，胸腔内手術を創始するために自分1人で粗末な研究室で行った実験こそ，歴史を作ったのだ。確かにブレスラウではヨハン・フォン・ミクリッツ＝ラデッキー教授に指示されたのだが，研究計画も，実行も，完全に彼1人で行った。彼の考えは，患者を密閉した部屋の中で手術する，

その室内は人工的に胸腔内と同じ低圧にしておく，というものであった[*4]。これは一見極めて単純に聞こえるが，天才の創造的頭脳の中からだけ，湧き出てくる啓示である。

　この着想は大胆極まるものだった。これを実現するために必要な実験をした。だが最初の癌患者の手術では，失敗の悲劇に終わった。他の人であったなら，この仕事を放棄したであろう。ザウエルブルッフは，向う見ずな勇気，失敗にも犠牲にも挫折しない進取の気性，これまで救済の方法がないとされてきたものを治そうという揺るぎない執着，完全な仮説をどんな困難が起こっても断念しない科学者としての決意，これらの天賦の能力によって，彼は自分の仕事を進めていった。その間に彼の後援者であり，支持者であるミクリッツ＝ラデッキー教授が亡くなったにもかかわらず。

　しかし，彼の外科学における大胆さも，診断の直感力と手術手技の迅速さ，正確さを伴っていなかったら，十分なものではなかっただろう。いやむしろ，これらすべての性質が混然一体となっていたからこそ，なのだ。

　皮肉な医学史の観察者は，『外科医には2種類ある』と言っている。一方は徐々に注意深く，手探りで前進していく者，もう一方はまっしぐらに墓場へ突進していく者，である。ザウエルブルッフは，その激しい性格から前者ではない。しかしチューリッヒ時代に陰口で言われたような，後者でも決してない。というのも，1910年から1918年の間，彼はチューリッヒで世界的名声を獲得するようになったのだが，そこで外科を「ザウエルブルッフの個人墓地」と言いふらす者がいたのだ。しかしこれは偏った見方である。この時代にチューリッヒの大学病院に集まる胸部疾患患者には，『死』という

[*4] 訳者註：これについては『外科医の帝国―現代外科のいしずえ』（上）（へるす出版，2011年刊）の「ミクリッツとザウエルブルッフ―開胸手術への道のり」（第3篇第2章）に詳しく紹介されている。

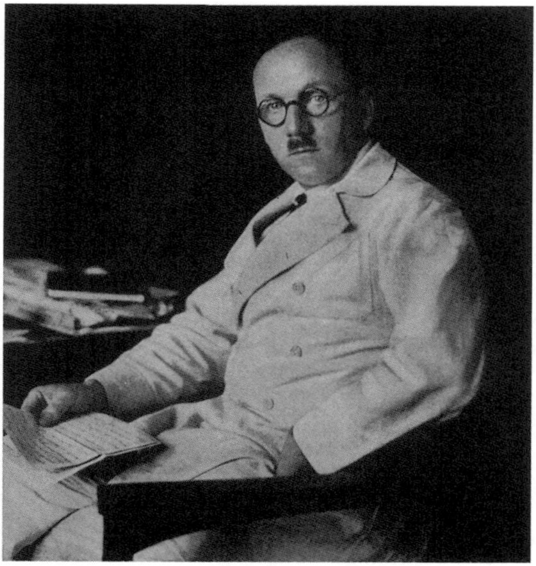

図16 1920年代はじめのザウエルブルッフ
ミュンヘン大学外科の主任教授であった

診断がついていた。他では『治療不能』として見放されていた。天賦の才と運命が，確実な死の狭い谷あいを通る小路に，ザウエルブルッフを追い込んだ。患者の病変が，彼にほとんど選択の余地を与えなかったのだ。患者を自宅に送り返して死なせるか，さもなくば極端に危険を冒さねばならなかった。事実，外科に対する彼の生まれつきの衝動と熱情には，選択の余地はまったくなかった。もはや助かる見込みのないと思われる患者に，当時の外科医の誰も試みようとしない方法を行った。かすかな希望がある多くの人々には，彼の果敢な方法が有効だった。そして他のすべての医師が見放した生命を救った。

　このチューリッヒの頃から，危険を冒し，最大の成功を収めたいという衝動が，おさえがたくなった。彼の名前は伝説となった。他人のやらないことをあえて行い，持って生まれた才能によって，驚

第3篇　宣伝塔としてのザウエルブルッフ

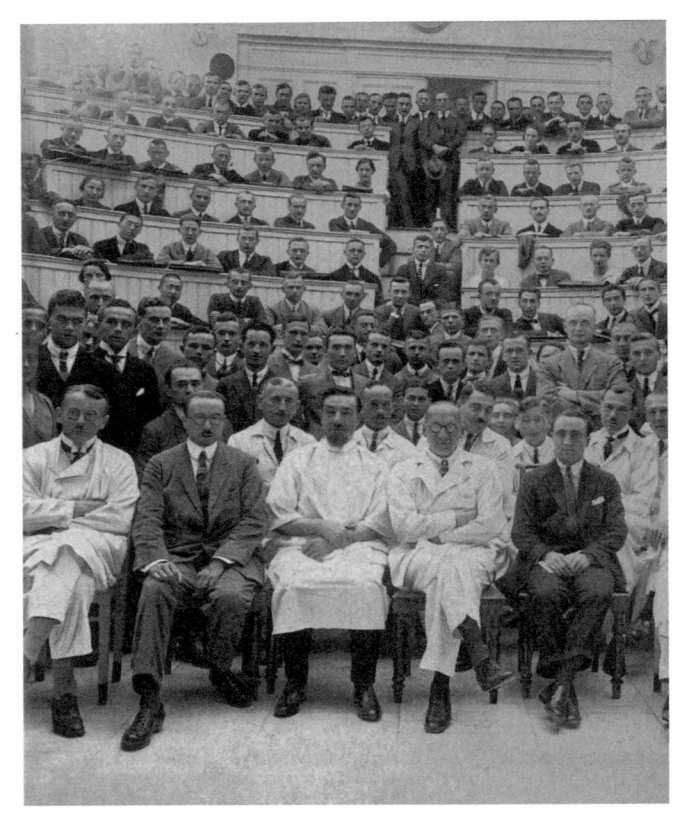

図17　ミュンヘン大学の講義室で著名な学者や聴衆に囲まれた
　　　ザウエルブルッフ（前列右から2人目）

くほど多くの患者の治療に成功した人，という伝説である．これが
伝わって，次にミュンヘン大学の主任教授として招かれて1918年か
ら1927年まで在職し（**図16，17**），1927年以降はベルリンの大学病
院シャリテの外科教室に転じた．世界のあらゆる地域から，重症で
希望のない患者の群が，彼のもとに救いを求めてやってきた．彼が
創始者である胸部外科領域だけでなく，他のあらゆる外科分野の患
者たちまでもが．

　彼の毎日は，保守的で才能に恵まれない外科医なら，運命にあえ

第3篇　宣伝塔としてのザウエルブルッフ

て逆らっていると思うかもしれない「死」との闘いであった。このためチューリッヒにいた頃から，彼の教室には，軍隊と同じように厳しい規律が取り入れられてきた。それはミュンヘンへ，そこからさらにベルリンのシャリテへ，と持ち込まれた。

　彼が外科を始めた頃には，麻酔はまだ不完全で危険をはらんでいた。循環制御，血漿投与，抗生物質による細菌感染の治療など現在の管理法は，夢にも思われなかった。そのためザウエルブルッフは，すべての手術が円滑に，迅速に行われなければならないという鉄則を課した。大人物は皆そうだが，彼も自分の日々の活動を門下生にも保持することを要求した。彼の基準に合わない者は，教室から放り出された。眼中には，仕事，病院，患者，医学の進歩という目標だけしかない。これらのために彼は全力を尽くし，自分自身のことは少しも考えなかった。このために，彼ほど活動せず，外科に没頭しない医師の気持ちをしばしば無視した。太陽を巡る惑星のような彼を囲む門下生の，その後の運命には無関心だった。彼らの気持ちを傷つけ，追いつめ，絶望的にしていることには，まったく気づかなかった。

　それでも，彼の業績は偉大であった。もしその才能を認めるのなら，彼の性格のうちの好ましくない特徴も，認めねばならない。そんなことは，歴史的に見れば重要なことではない。絵画の表面のかすり傷にすぎない。

　批評家の多くは，脳動脈硬化症の最初の徴候は，若い頃から周囲の状況に鈍感なこと，気まぐれなこと，不寛容なことまで，辿れるという。ザウエルブルッフが現代の麻酔法の発展に無関心だったことは理解できないし，成し遂げたライフワークと矛盾する。彼は第二次世界大戦前から新しい麻酔法に敵意を持っていた。そのために医学のこの分野で，ドイツは世界の水準より遅れてしまった。

　さらに，ザウエルブルッフがサルファ剤に頑固に反対したことも

あげられている。第二次世界大戦が始まってからも，ザウエルブルッフはサルファ剤が外科学を破滅させると断言した。また，彼は補助診断法の進歩や，外科領域における専門分化の傾向に抵抗した。とくに脳神経外科に反対の立場を取っている。脳神経外科は複雑で敏感な脳や神経系を取り扱うために，すでにどこでも専門分野の1つとなっていたにもかかわらず，である。最後に，戦後のザウエルブルッフの教室ではペニシリンの使用も禁止された，と批評家は述べている。

しかし彼らは，どこまでが偉大な人物が持っている特異な性格であり，どの時点から悲劇的な脳動脈硬化症の症状が始まったのか，答えてはいない。

ザウエルブルッフの病気についての最初の記録は，1948年初夏，東ベルリンの中央教育部に新しい医学教育管理官が任命された直後のものである。戦後しばらくこの職務は，次官で文部科学分野を担当していたブルグシュが占めていた。彼は管理官として，ソビエト占領ドイツにある全大学の財政，人事，医学教育，病院の責任を担っていた。

代わって1948年5月1日に，40歳の若い医師が管理官の職務についた。フリードリッヒ・ハルである。

彼は1908年に北部シレジアのヒンデンブルクに生まれた。ハレとケーニッヒスベルクで医学を学んだ。そしてケルンで医師国家試験に合格，ブレスラウで学位を取った。学位論文は精神医学の分野である。戦時中は，ドイツ93歩兵師団の軍医部で，少尉から大尉まで昇進した。1945年にソビエト陸軍の捕虜となり，各地の捕虜収容所を転々とした。そしてドイツ人の共産党員管理下の将校によって組織されている「自由ドイツ国民委員会」に参加した。さらにモスクワの政治局の学校で教育を受け，1948年4月28日にドイツに戻った。

ハルは中産階級出身であるが，ソビエトの収容所でマルクス＝

レーニン主義を叩き込まれ，社会主義に転向した。しかし実際には，生来の中産階級意識を断ち切ることはできなかった。この新しい地位に就いた頃は，彼自身はこうした矛盾には，まだ気がついていない。東ドイツの大学の医学部を社会主義者の科学の殿堂のモデルに改革しよう，という野心に燃えていた。

　ハルがザウエルブルッフの事件に最初に遭遇したのは，1948年5月にその職に就いた直後のことである。中央教育部人事部長のウィリー・レーマンが，ハルのところへファイルをたずさえて苦情を言いに来た。ファイルの表紙には「マックス・マドレナー博士」とあった。それにはこう書かれていた。外科教授，1898年12月13日ババリアのケンプテンに生まれ，ミュンヘンで医学を学んで，1924年医学博士となり，ケルン大学外科のフランゲンハイム教授の助手となった。そして，1930年デュッセルドルフ医科大学外科のフレイ教授の助手から医長になり，1943年から1944年フレイ教授の後任として主任教授となった。

　レーマンはドイツの学校教師出身で，ハルとは違って，ごく若い時から社会主義・共産主義の思想の世界で生きてきた。彼は資料についてこう説明した。

　「同志ハル，今マドレナー教授はシャリテの外科で，ザウエルブルッフ教授の筆頭医長を務めている。われわれの承認は得ていない。いや問い合わせすらされていない。ザウエルブルッフは彼を簡単に西ドイツから呼び寄せた。俸給や地位もよくわからない。ソビエト政府も，"CC"社会主義統一党中央委員会も，ザウエルブルッフについては，国際的名声にかんがみ，あらゆる例外の取り扱いをするよう指示してきた。彼の希望はできるだけ叶え，突飛な言動も才能の現れとして受け入れ，病院における独裁的な行動も，邪魔しないように命じている。たとえ多くの同志が腹を立てようとも，だ。有名なザウエルブルッフがシャリテで働いていることで，われわれは信頼を集めている。彼はもう72歳だが，ソビエト軍司令部も社会主

義統一党中央委員会も，彼をできる限りシャリテにとどめておくことを強く希望している。

「だから，彼がやった部下の選択にも，従う必要がある。しかし，このマドレナー博士には政治的な問題がある。この資料を見ればわかるように，西ドイツ共産党から有罪とされている。マドレナー教授は，1945年までSSの中尉だった。だから1945年にイギリス占領軍司令部は，デュッセルドルフ医科大学外科の主任教授の職から追放した。

「そのうえ彼は，1944年まで，最後にクリミヤに駐屯していたドイツ第17軍の外科医をしていた。この件について，ザウエルブルフとは話し合いはできないだろう。『この人間が必要なのだ。君は外科について何も知らない。彼は数少ない有能な人間だ。君たちの政策については，関心はない。関心があるのは，何かをできる人，かつて外科の教授をしていた人を獲得することだ。彼は私の弟子のフレイ教授の下にいた』と彼は言うだろう。

「ソ連占領軍司令部も社会主義統一党中央委員会も，この過渡期の間は我慢して，マドレナーがザウエルブルフの言うように外科医として有能ならば，彼のファシストとしての過去に目をつぶることにしようとしている。しかし私は心配だ。彼を信用しない」

そしてこう締めくくった。

「君が彼について調査し，専門的意見を聞かせてほしい」

ハルは精神科医師であり，外科にはほとんど関係はないし，大して興味も持っていなかった。彼が管理官に任命されてから，まだ外科教室を巡視する時間はなかった。だがマドレナーという名前は，珍しく彼の気持ちを動かした。ハル自身には学生時代にたいへん興味を持った科学論文の記憶があった。その著者の名前がマックス・マドレナーであったことに気づいた。

それから正確に思い出した。それは胃潰瘍の外科治療に関する論文だった。マドレナーはこの論文で，広範な実験をもとに，胃潰瘍

の手術に際しては，潰瘍の部分を全部切除する必要はない，胃が小さくなると酸の分泌が自動的に減少するので，残した潰瘍も治る，と述べていた。

マドレナーという有名な外科医が2人いることを，ハルは知らなかった。彼が読んだ論文の著者は，話に出ていたマックス・マドレナー教授ではなくて，すでに亡くなったその叔父だった。甥のマドレナー教授自身の博士論文はまったく異なり，胆嚢手術後の肝障害に関するものである。

ハルが新しい地位に就いてまだ数週間であり，また自分には医学の専門知識が豊富にあることを披露しようと思ったことについては，理解できる。

「同志レーマン，もちろん調査の結果がどうであるかは言えません。しかし，彼が外科において重要な人物であることは，保証します。私はマドレナーの論文を知っています。外科医として，科学者として，確かにわれわれには有用な人物です。たとえ政治的制約があるにしても，しばらくはそのままにしておくのがいいように思います。このことは，すべて詳細にファイルに書き残します。彼の様子を見るためにシャリテの外科教室を訪問し，ザウエルブルッフ教授にも面会を申し込みます」と彼は答えた。

ハルがいつ最初に外科教室に赴いて，ザウエルブルッフに面会をしたのかは，記録に残っていない。しかしハルの報告から，この訪問で極めて強い戦慄を覚えたことは明らかである。それは老大家を巡る伝説と現実の隔たりだった。ハルはザウエルブルッフに関する噂話をたびたび耳にしている。彼の激しい性格については，すでにザウエルブルッフの門下生の1人で，スイス生まれのウィリー・フェリックス教授から，聞いていた。フェリックスとは戦時中にロシアで会った。

第3篇　宣伝塔としてのザウエルブルッフ

　ハルはザウエルブルッフの部屋に入った時，まず部屋の様子を見回した。緑色の壁，ぎっしり詰まった書架，窓の反対側の隅にある肘かけ椅子と寝椅子，青味を帯びた寝椅子カバー，その上にかかっている農夫の大きな油絵。

　次に彼の注意は，72歳の外科医に集中した。磨き上げられた大きな机の向こうに座り，訪問客を，厚いレンズの眼鏡越しに観察していた。

　ザウエルブルッフは白ズボンの上に短いラクダの上衣を着ていた。机の上には皮をむいて4つに切り，食べるばかりにしたリンゴが置いてある。リンゴを食べようとしていたらしい。

　後日，ハルが話したところによると，最初に会った瞬間に，ザウエルブルッフの身体から発する異様な影響力について前から聞いていたことが，すぐに理解できた。完全にザウエルブルッフに服従させられるか，あるいは自分自身を守るために，彼の魔力から逃げ出すか，どちらかを強要されているような気持ちになった。彼は報告に，ザウエルブルッフがまだ一言も発しないうちに，この外科医が患者の上に投げかける魔力を感じた，と書いている。患者はザウエルブルッフを神のごとく信じ，診断を盲目的に信頼し，彼が示すどのような手術にも同意した。他の外科医が言ったとしたら，たちまち患者が震え上がってしまうような手術でさえも。

　ハルはザウエルブルッフとほぼ1時間話した。ザウエルブルッフは猛烈な勢いで，申し出が管理部門で止められている不満を述べ立てた。助手は十分に教育を受けていない。訓練がされていない。患者に対する責任感がない。医師はその能力に基づいて評価されておらず，政治的な信頼性の有無で判断されている。おべっかやスパイは，し放題だ。物資の供給はお粗末で，器材，麻酔薬，包帯材料はほとんどない。病院の再建は遅々としており，まるでかたつむりが這うようなものだ。

　ハルは会話のはじめの頃は，ザウエルブルッフの意見や要求は明

解で正確であり，しっかりしていると感じた．ただ力強いという印象に，無遠慮な感じが加わっていた．またときどきザウエルブルッフは主題から脱線するようだった．しかしその時に，ハルはまだ気にならなかった．あとでこの脱線を思い出し，それをもっと重大にとらえるべきだった，と気づいた．

　それからザウエルブルッフは，マドレナーの問題に話を進めた．明らかに，この問題について十分検討してあるようだった．ザウエルブルッフが満足するように，マドレナーを任命することで折り合おうとした，とハルは言っている．ザウエルブルッフは外科の筆頭医長として，その名に真に価し，かつ重要な教室を任されたことのあるような外科医が必要だ，と力説した．

　後になってその時の会話の決定的部分を，ハルは書き記している．

「閣下，この問題はすでに処理いたしました．医師の1人として，当局に対して，この外科医が秀れた専門医であることをはっきり説明することに，当然賛成しております．過去の政治的立場については，触れないでおくことにしましょう．われわれには彼が必要です」とハルは応じた．

「そうだ，君は医師だ．それはいいことだ．われわれはお互いに話ができる．ところでこの写真を見たまえ」とザウエルブルッフは言って，卓上の写真を指した．それは面長であご髭を生やした力強い顔立ちの男の写真だった．

「誰かね？」

　ハルは見たことはあるが，思い出せなかった．

「申し訳ありません．閣下，わかりません」

「君は外科医であると言いながら，偉い僕の先生，ブレスラウのミクリッツ先生を知らないのか！　ここに偉大な外科医がおられる．若い君たちも，先生から多くのことを学ぶことができただろうに．先生は医局の運営や修練方式に，組織的な規律を考え出された．もし僕がそれを学んでいなかったら，ずっと昔にこの医局は破滅し

ていたことだろう」とザウエルブルッフ。

「閣下，それは誤解です。私は外科医ではありません。神経科医です。ですから閣下の先生，ミクリッツ先生を存じ上げていないことは，お許し下さい」とハルは言った。

ザウエルブルッフはよく理解できないというような顔をして，彼を見つめた。ハルはその説明をもう一度繰り返した。最初の説明がはっきりしなかったか，ザウエルブルッフがよく聞いていなかったのだろう，と。そこでザウエルブルッフの表情が変わったのに驚いた。顔つきが奇妙に緩んだ。

「そう，君は神経科医だ」ザウエルブルッフは少しかすれた声で言った。

「それなら私の親友を知っているだろう。名前は何と言ったかな……。」

「閣下，どなたのことですか？」とハルが尋ねた。

その時ザウエルブルッフの言葉づかいが，不明瞭で，子供じみていることに，初めて気づいた。

「私の親友，ここで神経科，精神科の科長をしている……。私の親友の……」

ザウエルブルッフは秘書を呼ぶためにボタンを押した。秘書が入口に現れたので尋ねた。

「友人で，あの，それ，精神神経科の大家の名前を言ってくれ」

秘書は注意深く，心配そうな表情でハルを見た。それから早口で言った。

「先生，ド・クリニー教授のことでしょうか？」

秘書が扉を閉めた時，ザウエルブルッフが言った。

「そうだ。ド・クリニーだ。君が大いに学ぶことのできる人物だよ」

それから話の方向が急に，アイディアや言葉の繰り返しになり，ハルは居心地が悪くなった。ド・クリニーが根っからのナチ党員であり，また精神病者を根絶するためのいわゆる安楽死術を計画した

重要人物の1人で，1945年に妻とともに自殺した人だということを，ハルは知っている。だから3年前に死んでいるのだ。それなのに，なお生きている友人のように話すのは，おかしい。ザウエルブルッフの外見上の活力と，見かけ上の知的エネルギーの背後に，脳動脈硬化症のような病気が進行しているのではないか？　だが，ザウエルブルッフが少しの間失っていた明瞭さを取り戻したようだったので，ハルはすぐにこの考えを捨てた。

「それでは，マドレナーについては万事おさまったのだな」とザウエルブルッフは言った。

「そのことは，医学には1つの目的しかないということを，君が知っている証拠だ。医学は患者のためにある。医師を評価する唯一の基準は，能力と力量だ。他には何もない。世間の人は僕のことを独裁者で，やりにくい人という。しかし，僕はただ患者のためだけだ。外科領域では，すべてが時間なのだから。生命は時間にかかっている。すべての動作は完全に整合性が取れていて，手術操作も皆……」

しかしここで，ザウエルブルッフは言葉を切った。それからもう一度，机の上の写真を指して言った。

「ではちょっと尋ねるが，この写真は誰かね？」

ハルは思わず息を止めた。

「閣下，ついさっき，あなたの恩師ミクリッツ先生だとお話になりましたが……」

ザウエルブルッフは理解できないように，たしなめるように，そして怒りがこみ上げてくるかのように，ハルをにらんで叫んだ。

「何という返事だ。君の先生のミクリッツだと！　何ということだ！　君は外科医だと主張している。しかし，これが誰であるかさえ知らない……」

ここでハルの詳細な証言は終わる。深くかき乱され，驚き，彼は退去した，という。

第3篇　宣伝塔としてのザウエルブルッフ

　第2回目の正式の会見は，その後しばらく経ってから行われることになる。だがそれまでの間に，ハルはあることから，かなり進行した病変が，ザウエルブルッフの精神状態を破壊しており，それは必ず彼の外科の仕事に現れてくるという思いを強めた。それはフンボルト大学事務局から公式のルートを通じて，何本かの録音が次の手紙とともに，ハルのところに届けられたことに始まる。

　『大学の運動場の瓦礫の除去の際に，相当な量の録音が発見されました。これらは大学の文書館に保管されていたもので，正式の演説や講義が録音されていると思われます。なかには医学の主題に関するものがあり，その内容や講演者を調査して頂くために，中央管理部に送ります』

　ハルは録音を再生した。一般外科と外科の歴史に関する講義の一部のようだった。パレという名前が出てくる。このフランスの外科医は，数百年前に切断手術に結紮という手技を取り入れ，出血を止める目的で四肢の断端に沸騰した油を注ぐという残酷な方法を中止させた。第2番目のものは，胸部外科に関するものだった。ハルはこの不思議な，力強い，魅力的な声は，ザウエルブルッフのものではないかと考えはじめた。ザウエルブルッフの講義を一度も聴講したことのないハルでさえ，この器械録音の再生から，ザウエルブルッフが聴講生に及ぼす魅力を感じた，と報告書の中で告白している。この講義は明らかに即席のもので，原稿を読んではいない。しかし，講義は明解で，理論は一貫しており，傑出した講義だった。

　ハルはこれらの録音を聞いて，過去のザウエルブルッフと，彼が会った現在のザウエルブルッフとを比較するのによい機会だと思った。しかし，その疑いを解明するために確固たる証拠を持っていなければならない。

　ハルはザウエルブルッフの先妻の息子フリードリッヒ・ザウエルブルッフ博士がシャリテの外科教室に勤務していることを知った。彼はこの医師を人民教育省の執務室に呼んで，録音を聞かせた。も

ちろん，当時は未知の役人の前では注意深くなるのは当然だったので，その37歳の息子は慎重に，かなり長く聞いてから，ためらいがちに言った。

「はい，これは私の父です」

彼はもう一度，その言葉の力強い流れを聞き，それから繰り返した。

「これは私の父の講義です。私自身もこの講義に出席していました」

ハルはこれで両者を比較することは正しい，と考えた。照合してみて，ザウエルブルッフが老人性脳動脈硬化症にかかっていることが，いっそうはっきりしたように思える。

しかしザウエルブルッフと会った際の彼の1つの発言が，事態の深刻さを軽減するように思えた。それがハルの救いとなった。ザウエルブルッフは自分の筆頭医長として，マドレナー教授が必要であると固執したことだ。ザウエルブルッフ自身が，年齢と病気による変化が自分を襲っていることを意識しているに違いない。もちろん誇り高い彼は，助手たちに決して率直に話をしないだろう。しかし，医師として，個人的には自分自身の予後を知っているのだろう。やがて外科医としての仕事を続けられなくなるだけでなく，大教室を指導していく職務に不適格になると見通している。マドレナーがかつて1つの教室の指導者であったということを指摘し強調するのは，そのためではないか？　自分の傍らに，どうしても熟練した医師を置いておきたい。病気による予想のつかない影響を，自分自身よりもよく観察することができる人物を，と考えているのではないか？　おそらく心の底深くで，ザウエルブルッフはやがて彼に，代わって仕事を続けることができる後継者を求めているのだろう。

そんな考えが，1948年の初夏にハルの心の中に広がり，ザウエルブルッフとの初対面の際の，不安と衝撃を静めるのに役立った。神経科医として，ザウエルブルッフがもはやそう長く仕事ができないということがはっきりとわかっていた。ソビエト軍司令部と社会主

第3篇　宣伝塔としてのザウエルブルッフ

　義統一党中央委員会は，ザウエルブルッフと彼の神話を，できるだけ長くシャリテと東ベルリンにとどめておきたいと望んでいる。しかしそれは無理だろう。放っておいてもそれは無理になるだろう，とハルは考えた。彼のような新任早々の者が，関与することではない。マドレナー教授や他のザウエルブルッフの周囲の医師たちが，自然の成り行きで，安全な方向へ導いていくだろう，とひそかに期待した。

　数カ月後，2回目のザウエルブルッフとの正式な会見が行われた。ハルは自分の甘い考えが，間違った現状認識に立っていること，すでに自分が人間と医学の途方もなく大きなドラマの渦中に引きずり込まれていることを知った。この数カ月間，ザウエルブルッフが手術中にしばしば自制を失ったり，手術の進行がとどこおったりするという噂や，ときに正式な報告を，受け取りはじめた。しかしハルは，これらの報告をそれ以上追及しなかった。故意に無視した。ザウエルブルッフは，自分の病状に気づいているし，マドレナーがカバーしてくれているだろう，と楽観的な見方をしていた。
　運命的な2回目の会見の日付を調べることはできなかった。会見とそれについての報告書の提出日の間隔が，当時はかなり空いていたからである。ハルがザウエルブルッフを訪問したのは，1948年の秋，遅くとも年末までであった，と推測される。
　この訪問は，中央教育部の人事部から新たな問い合わせが来たために早められた。『カルル・シュトンプフェ博士，外科医，シャリテ外来外科部門医長』に関するもので，『カルル・シュトンプフェ博士をブッフの外科主任に任命したい。それについて専門的意見が聞きたい』という問い合わせだった。
　ブッフはベルリンの北の郊外にあり，そこには多くの医療施設や社会福祉施設があった。結核サナトリウム，老人ホーム，小児病院，精神病院である。戦時中にブッフの施設は，それぞれ一般病院に転

用され，シャリテの後方病院として使われていた。ベルリンの中央にあるシャリテのように，爆撃の危険にそれほど曝されていなかったからである。そして戦後ブッフの施設は，東ベルリンの大きな市民病院に発展した。

ハルはシャリテの外来外科部門で，シュトンプフェに一，二度会ったことはあるが，ほとんど彼のことは知らないと言っていい。外来外科というのは，ザウエルブルッフが主宰するシャリテの外科とは関係のない独立して活動する部門であった。ドイツ系のチェコ人であるシュトンプフェ博士は，1935年にベルリンに来て，ザウエルブルッフの助手としてシャリテに勤務した。その前は，プラハの大学病院の医長をしていた。敗戦直後の数年間，彼はザウエルブルッフの筆頭医長であった。

理由は記されていないのだが，シュトンプフェは1948年の春，マドレナーがベルリンにやってくる前に，突然辞職した。そして外来外科部門に移り，以後ザウエルブルッフとの接触をいっさい避けているという。

ハルは調査を始めた。医局の医師たちは，多くを語らなかったが，それでもついに，シュトンプフェの辞任の理由を知った。

その頃外科に，珍しい特殊型のレックリングハウゼン氏病患者が入院していた。その症例がごくまれにしか見られないので，シャリテの皮膚科主任教授のレーエが，皮膚病の珍しい臨床例の講義で学生に供覧するため，患者を1時間ほど貸してほしい，と頼んできた。ザウエルブルッフはこの依頼を冷やかに，即座に拒絶した。昔から医学の専門分化に反対しているにしても，あるいはザウエルブルッフが彼の外科帝国に外部の力が介入することに抵抗する傾向があるにしても，それは理解しがたいことであった。

だがその患者は外科病棟から消え，レーエ教授によって学生に供覧された。それが明るみに出るまで，シュトンプフェ博士はこの症例についてまったく知らなかった。シャリテの新しい共産党組織に

加入していた男の看護人の1人が，長年ザウエルブルッフに恨みを抱いており，今も権力を持ちつづけることに憤慨して，これを行った可能性が高い。しかし原因の調査もせずにザウエルブルッフは，シュトンプフェが自分を裏切ったと責めた。シュトンプフェを廊下で呼び止め，腕を摑み自分の部屋へ引きずり込み，扉を閉めた。怒りを爆発させ，拳骨でシュトンプフェを殴った。

「お前が張本人だ。お前は僕のいないうちに患者を移した。お前はレーエと一緒になって，自分の恩師を裏切った」と叫んだ。

シュトンプフェは自分を守るために，怒りの発作がおさまるまでザウエルブルッフの手首を握っていなければならなかった。ようやく彼は部屋から逃れ出て，息を切らし，動揺しながら叫んだ。

「主任教授と助手がボクシングの試合をするようになっては，お終いだ……」

そしてすぐに辞職した。

この事件に関する限り，彼が外科医局から外来外科部門に異動して，ことはおさまった。しかし，ハルが調査しているうちに，ザウエルブルッフと筆頭医長との間の軋轢を説明する他の事件が，明らかになった。それは肺の手術の際に起こった。手術中に術野に十分に光が入らなかった。するとザウエルブルッフはランプに自分の消毒した手を伸ばし，ランプの角度を直した。それからまた手術を続けようとした。シュトンプフェはザウエルブルッフの手を摑み，言った。

「やめて下さい。先生の手は不潔になりました。もう一度手洗いをして下さい」

ザウエルブルッフは自分がとんでもないことを起こしたとは理解できず，逆上して顔を上げ，他の助手たちをにらみ回した。

「お前は俺がランプに触れたのを見たか」

そして順に聞いていった。

「お前はそんなことを見たか？」

「お前は？」

皆，暴君への絶望的な服従から沈黙した。しかし，シュトンプフェはそのランプを指さして言った。

「先生，ランプの触わった部分に血液が付いています。見ればおわかりになるでしょう」

そしてシュトンプフェは手術室を出ていった。

周囲のすべての人々に対する激しい不信感，あけすけな怒り，手術中の集中力の喪失や統率力の低下。これらは，ひそかに進行した脳動脈硬化症に特有な症状であろう。だが他のことを表している可能性もないわけではない。ザウエルブルッフの能力が最高だった時代においても，異常な性格のために内心の絶えざる緊張を緩和させようと，突然予知できない怒りの発作を爆発させていたのではなかろうか？　彼にも他の医師のように，能率の低下とか，ときには過失を犯す瞬間はなかっただろうか？　それが，彼の素晴らしい業績の陰に隠されてしまっていなかっただろうか？

調査を終えたハルは，シャリテにザウエルブルッフをもう一度訪ねて，どうしてもシュトンプフェについて直接意見を聞かねばならないと思った。

ザウエルブルッフの執務室に入ると，この久しく神話となっている人物の前で，ハルは再び気おくれした。

前と同じような時間であった。ザウエルブルッフはみかんを食べていた。この時の顔は，奇妙に青ざめ険しかった。その険しい顔は，椅子から立ち上がってハルに挨拶しているうちに，なごやかなものになり，顔色もよくなった。

「またやってきてくれたね。入ってくれたまえ。みかんはどうかね？　君はマドレナーの件についてよくやってくれた。彼がいてく

れてよかった，と思わない日はない。助手たちも学ぶことが大いにある。少なくとも，彼はいてもらわねばならない医長だ。能力がある。必要な時にはいつでも手を貸してくれるので，ときどき彼にすっかり任せることができる」

　ハルはすぐにマドレナーの話が出てきたので，面食らった。ザウエルブルッフは問題にとらわれてしまう人間だろうか？　しかし，すぐそのあとで，訪問の理由を説明する暇も与えず，まだ修復されていない病院の欠陥を，これ以上ないほど詳細にあげて批判した。

　ハルはシュトンプフェの問題を持ち出すまでしばらく待った。それから彼は言った。

　「閣下，今日私がお訪ねした理由を話させて下さい。カルル・シュトンプフェ博士についてお尋ねしたいのです。彼は先生のもとで助手，筆頭医長として10年以上も勤務した人です。『ブッフ』から彼を外科主任に招きたいと言ってきているのですが……」

　シュトンプフェの名前が出た瞬間に，ザウエルブルッフの顔色が変わった。眉がつり上がり，その時まで生き生きと輝いていた眼は，警戒心の強い敵意のあるものとなった。ハルの言葉が終わるのを待たずに，シュトンプフェは外科医としても，人間としてもよくない，と悪意のある否定的な意見を述べた。

　ハルはこれに反論しようとした。なぜザウエルブルッフが，外科医としても，人間としても程度の低い人間を，それほど長く助手として勤務させておいたのか，と。しかし，彼が言葉を続けるうちに，この温和な反論が，ザウエルブルッフをますます興奮させているのに気づいた。ザウエルブルッフは怒ったように激しく言い返した。そしてシュトンプフェの私生活が苦しいことをほのめかし，それが彼の同情心を呼び覚ましたからだ，と言った。

　この時，ザウエルブルッフの部屋の扉が，外から看護婦によって開かれた。彼女のあとに白いガウンを着け，両手に手術用の手袋を

はめ，腕を上にあげた人物が現れた。マドレナー教授であった。彼の顔は苦難の生活の跡を刻んではいるが，まだ若かった。その顔は，奇妙に緊張し，打ちのめされたようだった。

　以下は，ハルが自室に戻るや否や，口述した報告書によっている。

　「先生，あなたは脳腫瘍を見ると言っておられました。今その準備ができました。腫瘍を露出してあります。しかし，この例は絶望です。この腫瘍は手術不能です……」とマドレナーが言った。
　ザウエルブルッフは，突然立ち上がった。
　「ここで待ってくれ，すぐ帰ってくる」と私に命じた。
　ザウエルブルッフは大急ぎでマドレナーの横を抜け，飛び出していった。マドレナーがそのあとを追った。扉は閉じ，私は1人残された。
　待っていた時間は5分ほどだった。扉が荒々しく引き開けられ，顔をまっ赤にし，眼の輝いているザウエルブルッフが入ってきた。彼は手を私の方に突き出した。その手は明らかに手洗いされていなかった。何ら消毒処置も施されてはいない手には，小さな，血に染まった果肉状の塊——脳腫瘍が摑まれていた。
　「これを見たまえ，彼らは自分は立派な外科医だと思っている。マドレナーだって，こんなものを手術不能としようとしている。これが脳腫瘍だ。僕が指を入れてつまんで引っ張り出した。指というものは，外科医が持っている最高の道具だ」とザウエルブルッフは叫んだ。

　ハルの報告書には，彼がどんな感情を持って退室したか記載されていない。彼の述べた内容から推測して，脳動脈硬化症の進行にひどく驚き，ショックを受けたのは明らかである。ザウエルブルッフは病気だ。近代的な病院で目撃したことにショックを受け，言葉も出なかったに違いない。

第3篇　宣伝塔としてのザウエルブルッフ

ハルはその報告書に次のように記載している。

　その患者は2日後に死亡した。そして解剖された。私は解剖所見を知っている。

後になって，ハルはこう言っている。

　こんな処置が許されるべきでないことは，医師の間では言を要しない。この瞬間から，私はザウエルブルッフに引退を強制するため，闘う決心をした。病人たちが，自分の行動をもはや制御できなくなった外科医に治療をゆだねているのを，座して見ていることはできない。医の倫理がこれを許さない。たとえ中央が偉大な名声を守り，表看板を失うまいと思っているにしても，私はそれを断じて認めることができない。

　ハルの決意，それに引きつづいての行動のすべては，ザウエルブルッフの友人たちに，悪意のあるものと見られた。自分たちの偶像の転落を認めることができなかった。ハルの発言を，ブルジョア出身の外科医である老大家への共産党の従僕の敵意，と見なした。彼らは怒った。もしザウエルブルッフの引退を主張するなら，その役人は自分ののど笛を切られるだろう，と。野心ある党員であれば，それは簡単に予測できることだった。

　もちろんハルが，昔から支持してきた社会主義，共産主義の教義に忠実であったことは疑いない。また通常の管理業務を，共産党方式で行ってきたことも間違いない。しかしまた反面，シャリテのブルジョアの医師たちは，後になって西ドイツに移住した多くの医師を含めて，一様に『ハルは人道的で礼儀正しい』と言っている。これは疑いのない事実だ。とにかく，ザウエルブルッフの場合にとった彼の行動は，彼のあとを継いだ誰よりも，ハルが医学的良心を持っ

ていたことを示している。

　その当時（1948年），ハルの直接の上司，中央教育部の中央執行部の部長代理（学術・科学担当）はテオドール・ブルグシュ教授であった。その頃ハルはまだ，中央教育部長パウル・ヴァンデルとは接触がなかった。後日密接な関係を持つことになるのだが。

　そのため，外科教室での戦慄的な体験の後，ハルは自分の見たことと結論を報告するために，ブルグシュのところへ行った。そして，できるだけ早くザウエルブルッフに恩給を与えて退職させるよう提案した。

　こうしてブルグシュ教授は，フェルディナント・ザウエルブルッフが演じてきたドラマの舞台に登場する。彼の役割は極めて重要なものであるから，その人柄について少し述べておく必要がある。ザウエルブルッフとは完全に異なったタイプの人物ではあるが，彼もまた医学史上に重要な貢献をしている。

　ブルグシュ自身も，そう若くはない。1878年にオーストリーのグラーツで生まれた。ザウエルブルッフより，数歳若いだけである。彼は肉体的強健さと精神的敏捷さを，驚異的に保っていた。多分これは，遺伝的なものであろう。彼の父はカルル・ハインリッヒ・ブルグシュ教授といい，その当時のエジプト学の第一人者で，創造性に富んだ学者であり，新聞や雑誌に大衆向きの科学記事も書いていた。

　テオドール・ブルグシュはこの父の三度目の結婚の息子で，明らかに長生きの遺伝ばかりでなく，高い知性と芸術家的直感とともに，変わったことを好むという素質も受け継いでいた。さらに野心と適応性，外交的手腕を備えていた。

　テオドールがまだ子供の頃，父はベルリンへ移住した。だからベルリンは，ブルグシュが成長し，医学に対する興味の生まれた都市である。彼が9歳の時，結核菌の発見者ロベルト・コッホがこの病

気に対する治療薬，すなわちツベルクリンを得た，と発表した。すでにブルグシュは，その興奮を認識できるほど成長していた。カフェになる予定だったハルデンベルク街にある新しい大きな建物が，如才ない起業家によって，一夜のうちにツベルクリン療法のサナトリウムに作り変えられた。たちまち治療を望む絶望的な患者で満員になった。しかし，間もなくその建物の正面には，霊柩車が次から次へと来るようになった。半年以内に失敗は明白となった。『ツベルクリン』が公開されるのは早すぎたからだった。間違った推測によるもので，サナトリウムの門は閉ざされた。

　この出来事は，9歳の子供に強い印象を与えた。そしてこの時，医師となってハルデンベルク街のサナトリウムの診療よりもっと病人を治したい，という願望が呼び起こされた。

　その後，医学生となり，ベルリン大学付属病院やシャリテの名声に貢献している多くの偉大な医師たちを知った。彼はベルリンの外科医エルンスト・フォン・ベルクマン，消毒法の最初の指導者で，手術開始前に器具や手指を消毒する方法を完成した人物，を知った。ブルグシュは自分の経験から，ある劇的な数カ月のことを思い出すことができる。それはエルンスト・ベルクマンがドイツ皇太子の病気を喉頭癌と診断したのだが，英国の耳鼻咽喉科専門医のマッケンジーが他の診断を下し，手術に反対したので受けられなかった事件である[*5]。そのため皇太子は，カイザー・フリードリッヒ3世としての戴冠式のすぐあとに死亡した。

　ブルグシュに一番大きな影響を与えた師は，フリードリッヒ・クラウス教授で，1902年から1927年までシャリテに勤務し，内科学の方向づけをした。クラウスはあご髭を生やし堂々たる体格だった。あらゆる医学理論に挑戦し，身体の運動を避け，ほとんど肉食だけ

[*5] 訳者註：これについては『外科医の帝国─現代外科のいしずえ』（下）（へるす出版，2014年刊行予定）に記述されている。

をした。それにもかかわらず，並み外れて長寿だった。クラウスは従来の，病気の個々の徴候だけを識別して治療するという医学の時代に，終止符を打った。彼は病気とは身体全体の不調の徴候であると見なした。

ブルグシュは臨床に恩師の理論を採用し，継承した。彼は新しい『検査医学』の発展に努力した。血液検査，尿検査，膵臓や肝臓の機能検査である。そして病気というものは，臓器の機能的な故障ではなくて，肉体と精神と心の相互関係の結果であることを示すために，生涯の後半分を捧げた。彼の『内科学教科書』と心疾患に関する著書は，1930年代に有名となり，数え切れないほどの講演旅行を行い，また世界中に頼まれて往診をした。

1927年にブルグシュはハレに招聘されて，内科学講座主任教授と大学病院内科主任に任命された。国家にとらわれない徹底した国際主義者で，国際的に仕事をしていたので，大学内に勃興しつつあったドイツ国家社会主義（ナチズム）に対して，自然に反感を持つようになった。1935年に彼は退職を強制された。

そのため臨床検査器具とX線装置をたずさえて，ベルリンに戻り，クリニックを開業し，繁盛するようになった。名声にも富にも事欠かなかった。彼の政治理念にもかかわらず，多数の高官のナチ党員が，彼の診察を受けた。ロンメル元帥がアフリカでアメーバ赤痢にかかった時，ブルグシュのもとへ運ばれた。ベルリンのホールヒャー館の晩餐会で脳卒中に倒れたライヘナウ元帥も，同じように治療された。

しかしブルグシュは，大学の教職の経験が喪失してしまったことを，決して忘れていなかった。教授と大学教職の地位，それが誇りであった。そしてハレから追放されたということが，彼の心を苦しめていた。このため終戦直後に提供された機会に飛びついた。ソビエト軍司令部はベルリン大学の機能を再開するために，政治的に落ち度のない教授たちをベルリンに集めた。ソビエトは自分たちの目

的を達成するために，教育機関を形成することを急いでいた。ブルグシュは彼らの動機を詮索して，躊躇することはなかった。

　ブルグシュは，いまだかつて共産党員ではなかった。しかしその頃西側，とくにアメリカは，ドイツ人に対するモーゲンソウ計画[*6]をまだ持ち，明らかにドイツ人の『知的能力の絶滅』に努力していた。このためドイツの大学再開には，力を入れていなかった。ブルグシュはソビエト占領地区内のみでベルリン大学再建の機会をうかがうことになるが，当然それに伴って，政治的にも人間的にも絡め取られてしまうことは，考えもしなかった。

　1946年ベルリンのフンボルト大学が開校した時，自分が大学教育の開拓者の役割を演じていると感じた。はっきりと誇らし気に，シャリテの第一内科教室の主任に就任した。

　この第一歩が踏み出されると，ソビエト首脳部とドイツ共産党は彼の強い大学教育に対する野望に，誘惑の手を差しのべながら，彼を政治的，科学的な機関の中に引きずり込んでいった。そしてブルグシュは，1945年から1946年フンボルト大学医学部長，中央教育部の執行部で部長代理，そして人民教育省の発足後は次官に昇任した。彼がドイツの科学的事情をよく知る者として重用されたばかりでなく，若い世代の人々を教育するのに欠かせないブルジョアの医師や科学者を引き込むための看板にされた。それにすぐには気づかなかった。

　ブルグシュはいろいろと優遇され，臨時収入もあった。ソビエト占領ドイツ地区の共産党首脳部が住んでいる地区に隣接したニーダーシェーンハウゼンに，邸宅を構えた。これら首脳部の多くは，

[*6] 訳者註：第二次世界大戦中（1944年）に立案されたドイツの戦後処理計画。戦後のドイツを非工業化，脆弱化し，ドイツの分割を図るという内容。ドイツ農園化計画でもある。米国の財務長官ヘンリー・モーゲンソウ（Henry Morgenthau, Jr. 1891～1967）が提案したので，モーゲンソウ計画とも呼ばれる。

彼の患者であった。

　1949年に全ドイツを占領しようとしたソビエトの野望が失敗し，東と西ドイツが容赦なく異なる道を行くことがはっきりとした頃には，ブルグシュはもはや選択の余地がないほどかわっていた。西側世界で大学教授の地位を得る機会は，もう絶対に望めない状態になった。西ドイツへ行くということは，彼の生きていく意義とも言うべき大学における権利と勢力を，失ってしまうことになるであろう。

　ちょうどこの頃のことだ。1949年初頭のある日，ブルグシュ教授はハル博士に相対していた。その時ブルグシュの職務は，有名無実となりつつあった。というのは，弾劾できないほど純粋の共産党員であるランペ教授に，交替させられようとしていたのだ。それにもかかわらずハルは，ブルグシュと常に連絡を密にしていた。学生時代に尊敬の念を持ってブルグシュの教科書を読んだ若いハルと，今なお元気な老教授との間には，ある程度の友情が発展していた。

　ハルはブルグシュに，ザウエルブルッフと会った際のことを手短かに話し，この偉大な外科医が脳動脈硬化症にかかっていることを指摘した。

　「先生，私は誰とこの問題を話し合うべきか，長い間考えつづけてきました」とハルは言った。

　「私は困難な立場に立っています。直接ザウエルブルッフ先生にその話をするには，私はまだ若すぎますし，また先生に対する尊敬が大きすぎます。私はマドレナーをほとんど知りません。しかし，この問題はもはや先延ばしにしておけないと感じています。ザウエルブルッフの名声を破壊し，シャリテの評判を破滅させるような新しい不幸な事件が起こる前に，外科的な業務を放棄するように，説得しなければなりません。他に方法はないと思います。あなたは私の上司で，しかも医学部長です。もちろんザウエルブルッフにも，

第3篇　宣伝塔としてのザウエルブルッフ

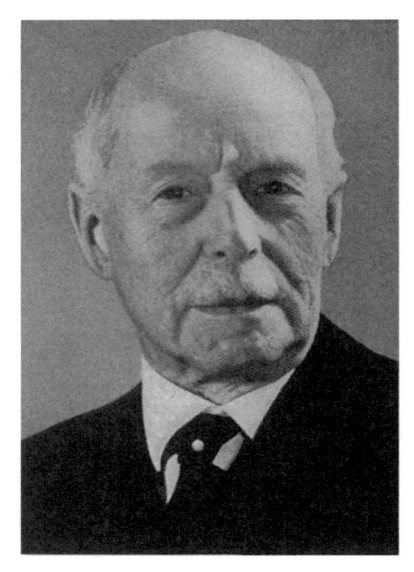

図18　ロベルト・レスレ
シャリテの病理学研究所の所長

個人的な影響力をお持ちですから」

ブルグシュはしばらくの間，白髪頭を垂れ，深い悲しみの表情を示した。

「ハル君，君ももう知っていたのか」低い声で言った。そして彼も前からそれを知っていることを認めた。

「私もザウエルブルッフの身に起こった変化は，観察している。それに1946年から，彼についてレスレ教授からいろいろと聞いていた」

ロベルト・レスレ教授（**図18**）は，この悲劇の話に初めて出てくる。この一連の出来事の中では，とくに重要な役割を占めている。レスレ教授はシャリテの病理学研究所の所長で，フンボルト大学の病理学の教授である。レスレはこの時73歳であり，自分から希望し

て，1929年以来20年間在職していた地位から退職したところだった。彼もまたシャリテの老大家である。生まれながらのバイエルン人でありながら，プロシャ人の特徴を持つ人物だった。すなわち，規律，時間厳守，節制，謙虚を自分に課した。

昔彼はベルリンでルドルフ・ウィルヒョウのもとで学んだことがある。ウィルヒョウは細胞病理学，すなわち病気は体内の細胞の生命が障害されるか，変化することによって起こるものであるという学説，の創始者である。レスレ自身は，独創的な研究でウィルヒョウの学説をさらに進めた。ウィルヒョウは解剖の結果発見した状態を，特定の像として示すことで満足していたのに対し，レスレは長い期間にわたって，ある同じ病気の進行度が異なる状態で死んだ多数の患者の解剖で，その病気の進行していく像を確認することをやり遂げた。無数のこのような病期の像を映画のように1本にまとめ，病気の発生から終末まで全経過の進行を示したのである。こうして彼は，医学の新しい分野，機能的病理学を創始した。

レスレの業績は，250篇ほどの論文にまとめられている。すでに彼の門下生は，アメリカ，ロシア，イタリア，日本など全世界の医学部の教授の地位にある。彼はシャリテの教室の解剖室，病理標本室で20年間，きっちりと朝8時から午後4時30分まで仕事をしてきた。1時間もずれたことはなかった。

レスレは決して暴君ではなく，偏った学者でもなかった。全世界を旅行し，数カ国語を話し，読んだ。生活を楽しみ，喫煙し，よく食べたが，節度は保った。ワインを飲むが，度を越したことはない。自分のような才能を持たない人間に対しても，決して皮肉を言わなかった。音楽を愛し，自分もヴァイオリンを演奏した。物静かで地味な生活だった。自宅が破壊されてからは，引っ越したアパートとシャリテの間を，歩いて往復していた。

激しく，しかも精力的なザウエルブルッフとは正反対の気性だっ

た。それにもかかわらず，シャリテにおける20年間，互いに尊敬し友情で結ばれていた。通常あるような外科医と病理学者の反目で，それが損なわれることはなかった。外科手術のあとで起こったすべての死亡例について，病理学者はどうしても外科医に批判的となる。その手技が，正しいか間違っていたかを決めるのは，病理医である。

　もちろんこの間にも，ザウエルブルッフとレスレの間に，ときに摩擦はあった。ザウエルブルッフのような活動的な気性の人間は，常に猛進する。生命に対して死の闘いを挑むザウエルブルッフのような医師にとって，『死者に対する研究』などは重要なことではなかった。だがどんな摩擦も，お互いの尊敬によって，いつもなくなっていた。両者は相手の才能を認め，自分の持っていない相手の長所に敬服していた。レスレは才能と活力によって養われたザウエルブルッフの火のような情熱と行動を，高く評価した。ザウエルブルッフはレスレの一貫した自制の能力を尊敬した。ザウエルブルッフは見下したような親しみの「君」("Du")で相手に呼びかける。それをしないほんのわずかな人々のうちの1人が，レスレであった。

　ブルグシュと話し合った日には，ハルがザウエルブルッフとレスレとの関係について，知っていたとは思われない。しかし，外科教室の屍体は，すべてレスレやその教室員によって病理解剖されてきたことは知っていた。そのためにハルは，レスレが他の誰よりもザウエルブルッフの精神状態が良いか悪いかを知っているだろう，と気づいたはずだ。

　2，3の公文書には，ブルグシュがレスレ教授から聞いていたことについて，ハルには何も言わなかった，とある。他の情報源によると，レスレは自分の医学者としての良心に駆り立てられて，何回も医学部当局に行き，ザウエルブルッフが病気で治療を要し，外科医の仕事を辞めさせねばならない，と報告したという。だがレスレ自身は，引退がいかに重要であるかをザウエルブルッフに納得させ

ることはできない，と付け加えた。自分のことについて何か言われても，ザウエルブルッフはきっと病理学者の批判傾向と受け取るだろうから。

　ブルグシュがこのことを自分の中だけで収めている間にも，レスレの恐れは，明白になってきた。ブルグシュも，長い間ザウエルブルッフの病気の問題を考えつづけてきたのだが，このジレンマから脱する方法を見つけ出すことができなかった。

　ブルグシュは言った。

　「私が災難を回避しようと，この問題を考えてこなかった，と君は考えているのかね？　ザウエルブルッフは長年，私の友人だった。私が友人として彼のところへ行って，『フェルディナント，時間がきた。すっかり歳をとった。もう辞めねばならない』と言ったと想像してみたまえ。私は彼より3歳若いだけだ。今はまだ健康で，脳動脈硬化症からも免れていると思う。だが彼は，さげすむように『馬鹿な年寄りだ。僕にそんなことが言えるか』と言うだろう。それが想像できないのか？

　「われわれは皆，仕事にしがみついている。とくに単なる仕事ではなくて，それが人生をかけた責務と思うなら，なおさらだ。そしてザウエルブルッフを理解している者は，外科が彼に意味するところを知っている。外科そのものが，彼にとっては人生なのだ。彼を外科から引き離すということは，彼の生命の根を絶ち切ることを意味する。好調の時でさえそうだろう。誰が自発的にその根を抜くことを勧められるのか？　ことに，自分が病気であるなんてことがわかっていない時に。私はとうてい彼にそれを求めることはできない。

　「年老いて自分の仕事を続けていけないが，害を加えず，馬鹿な真似をしない科学者を沢山知っている。しかし，傲慢さや老齢によって自己認識が破壊されていないのなら，それはそれほど悪いことではない。われわれが人間である限り，それを免れることはできない。あの有名なストラスブルクの臨床医学者のナウニンがやったよう

に，辞めなければならなくなる前に，自発的に辞職するということは，難しいことだ。彼は誰かが，『もうろくした』と言い出す前に，自分の意志で辞める覚悟だったという。しかし，フェルディナント・ザウエルブルッフがそうするとは思えない。ハル君，何か最終の通告を出さねばならないのではないか，とは思う。しかし，それは恐ろしい考えだ。つらい，嫌な選択だ。医学史を創った偉人を，医学部が強制的に追い出すことができるだろうか？」

　ハルの報告書には，この時点からザウエルブルッフを手術台から遠ざけるようにあらゆることを行った，とある。どれほどの感情のもつれ，良心のとがめ，熟慮，不安がその問題を取り巻いていたことか！　しかし幸いにも，ハルはこういう感情には束縛されなかった。そのために，この問題を単に医学倫理の1つにすぎない，と考えることができた。医学倫理は，患者の生命が危険に曝された時に，それを見過ごさないが，しかしどうすることもできないものだ。
　ザウエルブルッフの状態をパウル・ヴァンデルに報告し，ザウエルブルッフを直ちに罷免することによって，医学部と中央教育部を救うことができる。それを実行できるのは，医学部長，科学・技術部門の長としてのブルグシュの義務ではないか？
　この提案を聞いた時，ブルグシュの顔のしわが一段と深くなった。彼は答えた。
　「何ということか！　ロシア人だけでなく，ヴァンデル長官や中央執行部が，ザウエルブルッフをどれだけ高く評価しているかを話さなければならないのか？　世界的に有名なザウエルブルッフがシャリテを去るということが，彼らにどんな意味を持つかわからないのか？　ヴァンデルは事情を知っている。しかし彼が在職している限り，ザウエルブルッフを一生，そうでなくても，できるだけ長く，われわれの教授陣のリストの中にとどめておかなければならないのだ。私にどうしろというのか？」

ブルグシュ自身は自分の地位は，単に名前だけであり，政治目的にどれほど役立っているのか，十分知っていなかったのかもしれない。ただ彼は，自分の地位が不安定なことを，感じていたに違いない。パウル・ヴァンデルが，すべての重大な問題については，ブルグシュの意見に従うよりは，ブルグシュと違ってマルクス主義と共産党イデオロギーに長く，そして深い理解のある2人の科学者の意見に従うということには，気づいていただろう。その2人とは，物理学者のロベルト・ロンペと，数学者のヨゼフ・ナースで，ともに博士号を持っていた。

ロンペはロシアのサンクト・ペテルブルクで，1905年に生まれた。ベルリンで物理学を学んだ。共産党員で，ロシア語を話したが，それでいながら，ナチ時代には工場で働いて，生き延びた。1946年に，東ベルリンのフンボルト大学の物理学の教授に任命された。イエナにあるツァイスの製造工場の廃止を担当した。またドイツの科学者や専門技術者たちを力づくで，あるいは説得して，ソビエト連邦へひそかに連れていく計画を推進した。ブルグシュとは対照的に，彼は本来の弁証法唯物論者だった。どのようにして，マルクス＝レーニン主義を科学の講義や，討議に織り込むかを心得ていた。これは東側の科学者には，重要な才能であった。痩せて小柄，暗い風采だが，ロンペは東ベルリンで多くの重要な地位を占め，ヴァンデルともしばしば会っていた。

30歳代でドイツ共産党に入党したナース博士(**図19**)についても，まったく同様であった。彼はナチの政治犯収容所で長年過ごし，1945年にブーヒェンヴァルトから，まっすぐにベルリンへ戻った。

当時，ベルリンへ到着したばかりの共産党党首ウルブリヒトは，彼を冷やかに迎えた。ナースはドイツに残ったすべての共産党員から疑われていた。しかしその後，彼はヴァンデルに近づくことができ，ドイツ科学アカデミーの運営管理者の地位を獲得した。ここは間もなく強い政治的色彩を帯びてきて，文化政治に突入した。これ

第3篇　宣伝塔としてのザウエルブルッフ

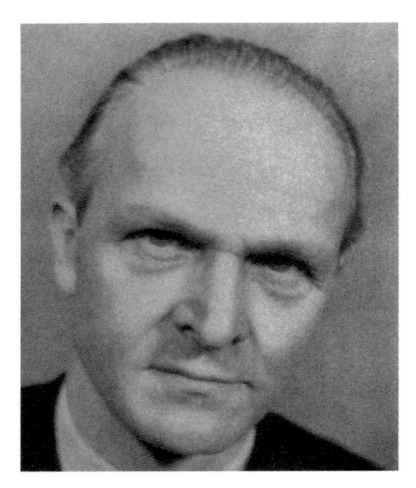

図19　ヨゼフ・ナース博士
東ベルリンにおかれた「ドイツ科学アカデミー」の運営管理者

までの経歴の記録が十分でない多くの役人たちと同じように，彼もまた自分の熱意を，急進主義的方向に向かって過大に示そうとした。

このような状況にあったのだが，結局ブルグシュはヴァンデルのもとへ行き，ザウエルブルッフの問題の提起を約束した，とハルは記録している。

ハルのこの部分の記載は，次の言葉で終わっている。

『ブルグシュ教授とのこの会見の後に，私はこの問題から手を引き，ブルグシュに主役をやってもらおうとした。ブルグシュ教授は中央執行部の長官のところへ行った。そして完全に敗北した。私は執行部が何と言ったのか知らない。そのあとブルグシュは「ハル君，この闘いを続けていくのは，実際生きるか死ぬかだよ」と言った』

ブルグシュが，シャリテにおけるザウエルブルッフの悲劇的な状態を，どれだけはっきり，しかも断定的に告げたのか知ることはできない。しかし，ヴァンデルの態度については疑問はない。

ハルの当時の記録には，次のように記してある。

第3篇　宣伝塔としてのザウエルブルッフ

『政治当局がザウエルブルッフの名前を，シャリテと東ドイツの科学の広告塔として温存しておきたいと強く希望していることを理解したのは，私の面前で，ヨゼフ・ナース博士がヴァンデル長官に言った時である。「将来のプロレタリア闘争，社会主義と資本主義との衝突では，数百万人が生命を失うだろう。このことを考えれば，ザウエルブルッフが手術台で数ダースの人間を殺すことなど，些細な問題だ。われわれには，ザウエルブルッフの名前が必要なのだ」とナースは言った』

第4篇

崩れゆく帝王

1．マドレナー

　1947年に，マックス・マドレナー教授（**図20**）は人生の最悪の時を迎えた。順調にいっている大学の医師としての経歴を保つために，彼はかつてナチスの親衛隊に入隊していた。これに対する処罰として，デュッセルドルフ医科大学の外科教室主任教授の地位から追われた。そしてレックリングハウゼンのイギリスの捕虜収容所に1年以上抑留され，それから非ナチ化審問会で，ナチ追随者と評決が下された。その結果，医局も，大学の講堂も，病院も，彼を拒絶した。北ドイツの村に家族と一緒に住み，田舎医者として，その周辺の狭い地域で診療した。外科らしい仕事をする機会はなく，収入も少なく，未来の希望もなかった。そのような状況のマドレナーのところへ，ザウエルブルッフの最初の申し出が到達した。

　マドレナーは救いの手と思い，喜んで受諾しようとした。あの偉大な外科医の筆頭医長になる，手術室に復帰することだけではなく，有名なシャリテに入るのである。

　しかし実際にはマドレナーは，長い間躊躇した。あたかもザウエルブルッフのところで彼を待ちかまえている運命を，予感したかのように。以前に親衛隊員だった者が東ベルリンへ行くのは，ライオンの口の中へ頭を突っ込むようなものだ。ソビエトが占領しているドイツ地域は，かつてのSS隊員にとっては最も悪い環境である。

第4篇　崩れゆく帝王

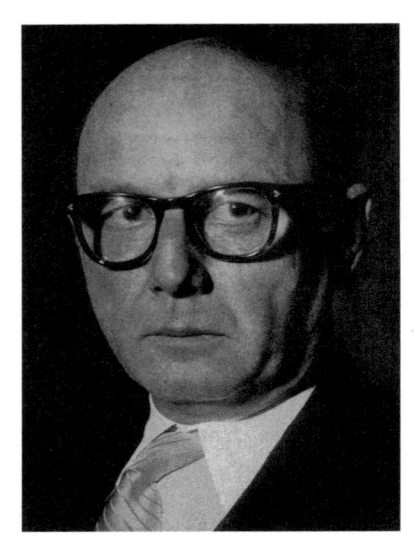

図20　マックス・マドレナー教授
シャリテにおける外科の筆頭医長。
ザウエルブルッフ教授の悲劇に際して，重大な役割を担った

　シャリテの外科教室の筆頭医長だったハルトマン教授は，ヒットラーの警察保安隊の隊員だったということで逮捕され，その後消息不明である。申し出の様子から見て，マドレナーはザウエルブルッフが共産党当局に相談せずに彼を招いたのだ，と判断した。それが躊躇した1つの理由である。

　もう1つは個人的プライドである。外科医として1つの教室を主宰し，大学教授の椅子にいた者が，他の人の助手の地位に就くことには抵抗があった。さらにマドレナーもよく知っているかんしゃく持ちで，暴君として有名な人の周辺の職に就くことには，困難が多いだろう。とくに政治的な『過去』を持った者にとって，東ベルリンにおける生命と安全は，ひたすらザウエルブルッフの保護に頼る以外はない。

　そのためザウエルブルッフから何通もの電報が来てから，やっと

1．マドレナー

重い心を引きずりながら，受諾する決心をした。

　この老いた巨人と，25歳も若い新しい筆頭医長の対照的な性格を思い浮かべるのは，難しいことではない。

　マドレナーはザウエルブルッフとはまったく違った世界の出身である。彼は穏やかで物静かであり，今は控えてはいるが，強い芸術家的素質があった。彼はいつも，1日に1時間はピアノに向かった。仕事の重荷に対して平衡を取るために，音楽が必要だった。彼は鋼鉄が通ってでもいるような性格であるが，表面的にはぶっきらぼうなことはない。むしろ親切で，忍耐強かった。

　彼が職に就いてすぐに，ザウエルブルッフのどこがおかしいのか，精神的な徴候に気づかなかったと考えるのは，マドレナーを間違って評価している。彼はシャリテに到着してすぐに，脳動脈硬化症の精神症状を認めた。記憶喪失を繰り返し，精神集中力が突然なくなり，不信と興奮の発作があった。ザウエルブルッフは常に緊張状態にあったが，それでも明らかに異常であった。

　その他の点でも，マドレナーを取り囲む状況は，決して快適なものではなかった。公式の辞令が届くまで4カ月を要した。給料が支払われるまでに9カ月かかった。

　「金はあるかね？」という通り一遍の質問以外に，ザウエルブルッフはマドレナーの経済上の苦境について，考えつかないようだった。やっと月給900東ドイツマルクを受け取ることになったが，西ドイツにいる彼の家族の生活を助けることはできなかった。なぜなら貨幣改革（西の1マルクはおおよそ東の4マルクにあたる）のために，その金額は西ドイツではほとんど無価値に等しいのだ。

　このような状態にもかかわらず，マドレナーがザウエルブルッフのもと，シャリテを逃げ出さなかったのは，他にどこにも働く機会がなかったという理由からではない。彼はひたすら忠実に踏みとどまったのだ。複雑で，軋轢に満ちている中で，徐々に崩れていく帝王への，義務としての忠誠心を保った。彼がザウエルブルッフと形

作った関係の中には,「自己否定」の要素がある。そのつながりには, しばしば不快, 失望, 深刻な良心の苦痛が混じっていたが, 結局終局まで続いた。おそらく, 自分自身の病気に気づかないこの病人でも, マドレナーの中に積極的で不滅の忠誠心が用意されているのを, 感じ取ってはいたのだろう。

　間もなく彼は, マドレナーに対して新しいやり方でのぞむようになった。彼を呼ぶのに, 親しみを込めて「若いの」を使った。ザウエルブルッフは彼を信頼した。これはこの当時のザウエルブルッフにとっては, 大きな意味がある。一度ならず『君はいつか僕の後継者になるだろう』と言った。これに彼が, いつそうなるという時期を示さなかったのは確かだ。意識していたかいないか, とにかくこの約束で, いっそうマドレナーを強く確保しておきたいという希望を, 示そうとしたのだろう。事実ザウエルブルッフとマドレナーとの関係は, たいへん親密であった。少なくともマドレナーが, ザウエルブルッフの行動を束縛しようとして失敗するという事件が起こるまでは。それはザウエルブルッフが病気のため精神的に崩れていくことによって, マドレナーや周囲の人々, 近親などに悲惨な結果が起こることから守るための行動だったのだが。

　マドレナー教授が, いつ頃危機の全貌を知ったのか, はっきりした記述はない。しかしそれに気がついた時には, すでに彼は悲劇のジレンマの中に陥っていたのは確かである。

　シャリテへ来て間もなく, マドレナーはザウエルブルッフが古い熟練した助手たちと脾臓摘出手術を始める場に居合わせた。手術の最中に, ザウエルブルッフが脾臓を腹腔から引き出した時, その脾臓が手から滑り落ちた。突然彼は自分が何をしていたのかわからなくなったように見えた。脾臓につながっている大血管が引き裂かれた。患者は死んだ。

　なぜマドレナーがその病める外科医の過失を防がなかったのか, 後になって必然的にそういう質問が起こった。ハルがザウエルブ

1．マドレナー

ルッフを辞めさせようとたくらんだ，と責める人はまた，マドレナーが配慮に欠けていた，と責める。彼が政治的な問題で危うい立場にいて，ザウエルブルッフに頼っていたために病気の教授の怒りを買うのを恐れた，また，新しい地位を再び失うことを恐れた，あるいは政治警察に逮捕されるのを恐れた，という責任追及の非難の中には，無知で偽善者的な無分別がある。とくにこの攻撃が，強制力を持つ神話的な病人の前では，何もできなかった勇気のない人間の口から発せられるとは。当初は自分が不安定な地位にあることが，マドレナーを拘束していたかもしれない。しかしこの動機は，他の状況の変化によって，意味を失って消えていく。

　もちろんマドレナーは，手術にも，講義にも，独自の技術を備えていたが，1948年の夏には，自分自身をザウエルブルッフの仕事のやり方に適応させる方法を会得した。そして後になって，ザウエルブルッフの状態をはっきりつかんでからは，骨の折れる困難な手術は，ザウエルブルッフが病院に出てくる前の早朝に彼自身がやるように，手術の順番を組み換えるようにした。

　しかし予測しなかった困難が出てきた。マドレナーは助手や看護婦たちとは，素晴らしい，調和の取れた関係にあった。ザウエルブルッフの精神状態が悪くなればなるほど，彼らは自分の仕事に献身的になった。しかしその治療を受ける患者自身が，大きな障害物となったのだ。自分の生命が危険に曝されている患者，その患者である。患者はザウエルブルッフを信仰しており，そのためにしばしば『死の委任状』を書いた。

　何としても，ザウエルブルッフの私費のプライベート患者を，彼から引き離さなければならない。しかし健康保険の患者までも，ザウエルブルッフに手術をしてもらいたい，と強要する。病状が重ければ，それだけ余計に彼への信頼が厚くなる。この患者たちは，ザウエルブルッフだけが自分を助けることができる，と信じている。麻酔がかかっていれば，マドレナーが彼らを手術することは困難で

はない。しかし彼らをザウエルブルッフから，そしてその回診から締め出すことは，事実上不可能であった。

　患者たちはザウエルブルッフを要求した。ザウエルブルッフに会うこと，彼の手を握ることを要求した。瀕死の患者にたった一言で，あるいはただそのそばに行くだけで，彼らに生きる望みを持たせる魔術師の声を聞きたがった。何とマドレナーは危ない仕事をやっていたのだろう。マドレナーがザウエルブルッフを患者から遠ざけていると１人にでも不平を言われたら，どういうことになるだろうか？　このことが気の回りやすいザウエルブルッフの猜疑心を呼び覚まし，信頼を打ち砕いてしまうようなことになるまいか？　マドレナーの計画は，ザウエルブルッフの信頼に基づいて立てられているのだから。

　マドレナーはまた手術室では，手術中の１つ１つの操作を，わからぬように先回りして教えはじめた。先導する努力にも限界があった。今まで他人を指導してきたが，指導されたことのない帝王に対し，どれだけ指導ができるだろうか？　もし誰かが直接手術に干渉したり，ザウエルブルッフが手術を続けるのを妨げたとしたら，どんなことが起こるか，誰も知らない。十分体力を持っており，手術用の鋭利な刃物を手にしているザウエルブルッフが干渉されれば，それを使って自分の方法を守ろうとするだろう。マドレナーや他の助手たちも，それは簡単に想像できた。

　さらにまた，マドレナーがシャリテに移った頃，孤立していたことも考慮しなければならない。彼は医学部のブルグシュやその他の有力者に知り合いはいなかった。一体誰に打ち明けることができただろうか。階層制の厳しい医学界で，自分の上司が病気で，手術台から遠ざけておかねばならないと，誰に言いにいくことができただろうか？

　その時までにマドレナーは，すでにレスレ教授自身がこのような

1. マドレナー

要求をしたということを，知るようになっていたに違いない。ブルグシュ教授もこの事情を知っていることにも，気づいていただろう。しかしこうしたことを知っていても，彼の上司であるすべての権威者が，この悲劇が文字どおり深刻な状況に展開する前に，終わらせようとする意思も勇気も持っていないことを，理解していたのだろう。そしてこれらの人々のほとんどは，自分自身が行動する代わりに，彼に期待をかけていることはわかっていた。彼らは，この著名な帝王に対して何らかの行動を起こす責任を逃れるために，彼にのみ頼っていたのだ。

　1949年の春には，シャリテの外科教室で何が起こっているか，まだ世間にはまったく知られていなかった。医学界の内部でさえ，実質的には何の疑念もなかった。

2. 非ナチ化審問会

　1948年以来,ベルリンは通貨改革,封鎖,空輸で混乱していた。ベルリンの新聞は,市を東と西,共産側と非共産側に分割することや,封鎖によって起こった問題を論議することで占められていた。

　2,3の新聞は,ザウエルブルッフが共産党の支配しているベルリンの地域にあるシャリテで仕事を続けていること,アメリカの援助で新たに西ベルリンに創設されようとしている非共産党の大学に関心がないこと,を非難しはじめたのは事実である。新聞はザウエルブルッフが西地区に居住して東地区で仕事をしていること,両地区を,東の警察官に妨げられずに,あたかも彼にはベルリンの分割などないかのように運転手付きの車で行ったり来たりしていること,を批判した。さらに1945年以来,ソビエト当局と密接な関係を保ってきたこと,敬意と名誉にくるまれており,経済的支援や贈り物を受け取っていることは,非難されるべきである,としていた。

　その他の事柄も掘り返された。ナチ時代にザウエルブルッフは,枢密顧問官の称号を受けることを拒まなかった,彼は軍医団で陸軍准将の肩書を与えられていた,また国家研究諮問委員会の一員でもあった,ヒットラーとの会見を避けなかった,ニュルンベルクの党大会ではヒットラーの「国民賞」の受賞者であった,などがそれだ。

　しかし非難は大したものではなく,大事には至らなかった。長い

間ザウエルブルッフは，国民やベルリン市民に，外科の巨人として常に権利と特典を認められていた。1933年[*7]以前や以後も，そして1945年以後も，それは変わらなかった。王室の人間のように恵まれた地位は当然のこと，と彼は受け取っていた。

　1949年4月22日の新聞の記事に，ザウエルブルッフが西ドイツの非ナチ化審問会に召喚されたと出ても，ほとんど注意をひかなかったのは，このような事情からであった。
　これらの非ナチ化の審問は，西側の占領軍司令部の布告による一般的な審理であった。その目的は，西ベルリンに居住しているすべての医師のうちで，ナチ主義，またはナチ党の重要人物と何らかの関係のあった者を選別しようとするものである。
　非ナチ化委員会はザウエルブルッフについて，早いうちには取り上げようとしなかった。ザウエルブルッフと彼の弁護士は，彼が決してナチ党員ではなかったこと，ヒットラーを非難したこと，そして1944年7月20日のヒットラーの暗殺計画にかかわっていたベック将軍やゲルデラー市長の抵抗運動を支持したという証拠を集めるために，十分な時間が与えられた。非ナチ化委員会でさえ，ザウエルブルッフの激しい人柄を恐れたようだ。
　西ベルリンの占領軍当局から，主要な審理が終わったため，ザウエルブルッフに対する審理の日取りが決定した，とはっきりした命令が初めて届いた。
　審理は，「アストリア」の小部屋で開かれた。沢山の壊れかけた古い椅子が持ち込まれた。この有名な老外科医を見にやってくる物好きな数十人のためだった。
　委員会の審問官と委員長は，明らかに自分の職務に不安そうで

　[*7]　訳者註：1933年にザウエルブルッフはミュンヘン大学からベルリンの大学病院シャリテに招かれた。

第4篇　崩れゆく帝王

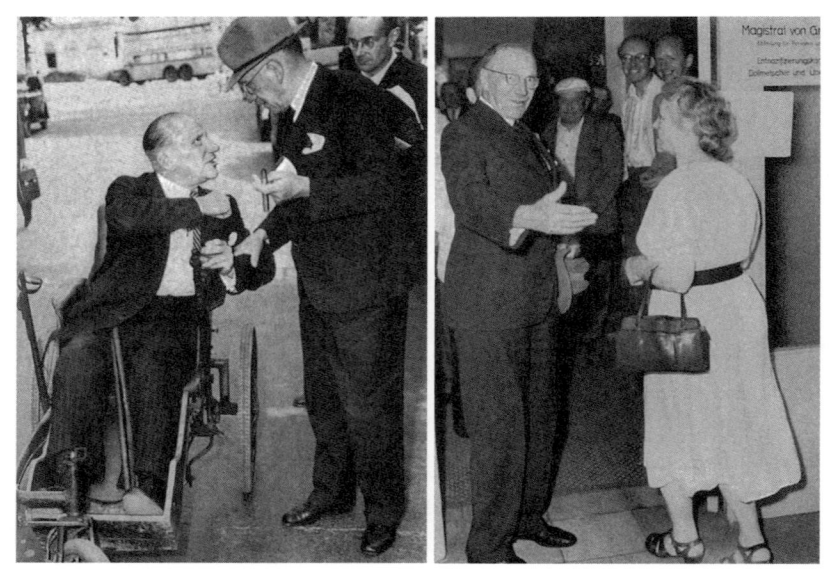

図21　非ナチ化時代でも神話の残った人物と，非ナチ化審問会の入口に集まる信頼し切った患者たち

あった。もちろん彼らの側に審理する正当性はあるのだが，ザウエルブルッフが自分の間違いを認識せず，自分の仕事を続けている限り，政治的な犯罪を無視できる人間であるというのだから。

　ザウエルブルッフは，マドレナー教授と数人の家族に付き添われて現れた。彼は落ち着いており，上機嫌だった。弁護をするために来ているかつての患者たちと，冗談を飛ばしたりした（**図21**）。

　ザウエルブルッフは告発の朗読を黙って聴いた。しかし最初から，自分が審理されていると考えていないのは明らかだった。むしろ，無礼で馬鹿げたものと思える見世物に集まった人間を，軽蔑しているように見えた。

　告発状には次の4つがあげられていた。

　　1．1934年にゲーリングからプロシャ国枢密顧問官の称号を受

2．非ナチ化審問会

領したこと．
2．ヒットラーの「国家研究諮問委員会」「ドイツ学士院」のメンバーであったこと．
3．陸軍准将として戦功章の騎士鉄十字勲章を受領したこと．
4．以前にユダヤ人の資産であったグルーネヴァルトの家屋を取得したこと．

　これらに加えてクレイ将軍に送ったザウエルブルッフの手紙があった．その中でザウエルブルッフは，ヒットラーの以前の主治医であった外科医ブラント博士に対する寛大な措置を要求していた．ブラントは捕虜収容所の収容者に生体実験を行ったため，ニュルンベルクの裁判で死刑の判決を受けていた．

　ザウエルブルッフは，その時はまだ冷静で，告発状の最初の箇所に答えた．そうだ．確かに枢密顧問官の称号を受けた．それが何だ？　それはヒットラーとは何の関係もない，と．

　それからザウエルブルッフは入り組んだ話をしはじめた．

　1933年と1934年に老齢の大統領ヒンデンブルクが死去する前の最後の期間，ザウエルブルッフはその治療にあたった．ヒンデンブルクは前立腺肥大症にかかっていた．それは高齢の男性の多数に見られ，尿道のほとんど完全な閉塞をきたすことがある．ザウエルブルッフは助手の1人，クラウス教授をヒンデンブルクのもとへ派遣し，毎日導尿によって症状を和らげた．老大統領が病気の末期の1934年には，ザウエルブルッフはほとんど毎日往診した．

　ザウエルブルッフはその後15年にわたって，ノイデックのヒンデンブルクの邸宅におけるやりとりの秘話を繰り返している．もちろん本当に起こったことよりも，いくぶんザウエルブルッフの幻想で誇張されているのだろう．またもや同じ話を，非ナチ化審問会に向かって話しはじめた時には，楽しんでいるようであった．審問官が尋問していることを忘れていた（**図22**）．

　それはそれとして称号は？　と聞かれた．

第4篇　崩れゆく帝王

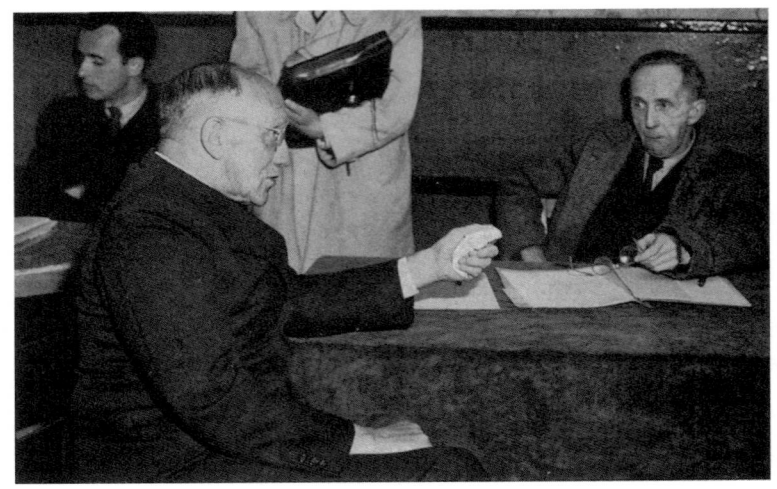

図22　医師の非ナチ化審問会（1949）におけるザウエルブルッフ
すでに悲劇の徴候がみられた

「そうだ，それはこんな風にして受けた」

　ヒンデンブルクの死の数時間前に，ヒットラーがノイデックにやってきた。彼はザウエルブルッフがヒンデンブルクのベッドの傍らで見守っている病室に案内された。
　ヒットラーは言った。
「元帥，ドイツ国の名において，あなたの最後の希望をお聞きします」
　ヒンデンブルクはヒットラーを見つめた。それから弱々しく窓の方を示した。
「私には2つだけお願いがある。まずこの公園の妻のそばへ私を埋めてほしい……」
　ヒットラーは続けた。
「国にとって重大な時間です。元帥，個人的な思いつきでなく，もっと重要なことを考えて下さい。あなたはドイツ人民です。人民の代

表としては、それをあなたの最後の望みとは、認めることができません。第二の望みを聞かせて下さい」

ヒンデンブルクは答えた。

「大事な仕事を放っておいて私のところへ来てくれたシェフ（統領）に、私の感謝を示せるようにしてほしい」

ヒットラーが応じた。

「シェフとは誰のことですか？ あなたはシェフ、そして私もシェフ、その他には誰もいません」

ヒンデンブルクは、ザウエルブルッフの方に手を振った。彼は（ザウエルブルッフによれば）ザウエルブルッフが同僚や周囲の人々から「シェフ」[*8]と呼ばれているのを覚えており、その言葉を使ったのだ。

「医者にはその仕事の対価を払えばよろしい」とヒットラーはぴしゃりと言った。

「支払いの問題ではない、認識のことだ。彼は私を息子のように手当てしてくれた」とヒンデンブルクが答えた。

その後しばらくして、ザウエルブルッフはプロシャ政府を代表してゲーリングから、彼に感謝している気持ちを示したい、という言葉をもらった。そして老元帥の記念として、プロシャ国枢密顧問官の称号を与えられた。

ザウエルブルッフは（彼はこう証言した）ゲーリングの使者であるグリッツバッハに告げた。自分は自由人である、この政府とそんなつながりを持つのはふさわしくない、と。それにもかかわらず、スイス旅行から帰ったら、留守の間に国の枢密顧問官に任ぜられた、という通知を受け取っていた。そこでザウエルブルッフは、ナチ党に入党しなければならないという強制がないのなら、そして科学者

[*8] 訳者註：日本でも、訳者が大学を卒業して外科教室に入局した頃は、主任教授を「シェフ」と呼んでいた。

第4篇　崩れゆく帝王

として完全に自由であるのなら，その称号を受け取ると言ったのだ，と証言した。

　1週間後，ゲーリングの署名した副書とともに正式の辞令を受け取った。

　『貴下の頑固さを理解するのに時間がかかったが，今やよくわかった。貴下はいかなる方法によってでも束縛されることを欲しない。ひたすら医師としての義務を尽くしたい……』とあった。ザウエルブルッフは（これもまた彼の証言によれば）その称号に付随して月に500マルクを受け取り，その金をシャリテに寄付した。これが枢密顧問官の称号のいきさつである，それがすべてである，と。

　ザウエルブルッフが1937年の全国党大会で国民賞を受領した話を始めた時，次第にいらだってきた。

　1937年の夏に，宣伝相ゲッベルスの問い合わせを受け取った。ドイツ国民賞が制定された。この年は1つは，医学に貢献した者に授与される。ゲッベルスはザウエルブルッフに，その栄誉を受ける候補者を推薦してほしい，と言ってきた。

　ザウエルブルッフは返事をし，アウグスト・ビアー教授*9を推薦した。ビアーの名声は，1930年代にザウエルブルッフのそれよりわずかに劣っているだけだった。

　9月7日，ニュルンベルク大会にザウエルブルッフは招待された。そこでビアー教授に会った。そしてゲッベルスが同じ質問をビアーにして，ビアーはフェルディナント・ザウエルブルッフ教授だ，と答えたことを知った。

　しばらくして，宣伝相ゲッベルスは演壇に登った。そして受賞者

---

*9　訳者註：アウグスト・ビアーの業績については『外科医の帝国─現代外科のいしずえ』（上）（へるす出版，2011年刊）の「腰椎麻酔（脊椎麻酔）」（第2篇第3章）に詳しく紹介されている。

の名前を発表した。医学に対する賞金は分割され，ザウエルブルッフとビアーとの間で等分された。その半額は5万マルクであると発表された。

これがザウエルブルッフの話である。彼は静かに語った。審問官に対して，反感を含んだような静かな声だった。話し方は審問会で証言するというよりは，むしろ秘話を語るようだった。これは明らかに審問官をいらだたせた。彼は当惑したが，審理をさらに進めた。

彼は言った，審問会はザウエルブルッフとその家族の何人かが，ニュルンベルクの栄誉を誇りを持って受けた，という確証がある，と。審問官はこれについては細かいことに触れなかった。その代わり尋ねた。

「なぜ閣下はニュルンベルク全国党大会に行ったのですか？　あなたはナチ党員でないと言われました。それならなぜ招待状を受け取り，ニュルンベルクへ行かねばならなかったのですか？　あなたの行動に，何千何万の若者がどう影響されるか，考えなかったのですか？　その結果，彼らはナチ主義がよいとけしかけられたのです。枢密顧問官という称号にはよい響きがありますが，無意味な称号です。しかしこの場合は，閣下は政治的宣伝の一翼を担っていたのです」

この質問については，多くのことが軽視されていると指摘されよう。国民が巻き込まれているナチ時代という状況，そして人間として，国家として，職業として，さらに家族の事情，人間としての弱さ，個人の結びつき，などが見過ごされているのだ。

これらは別として，質問はザウエルブルッフに向けられるようなものではなかった。ザウエルブルッフの自己中心主義，個人的自負心，医学的使命感は，政治的事項に対する無邪気な言動と結びついていた。自分がこれまでどのように政治にかかわり，政治的影響を及ぼしてきたかを理解することはできなかった。

第4篇　崩れゆく帝王

審問官はザウエルブルッフが学生たちの悪い手本であったからとして，ナチ追随者と判定しようとしていたのであろうか？

ザウエルブルッフはこれまで，学生たちを悪い医師や，悪い科学者になるように教育したことがあったろうか？

この審問官が，ザウエルブルッフにまだ言葉1つかけることさえできない取るに足りない人間だった時代に，シャリテの外科を世界的に有名にしていたのではないか？

彼は民衆を政治に扇動したから，国民賞を受賞したのだろうか？　それともドイツの外科の名声を世界中に轟かせたことによって受けたのだろうか？

審問官がザウエルブルッフが何を考えているか気づく前に，それまで抑えつけられていた嵐が現れてきた。最初の低い轟き，それが次第に高まり，大雷鳴となった。これは翌日のベルリンのすべての新聞の大見出しになっている。

ザウエルブルッフに対する非ナチ化審問会の記録には，空白が目立つ。ザウエルブルッフが審問会で顔を赤かぶのように染めて吠え立てた多くの言葉は，速記者によって書きとめられていない。しかしザウエルブルッフが一度爆発したら，審問会が粉々になったことは，その記録でよくわかる。彼の同僚や部下が長年知っているように，審問官や委員長はその王者のごとき激怒を，どうすることもできなかった。

委員長は別の方向から尋ねた。

「閣下，あなたはヒットラーによって創設されたミュンヘンのドイツ学士院に，1933年に入会されたのはなぜですか？」

ザウエルブルッフの額には血管が膨れ上がった。彼は答えた。

「あなたが知りたいと思うことは，僕にはただただ驚きだけだ。僕はどこにも入らないし，辞めもしない。もしどこかの組織の会員に名前が出ているとしたら，それは僕の関知しないところだ」

さらに強い自信を示して付け加えた。

2．非ナチ化審問会

「強い意志を持った国民がいることを喜んでほしい……」

　委員長は別の問題に転じた。ザウエルブルッフがヒットラーの研究諮問委員会の委員であったことを，説明するように求めた。この委員会はいろいろな研究の中でも，人体を用いた犯罪的な実験を行った機関であった。

　ザウエルブルッフは，再び燃え上がった。自分の貴重な時間を，推薦や，称号を否定するために浪費するのは我慢ができない，自分には，病気を治療するということがもっと急を要する，人間を用いた生体実験については，研究諮問委員会が行ったと断定されるべきことだ，と続けた。

「それについては僕はまったく知らない。僕は自分自身の仕事でいっぱいだ。他の人のすることにはまったく興味がない」

　それからブラント博士を擁護するために，クレイ将軍に送った手紙についての質問になった。

　ザウエルブルッフはさらに熱気を帯びて答えた。ブラント博士はいろいろな不当な科学実験を行った責任を，負うべきかもしれない。しかし彼はトップクラスの外科医で，災害外科の領域では，真に卓越した医師である。そして，ことが起こって罪を受けるようになれば，決して尻込みしない勇気を持っている。それをザウエルブルッフはよく知っている。ブラント博士が死刑を宣告されるべきか否かは，未来によって決められるべきもので，決して「ニュルンベルク法廷」のようなところで，決められるべきものでない。

　その時「法廷」という言葉が，あたかも反撃を始める手がかりになったように，ザウエルブルッフは強い口調で尋ねた。

「法廷と言えば，ここの審問会に僕を審理する本当の法律家が１人でもいるのか？」

　その部屋には，職業法律家は１人もいるように見えなかった。

第4篇　崩れゆく帝王

「それはたいへんおもしろいことだ」ザウエルブルッフはいらだった。

「それでも，君たちは僕に審問する権利があるのか？　不思議だ。そう，何ともおかしなことだ」

委員長はザウエルブルッフを制止するために努力したが，効果はなかった。ほとんど弁解するように，この非ナチ化委員会は連合軍の布告で要求されたものだ，と付け加えた。

「何だって？　それは不法行為だ」とザウエルブルッフは怒鳴った。マドレナー教授がなだめるように，手をザウエルブルッフの肩の上に置いたが，止まらなかった。

「不法行為だ。連合軍の布告と一緒に，消えてしまえ。われわれドイツ人が同意できないものなら，忘れてしまおう」

「閣下，どうかこの委員会を軽々しく取らないようにして下さい」と委員長が言った。

「僕はつまらぬものだと思っている。へどが出そうだ」と言い返した。

もっと続けても効果がないことを恐れ，委員長はあわてて，ザウエルブルッフ側の証人の証言を求めた。

証人は，ザウエルブルッフがヒットラーに対して行った怒りを込めた非難，ユダヤ人の同僚や，患者を守ってやる態度，やり方を証言した。また，彼ら証人たちは，シュタウフェンベルク伯爵や他の陰謀加担者たちが1944年7月20日の事件について，ザウエルブルッフの家で会合を開いたこと，シュタウフェンベルク伯爵が前線で受けた重い傷をザウエルブルッフが治療したこと，も証言した。

さらに証人たちは，ザウエルブルッフが長年ベック将軍の友人であったことを証言した。ルートヴィッヒ・ベック将軍はヒットラーの戦争方策に反対し抗議して，ドイツ軍参謀総長の職を辞した。そして暗殺計画の指導者となり，計画が失敗したあと，1944年7月20日に自殺している。1942年の暮には，ザウエルブルッフは，小腸の

癌にかかったベック将軍の手術をした。その後，将軍の回復期を彼の別荘で，賓客として過ごさせている。1944年7月18日の夜，ザウエルブルッフはベックをグルーネヴァルトの邸でもてなし，その後自分の車に乗せてオルプリヒト将軍に会いに行った。オルプリヒト将軍も同じく陰謀者の1人だった。このため後日になって，ゲシュタポはザウエルブルッフを取り調べた。

次々に証言が続いた。しかしザウエルブルッフは，何が言われているかほとんど聞いていなかった。一，二度，自分のために証人が言うのを遮って，怒鳴った。

「僕はいつもあるとおりの僕のままだ。そして，これからもそうあるつもりだ……」

正確には，これが何を意味するかはっきりしない。自分は医学界の彼自身の領域の王者であり，政治の動きに関与することは拒絶してきたことを，言ったのではないだろうか？

彼はこの発言を数回繰り返した。怒った委員長がついに，彼の態度がそれほど反ナチであったのだとしたら，なぜ戦功章の騎士鉄十字勲章を受領したのか，と質問した。

ザウエルブルッフは背筋をのばして，叫んだ。

「騎士鉄十字勲章だと？　どうしてだ？　僕はドイツの全医師を代表して受けた。すべてのドイツの医師は，自宅にあれ，前線にあれ，皆自分の義務を果たした。医師として，兵士として，義務を果たした。それで与えられたのだ。君は兵士だったのか？」

この質問に，どよめきが起こった。ヒットラーの戦争で義務を果たした，とザウエルブルッフは応じたのだ。この瞬間に，誰かが複雑な時代背景を指摘すべきだった。ザウエルブルッフのように，旧帝政ドイツ時代に生きてきた多くの名誉ある国民は，逃れられない苦境に陥ってしまったことを。彼らは愛国心と祖国への義務に，確固たる信念を持っていた。そのために直接・間接に，たまたま国家元首であったヒットラーにも尽くしたのである。

しかしザウエルブルッフは，そんな特別な状況を述べることができなかった。審問が単純化すれば，彼はそれをいっそう単純化した。
　「ヒットラーの戦争だと？」怒って尋ねた。自分が治療した負傷兵は，ヒットラーの戦争の責任者なのか，と。
　陪席の審問官はそれには応じず，ザウエルブルッフの医学生が，前線に送られた事実をどう思うのか，と尋ねた。ザウエルブルッフは准将に任命されたことを，かなり自慢していたと聞く，視察の際には，よく知られている将軍とあまり変わらないような厳しい態度を示した，彼は若い医学生を希望のない死地へ送り出した，ここに彼が学生たちに送った声明がある，これはヒットラー政権との複雑な関係を示すかなりはっきりした実例である，と。
　「これらの学生には，負傷者，瀕死の人々を救う義務があった。前線へ出た時には，それまでと同じように，医師としての義務を果たしたのだ。それ以上でも，それ以下でもない」とザウエルブルッフは答えた。
　再び審問官が立ち上がり，激しい攻撃を始めた。そしてザウエルブルッフが７月20日の陰謀の仲間でなかったことを証明するために計画されていた証言を，ぶち壊した。ヒットラーがこれらの陰謀者を殺してしまうほどの憎しみを抱いたのに，ザウエルブルッフを助けたのは，彼が実際にはこの陰謀について何も知らなかったことを意味している，と断言した。
　ザウエルブルッフは今も当時も，ヒットラーについて怒りや軽蔑の発言をしている。それは事実だ。しかしこれは単に個人主義者として，ナチズムの多くの側面を好まなかったからである。とくに彼の帝国である外科医局に，ナチの権力が干渉しようとしたことを憤慨していた。
　ザウエルブルッフはそのような発言をしても危険はないことを知っていた。なぜなら，彼は卓越した人物であり，外国に名声が響きわたっている有名な人物であった。ヒットラーに対する純粋で断

固とした反対者であったベックやシュタウフェンベルクのような人物も，ザウエルブルッフの医師としての治療は必要とした。また彼の家に滞在したり，彼の車を使ったりはした。しかし彼らも，ザウエルブルッフの政治的な判断を信用せず，自分たちの計画に参加させるほどの信頼を持っていなかったのだろう，と。

　この言葉を聞き，ザウエルブルッフは顔面をまっ赤に染めて飛び上がり，叫んだ。

　「僕はもう一刻も聴きたくない。僕は帰る。何ら意味のないこと，ばかばかしいゴシップだけしか言えない男の侮辱を，受ける必要はない」

　マドレナー教授や他の人々が止めようとしたが，ザウエルブルッフは法廷の外へ飛び出した。マドレナーたちは控え室でようやく追いついた。非ナチ化委員会の委員，審問官までもが，阻止するために急いだ。マドレナー教授は自分の主任教授に，気を静めてこの審理が終わるまで待ってほしい，と懇願した。審問官はザウエルブルッフをなだめ，どのような評決が下されるのかわからないのだから，と言った。

　しかしザウエルブルッフは，誰の言うことも聞かず，誰の方も見ず，怒鳴った。

　「まったくばかばかしい。僕は帰る」

　そして通りへ出て，大またで歩み去った。

　この話はベルリンの新聞に報道された。多くはザウエルブルッフの態度を，かなり強く批判した。その論調は，科学者といえども真空地帯で生きているのではない，一般市民が服従しなければならないのと同じ規則に服従するのは，偉大な人の責務である，という意見で一致していた。

　しかしザウエルブルッフが演じた場面が，束縛を嫌う彼の個人主義の表れ以上のものであることを，指摘した新聞はなかった。この

突然の激怒，自制の喪失，不作法な行動が，脳動脈硬化症の症状であることを推察した者はいなかった。

その後，非ナチ化審問会は，そっけなく「嫌疑なし」という審理結果を発表した。

3. 問題の日の手術とハルの対応

　1949年初夏の頃までには，マドレナー教授はますます巧妙に策略を巡らせるようになった。ザウエルブルッフを手術台から遠ざけて，これまで自分でやらなければ承知しなかった難しい患者を，彼から隠した。

　ザウエルブルッフ自身の行動も，より策略を実行しやすくした。病院での回診も少なくなり，不規則になり，なおざりになった。突然何日も病院へ来ないで，その代わりにベルリン周辺の昔の患者のところを，車で訪問して回った。マドレナーはこの時間を利用して，最も困難な手術を自分が行った。安定してきたヨーロッパの状況は，これを助けた。ベルリンと西ドイツや外国との旅行が可能となった。往診のための旅行も手配できた。そこでザウエルブルッフを，一度に数日間も病院から遠ざけておくことができた。

　戦争直後は，ザウエルブルッフほど高名な人物も，スイス国内に入ることができなかった。彼の偉大な業績のいくつかはチューリッヒでなされ，スイスの多くの人々とは深い結びつきがあったにもかかわらず，である。戦後最初のスイス旅行は，たまたまドイツ系のアメリカ市民がチューリッヒで胃の症状で臥床し，何度もザウエルブルッフの往診を求めた時である。西ベルリンのアメリカ占領軍当局がザウエルブルッフに旅行許可を与え，さらにアメリカの航空機

を飛ばした。1949年となっては，このようなことは決して緊急事態ではなくなってくるのだが。

　こうしてザウエルブルッフは，ベルンまで往診のため旅行をした。すでに，旅行でたびたび完全に方角がわからなくなり，警官によってホテルへ連れ戻されるほど，症状は進行していた。しかしこの時は，昔の秀れた技能が蘇った。スイスの医師たちは，この患者は手術不能の胃癌であると診断した。ザウエルブルッフは違う，と考えた。彼は良性の胃の囊腫——比較的稀有な疾患であるが——と主張した。手術によって，それが正しいことが証明された。

　このような勝利は，自分の能力に問題はない，という確信を導く危険を伴っている。そのうえスイスへの旅行は，ザウエルブルッフがシャリテにやってくることに伴うシャリテの危険をなくしてしまうほど，頻回ではなかった。

　危険なのは，主に教授の持っているプライベート病棟であった。こういう病棟に入院する自費患者は，以前に比べると大きく減少していた。ベルリンは分割され，ドイツの東地域の社会状態が変化したためである。それでもそこに入ってくる患者は，他の医師でなく，ザウエルブルッフに手術をしてもらうために，シャリテへ入院してきた。彼の名声にひきつけられたのだ。その患者を納得させるとしたら，唯一の方法は，もしどうしてもザウエルブルッフの手術台に上ることを固執するならば，生命に危険があることをはっきり説明するしかない。

　しかしマドレナーに，この手段を取ることができたであろうか？　医学界に存在する連帯意識の考え方によれば，彼にはそれを裏切る権利はない。そんな状況下で，第三者に明かすことができるだろうか？　彼は自分自身の医学的良心と，ザウエルブルッフの名声を保つために，これまで死にものぐるいで努力してきたのだ。今になって，そんなことができようか？　さらに生き延びる希望をザウエルブルッフにかけている患者たちに，このことを告げることに，

3．問題の日の手術とハルの対応

どのような意味があるのか？ マドレナーは嘘つきで，陰謀家で，彼の主任の地位を傷つけようとする人間である，と患者たちに思われないだろうか？ 彼らはますます，ザウエルブルッフに手術をしてもらうことを切望しないだろうか？ 彼らはこの驚くべき事実を親戚に話さないだろうか？ そしてその親戚は，ザウエルブルッフのところへ行き，『先生，あなたの助手があなたを中傷しています。あなたは病気で手術はもうできないのだ，と言っています。彼は自分で手術をしたがっています。……』と不平を言わないだろうか？ そんなことがただの一度でも起これば，マドレナーはザウエルブルッフの信任を失うだろう。そしてザウエルブルッフは挑戦的な行動を起こすようになる。その結果は，考えるだけでも恐ろしい。

マドレナーはいくつもの深淵のうえで，綱渡りをしていた。足下にはまっ黒な不安が口を開けている。ほんの短い間だけだが，ザウエルブルッフの誤りを，機先を制して阻止し，つくろうことに成功してきた。ザウエルブルッフが自発的に現役から引退するに至るまで，これをうまく続けたい，と彼は願っていたのであろう。新しい不幸な事故が起こる前までは，こうしたことも叶う，という希望があった。しかし今度の事故が，すべての願いを粉々にしてしまった。

問題の日に，ハル博士は人民教育省で，親展の告発を受け取った。

その日ザウエルブルッフは，マドレナー教授がそばにいるところで，胃肉腫（若年者にも見られる胃癌の一種）にかかっている男の子の手術をした。手術中に小腸の相当部分に浸潤があり，同時に切除しなければならなくなった。ザウエルブルッフは巧みにこれを切除した。それから惨事が起こった。ザウエルブルッフは胃と小腸との間の新しい食物が通る連絡路を作るための，吻合を行わなかった。突然放心に陥って，胃を切除した後，残った胃の切除断端を完全に縫い閉じてしまった。同様に切除後の腸の断端も縫い潰した。当然

第4篇　崩れゆく帝王

男の子は死亡した。

　ハルはザウエルブルッフの病気を知って以来，そして彼を引退させようという最初の試みが不成功に終わってから，このような過誤が起こるのではないか，と恐れていた。一方ヴァンデルやナース博士が，ザウエルブルッフについての悪い話に聞く耳を持たない理由を，次第に理解できるようになった。そんなことをすると，彼ら自身が社会主義統一党の中央委員会から，攻撃を受ける立場にあるからだった。多くの教授や医師たちが，次第にソビエト地区から西ドイツへ逃げ出していくことが，人民教育省中央執行部の大きな問題となっていた。西ドイツの急速な経済の改善が，専門職にある人々を，乏しい東から西へと引き寄せている。ヴァンデル自身の功績は，シャリテ，フンボルト大学や東ドイツの科学のレベルと密接に関係しているザウエルブルッフの名声によるものであった。

　ハルは告発を読み，急いで，シャリテの外科教室へ行った。ハルは自分自身を曝け出した。共産党員としての再教育を受けたにもかかわらず，彼は本職の医師としての倫理を，押し通そうとした。中産階級出身という過去を曝け出した。彼自身多くの子供がいる。1人の子供が，あってはならない理由で死んだことに対する興奮は，完全に中産階級のものであった。
　ハルはマドレナーの部屋で，彼と会った。マドレナーの疲れ，困惑した表情を一目見て，ハルは告発は間違いでないことを悟った。マドレナーは不安そうに，煙草を吸っていた。煙草を持つ手が震えていた。
　この日の2人の会見については，この際にあった最低限のことだけが，記録にとどめられている。だが行間には，人間の悲劇，良心の呵責が読み取れる。
　マドレナーはためらいがちに話したが，真相はすぐにわかった。

3. 問題の日の手術とハルの対応

この時になっても，ザウエルブルッフを守ることが自分の第一の務めだという気持ちを，振り払うことはできなかった。受けた教育と専門職としての自覚が，政治的に監督する立場にあるハルに対して，事件の全貌を明らかにすることを躊躇させていた。

その小さな患者の状態は，手術の前にすでに希望のないものであった，と彼は言った。手術がうまくいっても，その子供の生命をほんのわずかだけしか延ばすことができないだろう，多くの癌の手術の場合と同じように。しかしこのことは，ザウエルブルッフが過誤を犯したという事実，そして将来にもそんなことが起こり得るという事実を，変えはしない。

この不幸な子供の手術の時の状況は，マドレナーがすでに何度か目にしてきたのと同じであった。ザウエルブルッフはいつものように手術を始めた。やがて突如として脳動脈硬化症の幕（とばり）が，彼の頭脳の上に覆い被さった。手術を中断させるために，マドレナーは主任教授と格闘しなければならなくなった。そして，力づくでザウエルブルッフを押さえようとした。それ以外にザウエルブルッフを止められなかった。

ハルは言った。

「マドレナー教授，あなたの立場はよくわかります。他に何の権力も持っていない1人の医師として，私はここに来ました。ザウエルブルッフが歴史的意味において重要ということに異議を唱えるのは，私が最後となってほしい。医師としての倫理に基づき，この恐ろしい状態を何とかしなければなりません。ザウエルブルッフ自身は，告発されても，病気だったということで罪にはならないでしょう。しかしわれわれは，この責任を負わねばなりません。いつの日にかこれを許したことで，告発を受けねばならないでしょう」

長い沈黙が続いた。マドレナーはその沈黙を破りそうになかった。ハルは話を続けた。

「あなたが自分自身の上司に公然と反対の立場を取るのは，大き

な犠牲を伴うということを，よく知っています。しかし今や医学部全体が，この事件に巻き込まれています。私たちが何もせず，沈黙を守るだけで，名声を保っていくことができないということを理解して下さい。すでに中央執行部に介入するように要請しましたが，その努力は失敗に終わりました。しかし医学部が解決する方法を見つけないのなら，私はもう一度試みてみます。今度は自分で中央執行部へ行きます。そのために，私は死んだ子供の病理解剖の記録を要求します。それを持って……」

マドレナー教授はゆっくりと答えた。

「病理学のリンツバッハ教授にお会いになることをお勧めします。あなた自身が直接お話になって……」

「ありがとう」ハルは重々しく言い，外科教室を出て庭を横切り，病理学教室の建物へ向かった。

　すでに述べたように，ザウエルブルッフに関する最初に警告を発した１人であるロベルト・レスレ教授は，その後退職した。当面の後継者は，ヨハネス・リンツバッハ教授である。彼は長年シャリテの病理学研究所で，レスレ教授の下で働いていた。彼は分別ある物静かな，控えめな人物で，病理学者によく見られる皮肉っぽい性格ではなかった。病理医として，死人とばかり暮らしてきた結果生じる一種の職業病のような皮肉屋ではなかった。

　リンツバッハ教授もかなり以前から，ザウエルブルッフの状態を知っていた。おそらくシャリテの他の誰よりもよく知っていただろう。なぜなら，彼はレスレ教授の助手時代に，病気の発端をすでに見ていたのである。彼が病理学教室の主任になるや否や，ザウエルブルッフが自分から進んで手術のメスを放棄しない限り，遅かれ早かれその悲劇に関与することは避けられない，と気づいていたに違いない。

　医学は常に「過誤」と「不必要な死」に結びついてきた。しかし

3．問題の日の手術とハルの対応

リンツバッハはマドレナーと同様に，ザウエルブルッフの教室で起こっている事故は，それなしには外科の進歩が望めないような，不可避で，宿命的なもので，それゆえに許されるべき性質のものとはもはや言えない，ということを知っている。しかし彼もまた，良心と，深く根ざしている医師の連帯意識との間で，痛みを伴う葛藤に巻き込まれていた。

公式記録は，ハルがこのような葛藤の感情に合わせる気持ちのないことを，簡潔に示している。ハルはリンツバッハに，死んだ子供の精細な剖検記録を要求した。リンツバッハははじめのうち抵抗したに違いない。ハルは自分の言ったことを記録している。そこには，

「教授，この病院を守ろうという動機だけの1人の医師に，あなたは記録を渡すのです。ザウエルブルッフの周囲の人にも，また医学部の中にも，誰一人としてザウエルブルッフに自発的な退職が必要なことを説得できないのです。そのため私が，中央執行部で作成される退職者名簿の中に，ザウエルブルッフを入れるように全力を尽くします。お約束します。あなたの記録についての責任は，私個人が負います。そしてそれは，もし私の上司への口頭の説明だけで不十分であった時にのみ，最後の手段として使います」

「ハル先生，あなたが私に求めているものが，どんなものかわかっているのですか？……」とリンツバッハは言った。

「はい，十分に理解しています。自分自身が何と言っても医師ですので。しかし私たち2人には，他に方法がありません。お約束します。間違っても他人には渡しません。私を信用して下さい」

続く記載によると，気の進まないリンツバッハは，医学部の承認を求めた。承認を得た後に，病理解剖報告書を手渡して言った。

「仕方がありません」それから付け加えた。

「どうかあの老人を傷つけないで下さい」

翌日，ハルはヴァンデルに会った。ヴァンデルは中央教育部の長

官になってから，格式ばってきた。彼はヴィルヘルム街の，大きな窓の沢山ある建物にいた。部屋には豪華な肘かけ椅子や，贅沢な東洋じゅうたんが備えられ，いろいろな花を優雅に生けた花瓶，大きな机が置かれていた。昔は，このような机越しでは，ヴァンデルは気が休まらない方だった。訪問者と部屋の片隅で，くつろいでゆったりと話をするのが好きだった。しかし次第に不安定な気持ちがなくなり，また権力的な官僚を嫌う気持ちが薄れてきた。高い地位への階段を昇っていく役人たちと同じように，見た目を誇示することを重んじるようになった。

　ハルはいくつかの控えの間を通って，部屋へ入った。ヴァンデルは机の向こうに座っていた。

　「同志ハル」とヴァンデルは言った。いつものように落ち着いた静かな声だったが，少し非難するような口ぶりだった。

　「そんなに急いで，直接私に話さなければならないのは何かね？」

　この職に就いてから，ハルとヴァンデルとの関係は，うまくいっていた。ヴァンデルは今まで一度も，他の役所の官僚のように，声を荒立てることはなかった。そのためこの冷たい堅苦しさに，ハルはたじろいだ。

　「同志ヴァンデル，私はザウエルブルッフ教授のことで参りました。この数週間，彼が外科の仕事を続けるべきではないと思われることが，起こっております」とハルは言った。

　ザウエルブルッフの名前があげられた瞬間，ヴァンデルの表情は硬くなった。

　「同志ハル，君はこの問題を今持ち出さなくてはならないのかね？　われわれはこの地域を，ドイツ民主共和国に作り変えているところだ。中央教育部は人民教育省になろうとしている。私自身，その省の大臣になるだろう。この改革には多くの困難がある。ザウエルブルッフの処遇については，次の機会にすることはできないのか？　君もこれについて，われわれの考え方を知っておいてもらわ

3．問題の日の手術とハルの対応

ねばならない。事情は変わっていない。われわれはまだあの老人を必要としている。なぜわれわれが彼の国際的な名声を必要とするかは，知っているだろう……」と言った。ハルは答えた。

「同志ヴァンデル，申し訳ありません。考え方を変えて頂かねばなりません。ザウエルブルッフが脳動脈硬化症にかかっているのは確かです。もはや自己制御はできません。彼のやっていることは，医療倫理のかけらも持っていない医師であっても，決して受け入れられるものではありません」

「同志ハル」とヴァンデルが厳しい調子で言い返した。

「これについて，ブルグシュ教授が苦情を持ち込んだことがある。しかし君は，あの年老いたブルジョア医者よりも，ずっとよくわかっているはずだ。社会主義の発展がさらに高い目標に進み，社会主義科学へ変貌しようとしている時に，医師の倫理などというブルジョア的考え方，過去の遺物に煩わされるわけにはいかない。そんなことも知らないのか？ それとも忘れてしまったのか？」

おそらくハルは，ヴァンデルの返事が本気ではないと感じたのか，あるいは非常に勇気があったのか，どちらかだろう。ともかく彼は応じた。

「ブルグシュ教授があなたに話をした時には，まだ最近の過誤は起こっておりませんでした」

「同志ハル，私に言っても無駄だ」とヴァンデルは言い，しばらく間を置いた。そして不意に断言した。

「おそらくその時には，まだ起こっていなかったのだろう。だが他の事故は，すでに起こっていた。君が報告書を提出する必要はない。私はすべて知っている。私の妻は，ザウエルブルッフの手術を受けたが，幸い無事だった。長く残るような危害を被らないように，マドレナー教授が見ていてくれた。彼がザウエルブルッフのそばにいる。そしてできるだけ深刻な被害が及ばないように，見張っているだろう。だからわれわれは，マドレナーのファシストとしての過

去を許して，あの職を与えたのだ。彼はザウエルブルッフの後継者になれる。そうしてやろう。今のところ，あの老人から目を離さず見張っていてくれれば，もうしばらくわれわれの卓越した人物リストのトップに，ザウエルブルッフを置いておける。それからトランペットのファンファーレとともに，彼を退職させることができる」

ヴァンデルが話している間，ハルは何度か言葉を挟もうとした。

「同志ヴァンデル，申し訳ありません。しかしそのお考えの誤りを，正さなければなりません。たとえば，今度起こったばかりの事故でも，防ぐ方法がマドレナー教授にはまったくありませんでした。その子供の死を防ぐことはできなかったのです。私はこの事故の病理解剖記録をポケットに持っています。それを提供してくれた医師には，公的な目的に対してのみ，しかも止むを得ない場合にのみ提出すると約束しております。しかし……」

ヴァンデルは明らかにハルが最後に口にした脅かすような低い声を，聞いてはいなかった。彼は言った。

「なぜマドレナーは防ぐことができなかったのか？　なぜそれを防ぐことができなかったのか，説明してくれ」

「同志ヴァンデル，もしあなたご自身が医師であったら，またもしあなたがザウエルブルッフ教授をもっとよくご存じでしたら，説明の必要はないでしょう。50年の間，ザウエルブルッフにとって，手術は生活のほとんどを占めています。呼吸するのと同じくらいに，です。そのうえ，昔から激しい衝動的な人間で，肉体的にも非常に壮健です。脳動脈硬化症は，一方では発作的に手の正確さと，知性を麻痺させます。他方では抑制が取れてしまいます。生来の興奮しやすい傾向が，さらにいっそう激しくなります。

「手術中に，ザウエルブルッフはメスのような鋭利な器具を手に持っていることを，想像してみて下さい。病気と気性が一緒になっているのです。もしマドレナーが，突然手術台の彼の仕事を妨げでもしたら，鋭いメスでマドレナー教授に切りつけるという事態が起

こりかねません。このような不面目な事故で、マドレナー教授がひどく怪我をするかもしれないという状況にあることを、おわかり頂けませんか？」

ヴァンデルは答えなかった。

ハルの声が大きくなった。

「ザウエルブルッフの名前を失う損失より、こうした危険の方が大きいのです。一昨日起こったことは、今後いつでも起こり得ます。シャリテの医師たちは、それを覆い隠してきました。同じような事件が、すでにどれだけ起こったのかわかりません。これを万一検察官が知ったとしたら、大きな関心を持つでしょう。怠慢による殺人としてです。遅かれ早かれ、見つかるでしょう。もしこの事件が外へ漏れたら、結局漏れるに違いありませんが、国民はシャリテが人の命を守るのではなく、壊すところになったと考えるでしょう。そして西ドイツの新聞は、あなたやわれわれがザウエルブルッフの栄光に浸って、累々とした同志の屍を乗り越えてきた、と非難するでしょう。その報道は世界の資本主義国すべてで取り上げられるでしょう。党の中央委員会に提出するための弁明書を作成しなければ……」

「その先を言いなさい。最後まで言ってしまいなさい」とヴァンデルが言った。

「この事件について、あなたのお考えを変えて下さい。よく考えて下されば、おそらくあなたは私の意見に同意されるでしょう。どうしてもザウエルブルッフを手術台から離さねばなりません。それも早ければ早いほどよいのです。スキャンダルになる前に、それを行っておかねばなりません」とハルは続けた。

ヴァンデルは右手で、白いものが混ざりはじめた髪をかき上げた。それから上司の監督不行き届きに対する厳しい言葉に、内心の不安を隠すような調子で言った。

「それで全部かね？」

「そうです。これがわれわれすべてが，重大な結果に陥らないように申し上げたかったことです」とハルが答えた。ヴァンデルは応じた。

「同志ハル，君の報告を考慮しておく。もう一度協議しよう。今はこれ以上のことは言えない」

取りつくろった形式的態度は，ヴァンデルの当惑を表しているように見えた。ハルは立ち上がって，

「ありがとうございました，同志ヴァンデル。この事件について，必ずご意見を頂けると期待しております」

「そうだ。返事をする」とヴァンデルが応じた。

ヴァンデルとの面会の後，ハルはもう一度，マドレナー教授に会いに行った。そしてこの面会の結果について，むしろ楽観的にマドレナーに告げた。

「私はヴァンデル長官の考えを，変えさせることができたと思います。長官はおそらく，ザウエルブルッフの名誉教授任命を決めるでしょう。しかしそれまでは，これ以上の過誤を防げるかどうかは，マドレナー教授，あなたにかかっています。決定までの期間頼りにできるのは，あなた1人です」

「私の力では，これ以上の事故を防ぐことはできない，という証拠を，お持ちになっているのではありませんか？」マドレナーは異議を唱えた。

「あなたの力の及ばないところではありません。ヴァンデル長官は状況をよく知っています。あなたにとってどんなに困難なことか，知っています。ザウエルブルッフに手術をさせないために，どんなことをしなければならないとしても，ヴァンデルはあなたをかばいます，どんなことであっても。さらに長官は，あなたをザウエルブルッフの後継者と見なしている，と何度も言っていました」

マドレナーは話を戻した。

3．問題の日の手術とハルの対応

「ハル先生，私が今していること，しなければならないことについて，政治当局が守ってくれるかどうかではありません。健康が損なわれつつある老人に対する誠意の問題です。現在の状態をどう考えるにしても，生涯の業績に対して最高の敬意を捧げるに価する人物なのです。それと同時に，これは医師の倫理の問題でもあります。そしてそれが，この問題をたいへん難しくしているのです。先生のあとを私が継ぐと約束することは，私の仕事をいっそう複雑にするだけです。その先生を手術台に近寄らせないように，メスを持たせないようにせよ，と言っておられるのですから」

「よくわかりました」ハルは答えた。

「しかしヴァンデルは，ザウエルブルッフの後継者の資格を持つ者として，あなたが決まっていなかったら，ザウエルブルッフの引退に同意しないでしょう。もしヴァンデル長官からザウエルブルッフの後継者の相談のために呼ばれたら，どうかそれを無下に断わらないようにして下さい」

「それはできません」マドレナーが言った。

「ザウエルブルッフ先生の後継者のことを，隠れて話し合うことはできません。ザウエルブルッフが私の上司で，この教室の主任教授である限り，私は話し合うことはできません。自分の立場を考えます。できません」

「それでは，ここでやめましょう。しかしもしヴァンデルがザウエルブルッフの引退を決定したら，ザウエルブルッフ教授の後継者になることを拒否するようなことはしないで下さい。どうかわれわれの行く手に，また新しい難問を投げかけないで下さい。あなたの評判にもかかわることを忘れないで下さい。ザウエルブルッフの過誤が原因となった死亡例の責任が，いつかは——正しいか誤りかは別として——あなたの肩にかかってくる可能性もあります」

マドレナーは冷たく返事をした。

「何が私の責任であるのかわかりました。そして私には選択の余

地はありません。それを背負わねばなりません。真に責任のある人の代わりに，他の人が責任を負わねばならないということは，私に始まったことではありません。しかし，現在の状況をよく知っていながら，論理的に結論を導き出すことを断固として拒んでいる人々の側に真の責任があることを，あなたはよくおわかりのはずです。私が言いたいのは中央執行部だけではなく，フンボルト大学医学部のことも指しています。みんな，砂の中に頭を隠しています。私は繰り返し警告を発しました。医学部はずっと以前から，何をしなければならないのか，ザウエルブルッフの助手としての私には，何ができないのかについて，よく知っていました。中央執行部が働きかけをしないことは，医学部が放置していることに，口実を与えているのです。

「最善の解決法は，シャリテのすべての教授が70歳を過ぎたら，自動的に引退するという新しい規定を作ることだと思います。それが一番注目を引かず，また面目を保ってザウエルブルッフが年金を受けて引退する方法でしょう。なぜそれがなされなかったのですか？　なぜでしょうか？　私がすべての重荷を負うように期待されるのは，なぜですか？」

ハルの報告書には，このマドレナーの提案に関して，それ以上の言及はない。しかしこの提案がブルグシュ教授とのかかわりで問題となったことから，ハルがそれをブルグシュに話したと考えてよいだろう。もしヴァンデルが，ザウエルブルッフを失うことをおおむね受け入れる気になっていれば，確かによい提案であった。一方，ハルの目的とは別のところに，不具合があった。このような規定は，同様にすでに70歳を超えているブルグシュに引退を求めることになる。2人の秀れた人物を一度に失うことを欲しないヴァンデルと同じように，ブルグシュもこんな解決法に反対するであろう。もちろんブルグシュのように政治的ポストを持つ教授に対しては，例外を

3．問題の日の手術とハルの対応

設けることができるだろう。いずれにせよ，この提案は考慮されるに価していた。

　この提案と同時に,誰も考えていなかった新しい悲劇が浮上する。この時マドレナーは，ほのめかすようにしてこう言った。

「中央執行部が名誉教授の称号を与えてザウエルブルッフを引退させたとしたら,それから先生は,どうやって生活していくのでしょうか？」

4．近づく経済的破綻

　この劇的な数カ月の間シャリテにいた人から，マドレナーの言葉に関連した重要な出来事を聞くことができた。

　ある日，ザウエルブルッフがシャリテに着いて車を降り，昔よりもっとゆっくりした足取りで階段へ向かった時，粗末な身なりの老人が行く手を塞いだ。顔はやつれて不安そうだった。
　「閣下」と訴えかけるように呼びかけた。
　ザウエルブルッフは急いで傍らを通り抜けようとした。しかし男は必死の形相で，行かせようとしなかった。
　「閣下」とうやうやしく，しかししつこく繰り返した。
　「何かね？」ザウエルブルッフは尋ねた。
　「病気なのかね。それだったら病院へ言いたまえ。診てあげよう」
　ザウエルブルッフは前へ進もうとした。しかしその男は，横へどかなかった。
　「閣下，私は病気ではありません。お金が要るのです。私は植木屋です。私は先生の別荘の仕事をしました。覚えておいでのはずです。先生のために仕事をするのは名誉でした。一生懸命働きました。先生にご迷惑をかけたくないのですが，でもどうしても，こうしなければならなくなったのです。ここまで来るのに，たいへんお金が

4．近づく経済的破綻

かかりました。何百マルクもかかりました。それぐらいは，先生には何でもないかもしれません。しかし私にはすべてです。それが急いで要るのです，閣下」と言った。

ザウエルブルッフの顔が赤くなりはじめた。

「君はそのために，はるばるやってきたのかね」と応じた。

「わざわざ病院まで，お金のことで煩わせに来たのかね。僕には考えることが沢山ある。秘書のところへ行きなさい。そういうことをしてくれる人を探しなさい」

「閣下，あなたのお宅へはもう行ってきました。秘書にも会いました。誰も支払ってくれません。その人たちに言われたとおりに，ここへ来たのです。閣下，……」男は訴えた。

「金銭事などに構っておれない」とザウエルブルッフが叫んだ。

「仕事をしなければならない。道をあけてくれ。患者のところへ行かなければならない」

だが植木屋は動かなかった。

「お払いして頂くまでは立ち去れません」と強情に言い張った。

ザウエルブルッフの顔は憤りに燃え上がった。口論が大声になったので，マドレナーが駆けつけてきた。

「聞いてくれ」不満と非難を込めてザウエルブルッフがさらに叫んだ。

「僕は何千人もの患者を，何ももらわずに手術した。何千人という人を助けて何ももらわなかった。それなのにこの男は，わずかの賃金なしに，小さな庭仕事さえしないのだ」

マドレナーはこのみっともない場面を収拾しなければならない，とわかった。

「先生，何か間違いがあるのでしょう。私が問題を処理します」と言った。

しかしザウエルブルッフの怒りは，簡単にはおさまらなかった。憤り，何十年にわたって，どんな要求でも聞き入れてもらっていた

のに，今や債権者の前に無一文で立つ苦境に置いた社会に対する憤り，である。彼は怒った。債権者に対してではなく，社会に対して。

「先生，この件は処理します」とマドレナーは繰り返した。

一瞬ザウエルブルッフは悲しそうな表情を示した。しかしまた，威厳のある自分に戻った。

「よろしい，処理してくれ」と言った。

マドレナーがその植木屋に，いくら払えばよいのかと尋ねている間に，ザウエルブルッフは，迂回して階段を昇った。マドレナーは自分の乏しい給料から見て，その額を聞いた時，ショックを受けたに違いない。しかし他に方法がないので，植木屋を自分の部屋へ連れていき，支払った。

この出来事は，些細な秘話にすぎないように思える。しかし，ザウエルブルッフが次第に衰えていくことに伴って，経済状況が悪化していったことを示している。最後には，必要なわずかの金もなくなってきた。ザウエルブルッフは自分では貧困に気づかなかったが，職にしがみつき，能力が次第に衰えていくことに，頑固に眼を閉じている1つの要因となっていたのかもしれない。

わずかでも経済のセンスがあり，彼の黄金時代の何十年間のザウエルブルッフの収入を知っていた人なら誰でも，彼が金のないのを苦しまなければならないということは，とうてい理解できないだろう。しかし，事実はそうなのだ。1949年の夏から秋，気づかないうちに，経済的破綻が近づいていた。

ザウエルブルッフの浪費癖と，世事にうといことが，いつも蓄財をさせなかった。

ザウエルブルッフ自身が好んで話すエピソードがある。

それはドイツの銀行の理事の1人であるフォン・シュタウスとの会話である。最も偉大な輝く時代に，ザウエルブルッフはシュタウ

スに質問された。

『これだけ多くの収入があるのに，あなたの預金口座はなぜたびたび引き出し超過になるのか，私には理解できない』

ザウエルブルッフは答えた。

『銀行屋のあなたが理解できないのに，僕にわかるわけがない』

ある分野では想像を絶するほど優れているが，経済観念となると簡単な処理さえできない人がまれにいる。ザウエルブルッフは生涯を通じて，まさにその例外的な人物であった。そんな自然法則もあるようだ。天才を崇める人は，これも才能の一部であることを認めなければならない。

そのためザウエルブルッフの家計は，いつも混乱状態だった。これを整理するのは秘書の役目である。請求書を送ったり，預金を出し入れするのはすべて秘書に任されていた。秘書は頻回に辞めていった。ザウエルブルッフ自身がそれをすると，自分でよいと思えば請求書を送るが，多くの患者からの報酬を，気前よく請求せずに済ませた。また彼自身が多額の報酬を受け取っても，その金を簡単にポケットに押し込んだり，どこかへしまい込んで，忘れがちであった。それもしばしば混乱を引き起こした。

後になって家政婦のマリア・コボウは，こんな話をした。

ザウエルブルッフの二度目の結婚のあとだ。彼女がグルーネヴァルトの家で部屋の衣裳箪笥を掃除した時，4,000マルクが置いてあるのを見つけた。ザウエルブルッフがその金を棚の上に置いたまま忘れてしまっていたのである。これを見つけたおかげで，一家は助かった。この時すぐに必要な金が，なかったからである。

ザウエルブルッフの大世帯，——料理人，運転手，家政婦，執事，馬丁，個人秘書がいた——それに多額の金がかかった。同様に彼は，乗馬，宴会，来客，上等の酒，一流のホテル，贈り物好きであり，多額のチップを与える習慣があった。1939年の離婚後は，前夫人ア

ダに大金を払わねばならなかった。それでも多額の報酬が入りつづけている間はよかった。加えて，二度目の夫人マルゴットが個人で自由にできる莫大な財産を持っており，しばらくはうまくいっていた。15万マルクでベルリンのグルーネヴァルトに家を買ったのも，彼女だった。新夫人の財産が，王者のような生活スタイルの出費を許した。

いずれにせよザウエルブルッフ自身は，特記できるほどの財産も，投資もなく，戦後の時代に入った。マルゴット夫人が購入したグルーネヴァルトの家は，戦前にはユダヤ人の所有物だったので，信託下に置かれ，将来は持ちつづけるのが困難になるかもしれなかった。それに彼女の収入の大部分である両親から相続した工場は，ソビエト占領地区にあった。このことは国有化，あるいは国の管理下に置かれる可能性があることを示している。

1948年に西ドイツの通貨が定められるまでに，すでにザウエルブルッフの家計は傾きはじめてはいたが，まだ大したことはなかった。とくにソビエトの患者からのふんだんな謝礼や，贈り物，また旧帝国マルクや，占領軍軍票を使った支払い，いろいろな食料品による支払いで，ザウエルブルッフの生活はドイツ人の同僚に比べて，ずっとよい方だった。通貨改革までは，ドイツ人の患者や，西側の占領軍の人々からグルーネヴァルトの家まで，食料品，贅沢品，貴重品などが届いた。さらに長い間，ザウエルブルッフ宛ての「取扱注意」小包が，世界中から届けられていた。ソビエト占領軍，共産党政府はさらに寛大で，グロスレールスドルフにある夫人の農場から，種々の貴重品を西ベルリンに運ぶことを許可した。通貨の価値がない頃は，これら売れ行きのよい物資は，帝国マルクや，投資証券より遥かに有効に役立った。

戦後のドイツの不自然な社会状態は，通貨改革とともに終わりを告げた。その時までは運転手，執事，他の使用人に旧帝国マルクで支払うのに，深刻な問題はなかったし，車を持ち，その燃料を買う

4. 近づく経済的破綻

こと，グルーネヴァルトの家が元のユダヤ人の持ち主に返却されたために，その家賃として月に600マルク支払うことも，大した問題ではなかった。しかしドイツマルクが新しく作られてから，突然変わった。そしてこの変化と同じ時期に，ザウエルブルッフの病気の最初の徴候が出現したことも深刻だった。

　ベルリンの封鎖は，財政的，経済的に不自然な西ベルリンの状態が正常に戻るのを，ある程度遅くした。しかしこれも正常化がゆっくり進むという程度であった。そのうえ，ベルリンの分割が起こり，通貨も，価値の高い西ドイツマルクと価値の低い東ドイツマルクとに分かれた。西ベルリンに住むザウエルブルッフは，東ベルリンで働いていたので，収入のほとんどは東ドイツマルクで受け取った。調べた限りでは，彼のシャリテの月給は1,800東ドイツマルクであった。当時の変換レートでは，200東ドイツマルクのみ1：1で西ドイツマルクに交換できた。残りの交換率はほぼ4：1であった。そのため1,800東ドイツマルクはほぼ600西ドイツマルクに減ってしまうことになる。それではちょうど，グルーネヴァルトの家賃を払うだけか，あるいは，数十年の間大盤振る舞いしてきた贈り物やチップ分にしかならない。昔なら，もちろん彼の給料は，収入のほんの一部にすぎなかった。しかし今やそれが，ほとんどすべてになった。東ドイツ，東ベルリンが次第に自治体として独立するようになってからは，気前よく金を払うソビエトの患者は少なくなってきた。

　東ドイツ政府の高官たちは，次第にプライベート患者としてザウエルブルッフのところへ来なくなった。来た時にも，無料か，安くやってもらうつもりであった。他の私費で支払う患者は，料金を東ドイツマルクで支払った。

　マルゴット夫人は数年間，食料品や，持ち運べる所有物をグロスレールスドルフの農場から西ベルリンへ運んでいた。それももはや解決には役立たなくなった。西側の経済状態が正常に復してきたので，これらの品物の需要がなくなったのである。

115

1949年にザウエルブルッフが経済的に危機状況に陥ったのは，このような理由による。もはや今までどおりのグルーネヴァルトの生活を維持していく手段はなく，使用人にきっちりと給料を支払うこともできなくなった。負債は重なりはじめた。ときには家賃，またときには税金の支払いが延期された。負債は次第に大きくなる。ザウエルブルッフの病気が進行し，精神活動が混乱するにつれて，さらに自分の経済状況の把握ができなくなってきた。

マドレナーは自分が経済的に困っていたために，早くから状況がわかった。またこのことが，ザウエルブルッフが職に執着する原因の1つであると考えた。ある日勇気をふるって，これについてマルゴット夫人に話した。

「先生のお宅の私的なことにまで立ち入るようで，気を悪くなさらないで下さい。実はあなたも医師としての仕事をおやりになり，収入を増やすことをお考えになるべきでないかと思うのですが。どんなことが起こるかわかりません。誰にもわからないのです。外科は女性には無理でしょう。内科をされてはいかがでしょうか？ マルチン・ルター病院のムンクと会ってみてはどうでしょうか？」

しばらくマルゴット夫人は，悲しみと物思いに沈み，宙に目をさまよわせた。それからうなずいた。

「やってみます。たとえ得られるのがバケツの中に入れるたった1滴であっても。他人から何も手助けしようとしなかった，と言われたくないですから。かわいそうなフェルディナント。昔どおりの生活スタイルをしているという幻想を持ちつづけていることが，夫には大事なことなのです。ただ1つの問題は，なぜシャリテで働かないで，マルチン・ルター病院で働くのかを，夫に説明することです。うまい理由を見つけるのは難しいでしょう」

この会話が行われた時には，ザウエルブルッフは数日間，シャリテを留守にしていた。医局のことはすっかり忘れて，昔の患者を訪ねたり，あてもなくあちこちをドライブしたりして，時間を過ごし

ていた。そしてある日，彼の車が突然外科教室のある病院の入口に，定刻に停まった。ザウエルブルッフは階段を昇っていく。

　マドレナーが迎えに出ると，ザウエルブルッフは刺すような目つきで尋ねた。

「煙草はあるかね？」

　1年前なら，マドレナーに言っていただろう。

『さあ，煙草を取りたまえ』，と。

　この変化もまた1つの徴候であった。

　マドレナーが，シガレットケースを差し出すと，ザウエルブルッフは暗い目つきで顔を見つめて，それから怒鳴った。

「知ってのとおりだ。どこかの馬鹿が，家内に内科で働いたらよいと納得させた。考えてみたまえ。マルチン・ルター病院でムンクの奴と一緒に，だと。よりによってだ」

　マドレナーはさらに雷が落ちると，身構えた。しかしザウエルブルッフはそこでやめ，自分の部屋へ向かった。

5．誰が退職を説得するか

　ザウエルブルッフが教室への熱情をなくしたと思える時間が，突然長くなった。これはマドレナーや教室の他の医師たちにとっては，大きな救いであった。
　何日も車は現れない。過去の偉大さを再び体験したいかのように，繰り返し昔の患者を訪ねて回った。患者たちは熱烈な感謝を示し，好意を込めて彼を迎えた。贅沢に歓待し，彼が同じ話を繰り返しても，それに耳を傾けた。ほとんどの患者は，彼の精神状態の悲劇的な変化にまったく気づいていなかった。忠実な患者にとっては，この偉大な医師についてのすべては，たとえ気まぐれで混乱していても，尊敬に価した。
　ザウエルブルッフが教室を離れている時，マドレナーは最も困難な患者の手術や治療を行った。しかしザウエルブルッフが，若い医師を取られていることにいつか気づくかもしれない，という危険があった。それに気づいた時，ザウエルブルッフがどんな反応をするか，誰にも予想がつかなかった。そして状況はますます複雑になっていく。今や簡単な手術やありふれた検査でも，ザウエルブルッフに任せることができなくなった。
　かつてはザウエルブルッフは，消毒について最も厳格な規則を定めていた。初めてサルファ剤が臨床の場に登場した時，その使用に

彼は反対した。この薬剤が感染に対して魔法のような効果があったので，外科医がこれを過信し，注意を払わなくなり，手術中に無菌の原則を無視する心配があったからである。同じ理由がペニシリン反対の基礎にもなったのだろう。

しかし最近では，逆にこの消毒法を破ることが多くなった。彼は手術にあたって伝統的な，徹底した手洗いをした。しかし手術中に，ときに消毒していない器材に触れてしまう。もっと重大なことは，手術が次第に不器用に，ぎこちなくなり，組織を引き裂いたり，無理矢理引き出したりし，その結果，術後の合併症が避けられなくなった。

驚くようなことが起こっている。ある日マドレナーは，ザウエルブルッフの腕に何かの注射によって生じた膿瘍ができているのに気づいた。消毒していない注射器や針を用いた時に生じる接種膿瘍である。マドレナーは即座に原因を推察した。手術の時，昔どおりの結果を上げるために，この老人は何かを自分自身で注射したのだ。それなら意識の明瞭な時間があり，その時には，正確さ，器用さが失われたことに気づいていたのではないか？　彼はときどき自分の状態を認識でき，しかもまたそれが消えてしまうのであろうか？

何十年も前に，ホルモン研究がまだ揺籃期にある頃，ザウエルブルッフは，未知の生体から抽出した物質が持つ若返り効果に関する研究の第一人者であった。

合成ホルモンがまだない時代に，『女性は男性の尿を服用しなさい。いつまでも若いままでいられるよ』と言って，女子学生にショックを与え，おもしろがっていたことがある。

自分の身体ではもはやできないような仕事をやり遂げようと，自分自身にホルモンの注射をし，身体をむち打ち，鼓舞していたのではないか？　もしそうなら，注射のような簡単な手技でさえ，若い看護学生よりも低いレベルになっていることになる。

「先生，そこにひどい膿瘍がありますね。手当てしなければなり

ません」とマドレナーが心配して言った。

「膿瘍だと！」とザウエルブルッフが怒鳴った。

「君はこれを膿瘍と言う。君は何を言っているのか自分でわかっていない。勉強が足りない」

新しい膿瘍がまた出現した。どうしたらマドレナーはそれを切り出せるだろうか？　このような感染が敗血症を引き起こすこともある，とザウエルブルッフに警告することができるだろうか？　あるいは，こんなことを終わらせ，少なくとも滅菌法の規則を守るように言い出す方法があるだろうか？　しかしザウエルブルッフ自身は，この状態をそのままにしておこう，と望んでいるかのように，自分では言わなくなった。

もう一度スイスへ往診に行って帰ってからすぐに，ザウエルブルッフはこう言った。

「スイスの医師にこれを見せた。そして，これは何かと質問してみた。『接種膿瘍』と彼らは答えた。何も知らない馬鹿だ。医学は落ちぶれた」

人民教育省管理部の部内や，社会主義統一党の中央委員会の秘密会議で，ザウエルブルッフにどのような結論が下されたのか，詳細を確かめようとしたが，それはできなかった。しかしこの頃，ブルグシュがマドレナーに，ヴァンデルはザウエルブルッフの引退に同意した，と言っている。ただし医学部執行部がこの問題を，社会的な騒ぎを引き起こさないで処理する方法を見出したならば，という条件がついてはいたのだが。

この大きな方針転換の理由についても，ほとんどわからなかった。ただ，ハルがヴァンデルに言った最後の言葉が，大きな影響を与えたのではないか，と考えられる。加えてハルは最初の死亡例以外にも，かなり多くの解剖記録を集めたようだ。これもまた方針転換に影響したのだろう。

5. 誰が退職を説得するか

　社会主義統一党の執行委員会の特別会議が、ザウエルブルッフの問題を討議するために開かれた。ハルは資料を持ってくるように求められた。しかし委員会室の外で待たされた後に、報告書はもう不要だ、と言われた。誰も不愉快な真相を聞きたがらなかったのだ。

　後日のハルの証言によれば、パウル・ヴァンデルはハルと話し合った後、自分で決定を下すのは避けるために、その話を持って中央委員会へ行った。中央委員会は倫理的な配慮によっては動かされはしないであろう。そこでヴァンデル長官は、ハルの言った言葉を使って話した。結局、政治的および宣伝的な意味で、論点の妥当性は認められた。

　ともかく政治当局は、従来の姿勢を放棄した。そして今や、決定はフンボルト大学医学部に移った。実際には医学部の人々はなお、年老いた巨人を恐れていた。彼の名声や伝説を保っておきたいと望んでいた。そして仲間の医師との友愛感情や強い連帯意識を持っていた。しかしもはや患者に対して、また自らの良心に対して、責任を回避することはできなくなった。

　ブルグシュはさらにもう一度、抜け穴を見つけ出そうとした。マドレナーが以前に話した提案に戻った。70歳以上の教授は、自動的に引退するという規定を作ってはどうか、という案である。もちろん自分自身のための特例の条件つきで。おそらくこのような規則で他の何人かの教授とともに、ザウエルブルッフを退職させることができるだろう。これによって、彼の病気の記録は作られなくて済むし、彼の反感もないだろう。ただこれに、彼は敏感に反応するかもしれない、とブルグシュは考えた。そこでまずこの規定に、どのような反応を示すか見てみようとした。彼はマドレナーに話を持ちかけた。ブルグシュは言った。

　「マドレナー教授、私からザウエルブルッフに、こんなことを話すことはできない。当然彼は、私がどう考えるかを尋ねるだろう。私には適用しないことを、認めなければならない。それでは気まず

い状況になる。そう聞くと，彼がどうするかわかるかね？　大騒ぎして，同じような例外を要求するだろう。今は，君がザウエルブルッフと一番近い。何かの機会に何気なく，このことを話してみてくれないか？　新しい引退の規定が準備されつつある，と言って。彼がそれをどう思うか尋ねてほしい。そうしてくれないか？」

　マドレナーは気が進まなかった。彼にとっては，それはザウエルブルッフをスパイするのと同じことだ。しかし結局，彼は同意した。

　「そんなことは性分に合いませんが，やってみます」と答えた。

　マドレナーは，話す機会を待った。ついにその日がやってきた。何度目かのスイス旅行から戻ったすぐ後に，ザウエルブルッフはかなり冴えており，自制のできる状態に思えた。マドレナーは言った。

　「先生，あなたが知っておられる方がよいと思えることが，あるようです。人民教育省の新しい計画らしいですが……」

　「今，何だね？」ザウエルブルッフが尋ねた。

　「新しい退職規定です」

　「退職規定だと？」

　「70歳を超えたすべての教授の引退を規定するものらしいのです」

　ザウエルブルッフは，マドレナーをじっと見つめた。それから尋ねた。

　「誰も皆か？」

　「そうです。全員だということです」マドレナーは答えた。

　ザウエルブルッフはしばらく黙っていた。それから，特別な感情を込めずに言った。

　「それがもし全員に適用されるのなら，どうすることもできない。遅かれ早かれ，われわれは皆，引退しなければならない」

　マドレナーはこの返事に勇気づけられた。もし人民教育省がザウエルブルッフの引退の準備をし，ザウエルブルッフがそれを受け入れるとしたら，危機は去るのだ。教室の上にかかっている恐ろしい

雲は消え去るだろう。マドレナーの心の重荷は，取り去られるに違いない。しかし，この病人とのこれまでの経験を考え，まだ用心はしていた。

　その翌日，ザウエルブルッフは病院へ来なかった。しかしその次の日，突然現れた。興奮しているように見えた。
　「一緒に来たまえ」とマドレナーに言った。廊下を大股に歩きながら，口火を切った。
　「一昨日，君が僕に話したのは，何だったかね？」とまず尋ねた。
　「新しい退職規定，70歳以上の者は皆，退職すると言ったのではないか？」
　そして答えを待たずに言った。
　「おかしい。他の誰も，その新しい規定を知らない。ブルグシュも知らない。誰も知らない，君以外は……」
　それからマドレナーを罵倒した。
　「お前は僕から逃げたいのか？　僕を放り出せると思っているのか？　僕はお前を，そんな陰謀家とは思ってもみなかった。誰も僕を気遣ってくれない。頼りにできる者は誰もいない。お前は他の連中と同じように……」

　マドレナーには容易に推測できた。ザウエルブルッフは，まっすぐにブルグシュのところへ行った，ブルグシュが恐れていたように。そしてブルグシュには，彼を説得する勇気がなかった。打ち負かされて後退し，ザウエルブルッフを引退させる機会を失った。
　「先生」マドレナーはにがにがしく思いながら，冷静に即答した。
　「ただ，省の方から知ったことを，先生にお話ししただけです。それが先生に関係していますし，関心をお持ちになると思いましたから，そうしました。申し上げたことが間違っていたとしても，私のせいではありません」

第4篇　崩れゆく帝王

　幸いザウエルブルッフは興奮していたので，誰から聞いたのか，と尋ねなかった。
　「誰も彼も，嘘をつく。一体誰が本当のことを話すのか？　誰を信頼していいのか？」彼は不満を吐き出した。
　その言葉は，マドレナーに苦痛を与えたに違いない。この老人は，これについて激しく反応したが，混乱しているように見えた。
　「皆，嘘をつく」とザウエルブルッフは繰り返した。
　「もう，規律はないし，礼節もない。こんな状態で，どうして僕の教室や，患者を放棄できるか？　お前に責任がないのなら，他の誰がこんな噂を立てたのだ？」
　彼はしばらく視線を宙に浮かせ，それから再びマドレナーを見据えた。
　「彼らは僕とお前との間に，不和の種子を蒔こうとしたのかもしれない。そうだろうか？」と病的で，不安にさいなまれた孤独の表情で尋ねた。それから筋の通らないことを付け加えた。
　「成功しないだろう。お前が僕の後継者になるだろう……」

　その後数日間，ザウエルブルッフは目的もなく教室の中を歩き回った。マドレナーはブルグシュのところへ行き，説明を求めた。
　「そうだ。彼は話しにきた。しかし私は，その計画は進行中であり，私は除外されるはずだ，と言う勇気がなかった」とブルグシュが認めた。
　この決定的瞬間におけるブルグシュの行動は，解決する機会を台無しにした。ブルグシュとともに全医学部も，積極的に行動する勇気をふるい立たせることができなかった。

　このような状況下で，シャリテにおける悲劇の最終幕が切って落とされる。
　ザウエルブルッフの脳動脈硬化症による精神障害の周期が短くな

り，頻回になってきた。彼はシャリテに何日も出てこなくなり，また病院の廊下をぼんやりと歩き回ったりした。今ではマドレナーや他の医師たちには，手術を自分たちがやり，彼を重症患者から遠ざけていることに気がつくかもしれない，という恐怖は薄らいだ。しかしシャリテの外科が，患者にとって安全な場所になったと考えるのは，間違いであろう。マドレナーやその他のスタッフのやっていることを，ザウエルブルッフに隠すことができたのは，たえ間ない警戒と幸運な出来事が，続いたからだけだった。見つかる危険は常にあったのだ。ある時ザウエルブルッフは，何が行われたのか気づき，短い時間ではあったが，激しく怒った。

「何という愚かなやり方だ」彼は患者を前にして詰問した。左の眉がつり上がり，額に青筋が立ったのは，荒れ狂う前兆である。

「僕の部屋へ来い」とマドレナーに命じた。マドレナーが部屋に入ってしまうのを待ち，扉に鍵をかけて，一緒に閉じこもった。

ドラマは扉の内側で進行した。ザウエルブルッフはマドレナーを見抜いていた。激怒した。結局助手が裏切り，彼の地位を傷つけ，彼に取って代わろうとしたのだ，と。実際になぐりかかった。マドレナーはその手首を摑み，彼の力が尽きるまで離さなかった。

しかしその密室でそれ以上の何が起こったか，マドレナー以外は誰も知らない。そのあと，ザウエルブルッフはまた，落ち着いてきた。つぶやくような調子で，

「お前が言うとおりだ。お前を僕の後継者にする」というザウエルブルッフのかすれた声が聞かれている。

この暴力沙汰の時，マドレナーがこれまで恐怖と敬意のために隠していたことを，口にしたのではないのだろうか？

「先生は病気です。もう手術はできません。先生は何回も間違いを犯しました。手術をするたびに，間違いを犯す危険があります。先生，真実を直視しなければなりません。先生は病気で，このままいても，患者を救うことはできません。それを認めて下さい。先生

第4篇　崩れゆく帝王

が患者を救うことのできる唯一の方法は，メスを捨てることです」
　ついにマドレナーは真相を投げつけたのであろうか？　これがマドレナーの言ったことだろうか？　そして，少なくともその時だけ，ザウエルブルッフに理解させたのであろうか？　これに対してザウエルブルッフが『お前が言うとおりだ』と答えたのであろうか？

　部屋の中で何が話されたのかを知っているのはマドレナーだけだったが，ザウエルブルッフが瞬間的に自分の状態を察したのかもしれない。しかしすぐにそれは，脳動脈硬化症のため消え去ってしまったのだ。
　ザウエルブルッフも，教室も，医学部も，次の惨事に突き進んだ。今度の悲劇は，教授のプライベート病棟で起こった。この病棟については，他よりも遥かにごまかすのが困難だったので，前からマドレナーや他の医師たちには気がかりであった。
　今までこのプライベート病棟を受け持つ医師たちは，運任せだった。ここでは選択はない。医師は患者に，ザウエルブルッフの手術について警告するためには，風の吹き方を話すようなもどかしい説明をせざるを得なかった。マドレナーがいつも恐れていたように，多くの患者はこの警告に耳を貸さなかった。患者たちはザウエルブルッフの手術神話に希望をつないでいたので，それがもはや彼らを救うことができないなどとは信じなかった。ザウエルブルッフは病気で手術ができない？　そんなことが本当ではあるわけがない。とくに女性は，ザウエルブルッフに熱烈な信頼を寄せていた。彼女たちは，そんなひどい「中傷」で，この信頼を放棄しようとしなかった。
　ザウエルブルッフが手の膿瘍を切開した患者に，腹の調子を尋ねたり，また自分が手術した患者の包帯をほどいて，誰がこんなまずいことをしたのか，と叫んだ時でさえ，その信頼は揺るがなかった。人間は軽信しやすい。幻影を求める傾向は，真実を知りたいと願う

気持ちより遥かに大きい。その証拠は，この悲しい数週間で集まることになる。

　シャリテの最後の惨事は，1949年11月28日に起こった。犠牲者は，プライベート病棟の患者であった。この患者はザウエルブルッフの衰えることのない能力を，取り憑かれたように信じ切っていた。教室の医師は，その手術を受けさせないようにすることができなかった。それにたまたま，ザウエルブルッフの状態がよく，うまくいくという希望も持てた。それは胃の腫瘍の手術であった。その手術の進行中に，突然ザウエルブルッフは現実を把握する能力を失った。助手たちがそれに気づいた時には，かつてマドレナーが行ったようには，止めることができなかった。患者は死亡した。
　その時マドレナーは，教室を留守にしていた。その惨事を聞いた時には，すべてが終わっていた。何が手術の際に起こったかは明白だった。残されたデータに，釈明や弁解の余地はなかった。医学部の教授会が招集された。マドレナーは外科教室の筆頭医長として，報告を求められた。
　そこで，とても信じられないように思えるのだが，教授会はザウエルブルッフに手術をさせないように，また過誤を犯さないように妨げなかったとして，責任をマドレナーに押しつけた。マドレナーは当然激怒した。これほど長く，まったく行動しなかった医学部が責任を追及するとは！　教授会は，それが不可能だということをよく知りながら，その不可能な仕事を押しつけた。医学部は政治当局を恐れ，また医学の神話がぐらつくことを恐れ，そして誤った医師の連帯感から，患者に対する責任を放棄したのだ。ここにこの医学部の代わりに，過去数年間にわたってとうてい他の人間ではできるはずのないことをやってきた医師がいる。その人を，医学部は非難するのだ。
　非常に憤慨したが，マドレナーは自制心を失わなかった。彼は上

手に抗弁した。まず第一に，自分は手術の目撃者ではない。手術は彼の留守の間に行われた。それにまた，立ち会った医師たちも，怠慢の罪で非難することはできない。きわどい瞬間にザウエルブルッフの手を押さえることができないことは，これまで彼自身がたびたび明らかにしている。同時に，いつザウエルブルッフが能力をなくすかを予知することもできない。この発作は予想がつかないものだ。ザウエルブルッフの問題のたった1つの解決法は，彼には苦しいことかもしれないが，繰り返しマドレナーが言ってきたこと，つまりザウエルブルッフを手術台から締め出すことだけだ。これが患者にも，ザウエルブルッフにも，シャリテにも，すべての関係者全員にとってよい解決法である。事態は成り行きに任されてきた。しかし事故の大きさから見て，早急に行動する必要がある。それまで考慮はされたが，慎重になり，手をつけなかったところまで，踏み込む必要がある，と。

　ついに教授会は譲歩した。

　「われわれは君をとがめているのではない。早急に決断しなければならないだけだ。フンボルト大学総長は，人民教育省の指示により，君をシャリテの外科教室主任代理に任命することを決定している。この任命は即時発効する」

　マドレナーは首を振った。

　「すでにブルグシュ教授に申し上げたとおり，ザウエルブルッフ先生が恩給を受けて退職することに同意されるまでは，その任命を受諾することはできません」

　このあと，マドレナーは退室した。教授会はさらに協議した。そしてレスレ教授に，ザウエルブルッフと面会してもらうことを決めた。レスレはシャリテの前の病理学教授であり，以前からこれについて警告していたが，1949年の春に退職していた。ザウエルブルッフと古くからの同僚で，ザウエルブルッフと同じ世代の人間であり，また病理学者として，ザウエルブルッフに外科医を辞め，恩給を受

け取ることを勧めるのに最適の人である，というのである．

だがレスレ自身は，この仕事のために最も不適任な使者であることに気づいていた．彼はザウエルブルッフの病理学者に対する軽蔑的な態度をよく知っていた．これまでもザウエルブルッフの問題に関係したくなかったし，今はもっと関係したくない．しかし大学に対する，また医学の目的に対する義務感から，自分の考えを捨て，この使命を実行することにした．

レスレ教授がシャリテの外科教室に行ったのは，正午近くだった．ザウエルブルッフは自分の部屋にいた．最近の手術台上の過誤の記憶は，何も残っていない．

レスレはザウエルブルッフの部屋に入った．彼に託された仕事を知る者は，希望をつなぎ，また重い気持ちで帰りを待った．

1時間後に医学部の会議室に，レスレが戻ってきた．その時には，彼の小さな身体はさらに縮んでいた．

顔を一目見て，失敗に終わったことが十分わかった．失望し，困惑してレスレの報告を聞いた．

「今や彼は生命の敵である．彼はそれを理解できない」レスレは言い，一息ついて感情を抑えて続けた．

「自分の力に見捨てられたことに気がつかない．私が彼の敵である，と決めつけた．私に対してあらゆることを言った．古い過去からのあらゆることを持ち出した．たとえば，イェーナ大学の病理学者だった頃，剖検報告で，そこの婦人科のホイケ教授の経歴を破壊した，と．彼に対して私が同じことをすると思っている，と言った．私には，彼に真実を示すことはできない．私にできることは何もない．何も……」涙が溢れた．

教授会は会議を続けた．真剣に，そして時間が差し迫っていることを認識して．結局，ブルグシュ教授にザウエルブルッフの辞職を

説得する仕事を一任することに決めた。

　ブルグシュの顔は蒼白になった。彼はこのつらい任務を避けてきた。もはや逃げられなくなった。

第 5 篇

錠のおりた扉

1．ブルグシュの苦悩

　実際にブルグシュがどのような方法で，ザウエルブルッフに自発的な辞任を納得させたのかについて記載した記録は，あまり残っていない。1959年にベルリンで記者と会見した時に，ブルグシュが語ったことをまとめると，次のようになる。

　最初にヴァンデルと，長い時間話し合った。そしてヴァンデル自身が直接話すべきだ，と説得した。2人一緒にシャリテのザウエルブルッフの部屋を訪れた。これまでと同様に，彼は状況をまったく把握していなかった。

　「われわれは彼と2時間『取っ組み合い』をした」とブルグシュは述べている。

　「この会談を，あえて『取っ組み合い』と言わざるを得ない。このようなことは，もう二度と経験したくない。しかし結局自分の状態を，彼に認識させることはできなかった。何も通じなかった。病気のこと，手術を続けていくことが不可能なこと，すでに犯した過誤のこと，迫っている危険のこと，——何も通じなかった。

　「聞いている様子はなかった。ひたすら教室と手術台にしがみついていた。この病気に特有の痛ましいほどの記憶障害によって，自分に悪いところがあるなどとは，信じようとしなかった。そしても

ちろん，自分を破滅させようとしている，という被害妄想がある」

ブルグシュとヴァンデルは，他のアプローチを試みた。2人は1949年12月2日の晩に，ニーダーシェーンハウゼンにあるブルグシュの家に，ザウエルブルッフを招待した。ヴァンデルとブルグシュの他に，ブルグシュの二度目の妻がその場にいた。彼女はまだ若く，魅力のあるスイス生まれの女性（図23）で，ザウエルブルッフはいつも『可愛い』と言っていた。

この時の会話は3時間続いた。この時にもブルグシュは，ザウエルブルッフの解任がすでに決まっているので，自発的に引退した方がよい，と厳しい話をはっきり口に出せなかった。

しかし最後にヴァンデルに助けられて，ブルグシュは話した。一両日中にザウエルブルッフは解剖記録によって確認された多くの技術的な過誤を理由に，現在の地位から解任されることになっている，立派な経歴の最後に，これがどのような意味を持つかわかってくれ，と説きつけた。彼の名誉を救うのは，恩給付きの引退を求めることだけだ，と。

ザウエルブルッフはなお，自分に向かって何が言われているのか，理解できないようだった。自分を追っ払おうと欲している，として不満を言いつづけた。まず，助手たちが悪人であると言った。それからマドレナーを非難した。さらにハルを攻撃した。その間，自分自身の過誤については，一言も話さなかった。すべてがひどい陰謀である，とした。

最後に新しい理由，多分ブルグシュと彼の妻とが，最後の手段としてあげた理由が，結局急所を突いた。彼の自尊心に訴えたのだ。彼のように秀れた人物が，彼を欲しない人々の上に無理矢理いる必要はないのではないか，と訴えた。地位にしがみつくのは，彼の自尊心に矛盾する，と。

この論法は，筋が通っていると思われた。それでも彼は，世の悪意や邪心について，文句を言いつづけた。だがブルグシュは，彼か

1. ブルグシュの苦悩

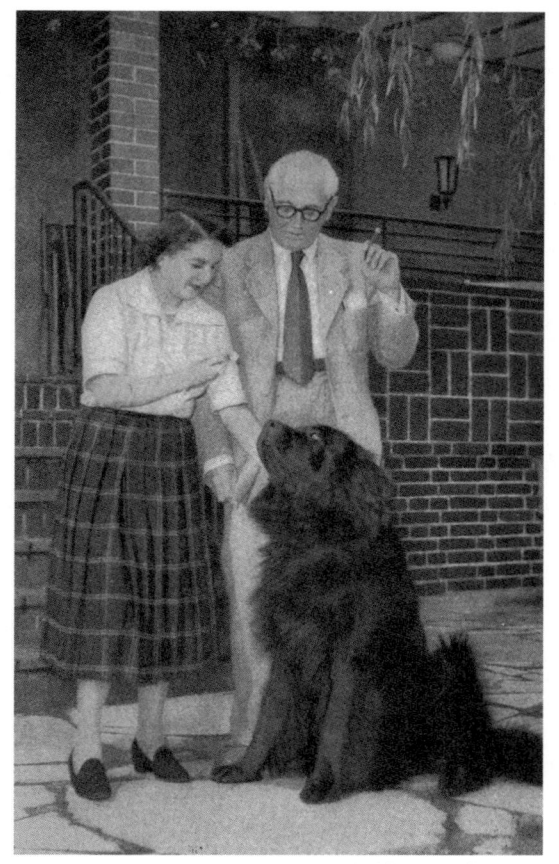

図23 テオドール・ブルグシュ教授とその夫人
1949年12月2日，病むザウエルブルッフに対して，2人は強制的解雇より自発的辞任を選ぶように，と説得した

ら約束を取りつけた。翌朝，ヴァンデルに面会に行く，そして自分自身が恩給付きで引退することを希望すると話す，と約束した。その後，ザウエルブルッフは帰り支度を始めたが，なお不正な圧力の下に屈服させられた，と思い込んでいた。それでも，その約束のことは繰り返した。ヴァンデルとの面会の時刻を取り決めた。ブルグ

第5篇　錠のおりた扉

シュはすべてに責任を持って引き受ける，と請け合った。彼はただ短く，『そのとおり』『そうです』と答えさえすればよい，と。

ブルグシュは，後にこう言っている。

「私はこんなに消耗する時間を経験したことはない。偉大な人間がこういう終末に出会い，その終末に一役買わされるような仕事は，友人がすることではない」と。

1949年12月3日の朝，ヴィルヘルム街にある人民教育省のヴァンデルの部屋は，重い雰囲気だった。ヴァンデルは大きな机に座っていた。その背後に秘書が控えている。机の片側にハル博士が書類鞄を抱えて立った。反対側に人事部長レーマンがいた。

「同志ハル，記録を持っているね？」とヴァンデルが尋ねた。ハルがうなずいた。

「よろしい。それではザウエルブルッフが来たら，外で用意して待ってくれたまえ。君を必要としないで済めば，と願っている」とヴァンデルは言った。それから人事部長の方を向いた。

「同志レーマン，この事件をできるだけ円滑に済ませたいと思う。だから，君も外で待ってほしい。教授が辞表を提出したらすぐ，後任としてマドレナー教授をシャリテの外科教室の主任に任命する手続きをしてくれないか？」

レーマンはうなずいた。

「すべて準備はできています」

ヴァンデル大臣は机の上にあった書類を取り上げた。そして言った。

「ザウエルブルッフに2つの質問をする。まったく形式的なものだ。この席で年金の書類に署名させたい。同志ハル，万一ザウエルブルッフが急に気が変わるようなことがあったら，君を呼ぶ」

ハルとレーマンは部屋を出ていった。戸口のところで，ヴァンデルのところへ行こうと，かがんで入ってきたブルグシュ教授とぶつ

1．ブルグシュの苦悩

かりそうになった。

　ザウエルブルッフが忘れたのではないかと思われて，気がかりな時間が数分過ぎた。もしかしたら来ないのではないか，と思った時，彼が入ってきた。
　ザウエルブルッフは左右を見回すこともなく，控え室を通り抜けた。ハル博士やレーマンを無視した。側頭部の静脈が膨れ上がり，いつもの黄ばんだ顔に，奇妙な色の筋を引いていた。しかし彼はまっすぐに背をのばして，誇らしげでしかも憤然としており，悲壮な表情であった。
　ヴァンデルとブルグシュが立ち上がった。ヴァンデルは机の向こう側の椅子を指しながら言った。
　「閣下，どうかおかけ下さい」
　しかしザウエルブルッフは，聞いていないように思えた。ヴァンデルの机の前で，まっすぐに立ったままだった。屈しないで，責めるような，失脚のこの瞬間においてもなお，人々を畏縮させるような尊大さを発散させ，そこに立っていた。
　ヴァンデルは初めてザウエルブルッフの持つ特異な力を感じた。彼は目的とするシナリオを，できるだけ自然に進めていこうとした。
　「閣下，フンボルト大学医学部長ブルグシュ教授は，閣下がシャリテの外科教室主任の職を辞任することを希望している，と知らせてきました。このことは閣下が引退を希望していると受け取ってよろしいので……」と彼は尋ねた。
　ブルグシュはザウエルブルッフの顔に浮かんだ表情を読み取れなかった。屈辱で凍結しているのか，あるいは，一時的に意識を失っているのだろうか？　ブルグシュは，彼に向けて無言の願いを送ろうとした。約束を忘れないでくれ，そうです，と言ってくれ，教室のためにそう言ってくれ，生命を危うくした患者たちのために，われわれのために。今までいつもかばってきた。もうかばい切れない

のだ。自分自身のために言ってくれ。屈辱的な免職と，世間の非難から逃れるために。

ザウエルブルッフの声は奇妙で，不自然で，押し殺したように響いた。しかしその言葉は，はっきりとしていた。

「そうだ。僕は引退を希望している」

しばらくの間，沈黙が続いた。部屋の中の物音といえば，ただザウエルブルッフの言葉を記録する秘書のペンが立てるかすかな音だけだった。ブルグシュはザウエルブルッフに走り寄り，感謝に満ちた握手をしそうになった。

ヴァンデルはまっすぐに背をのばした。

「閣下」いつもより早口でヴァンデルは言った。

「あなたのご希望を公式の書類に記載させて下さい。記録にとどめるためです。第二の質問をしなければなりません。形式上のことだけです。閣下のご希望は，ご自身が自発的に決められたものでしょうか？ あるいは何らかの圧力，影響があったためでしょうか？」

再び緊張が張りつめた。これを認めるのは，ザウエルブルッフにとってはあまりにひどいことではないか？ 不自然な緊張を打ち破り，自分は下劣な陰謀の犠牲者であり，計略にかかってここに立たされている，自分ではどうすることもできないように仕組まれたのである，と怒鳴り出すのではないか？ こんな質問をするのは賢明ではない。しかしブルグシュは，なぜヴァンデルが自発的な退職であるという言葉を，記録にとどめておきたいのか理解していた。それはもしザウエルブルッフが自発的な辞任を取り消し，辞職を強要されたと告発した場合に，役に立つのだろう。

ブルグシュは広い額を拭いた。ザウエルブルッフの眼をとらえて，眼でもう一度警告し，懇願しようと試みたが，通じなかった。ザウエルブルッフはブルグシュを，そしてヴァンデルを見据えた。それから口を開いた。ゆっくり，しぶしぶと，しかしはっきりと言った。

「これは僕自身の決心だ。自分で自発的に決めたことだ」

1. ブルグシュの苦悩

　ブルグシュは安心して，ため息をついた。この瞬間に，あまりにも大きな重荷が肩から取り払われた。次の瞬間，飛び出して行ってザウエルブルッフの手を取り，謝意を表そうかと思った。

　しかしヴァンデルは，まだ終わっていなかった。彼の顔は，ブルグシュのように簡単には感情を表さなかった。それでも彼の声はのびのびと，友好的に響いた。

　「閣下」彼は早口になった。

　「それではたいへん残念ですが，閣下の要望を認めるしかありません。同時に，ドイツ民主共和国政府ならびに私個人は，長年にわたるドイツ民主共和国の科学領域の再建への閣下の輝かしいご尽力に対して，感謝の意を表したいと思います。年金の問題などについての残りの形式的な問題は，ご心配をかけたくありません。閣下の引退は，即刻発効するものとお考え下さい。閣下にふさわしい幸せな人生を，十分に楽しまれるよう願っております」

　ヴァンデルが必要な外交辞令を述べている間，ザウエルブルッフの顔は凍りついた仮面のようになっていた。ヴァンデルの話が終わるや否や，ザウエルブルッフはわずかに頭を下げ，くるっと回り，戸口へ歩いていった。

　ブルグシュはあとから追いつき，彼の手を取って言った。

　「フェルディナント，心の底から感謝する。君がどれだけ犠牲を払ったかわかる」

　ザウエルブルッフは立ち止まった。そしてブルグシュは，ザウエルブルッフが目を注いでいるのを感じた。だがザウエルブルッフは答えなかった。それから，人事部長レーマンとハル博士が座っている控室の入口に立った。数秒間，ハルをにらみつけていた。そして彼のところへ行った。ハルはその顔に込められた激怒に震え上がった。

　「お前は豚野郎だ。今度のことには，きっと礼をするぞ」ザウエルブルッフは叫んだ。

第5篇　錠のおりた扉

　これは精神状態のために，たまたま彼の行く手にいた最初の人物に向かって罵ったのだろうか？　あるいはブルグシュが解剖記録をハルが持っていると言ったことを，思い出したのだろうか？　それともこのドラマでハルが演じた役割について，何か感じていたのであろうか？　ザウエルブルッフが真相を理解していたとは，とうてい考えられないのであるが。
　いずれにせよ，ハルが返答しないうちに，ザウエルブルッフは部屋を出ていった。

2．辞任撤回の動き

　ベルリン市民はおろか，ベルリンのラジオや新聞の関係者も，何が起こったのか，まだ知らなかった。
　1949年12月3日は土曜日だった。人々は週末の準備をしており，翌日の日曜日をひっくり返すようなニュースを，望んではいなかった。唯一フランスのジャーナリストのラブーだけが，ザウエルブルッフの上を覆った雲を知っていた。
　ラブーはアルザス生まれで，ドイツ語を流暢に話し，大戦後にバーデン・バーデンにとどまったフランス軍の幹部の下に配属されていた。その後ベルリンに移り，フランスの通信社「フランス通信」の小さなベルリン支局の責任者となった。
　仕事を通じてラブーと彼の妻は，ベルリンの著名なドイツ人と知り合うようになった。彼はザウエルブルッフと1947年に会い，その後，ザウエルブルッフ家のパーティに何回か出席した。とくに妻は，他の多くの女性と同じように，ザウエルブルッフの魅力に夢中になった。彼女は好んで『ドイツ人としては珍しく魅力的』と言っていた。事実いくら警告しても，ザウエルブルッフに手術をしてほしいと言い張るプライベート患者の1人だった。そして手術後に感染が起こったが，マドレナーのおかげで，大事に至らずに済んだ。
　土曜日の正午頃，ラブーは電話を受け取り，ザウエルブルッフが

シャリテの外科教室主任の辞表を提出し，マドレナー教授が後任に任命された，と聞かされた。

「そんな馬鹿な」とラブーは電話に向かって叫んだ。

「ザウエルブルッフの引退？　彼はそんなことを夢にも思っていないよ」

「それでも，そうなんだ。これを知っているのは君1人だけだ。保証するよ。人民教育省は月曜日，いやおそらく火曜日まで公表しないだろう。ついでに言えば，ザウエルブルッフは自分自身の要望で退職する，と発表するだろう」と知らせてきた人は言った。

ラブーはグルーネヴァルトのザウエルブルッフの家へ電話をかけた。マルゴット・ザウエルブルッフ夫人と話した。二言三言話しただけで，何か重大なことが起こった，とわかった。質問に対する返事は慎重で，口ごもり，頼りなかった。夫人はショックに陥っているようだった。

ラブーはすぐに理解し，これはひどい不当な措置なので，先生は言いなりになってはいけません，と言った。さらにこれは政治的な策略だろうから，私が力の及ぶ限り正義が行われるようにします，すぐに集まりましょう，と続けた。

「奥さまが都合のよい時間をお教え下さい」と尋ねた。

このせっかちな判断に，マルゴット夫人は異議を差し挟まなかった。

ラブーはすぐに，フランス通信に特電を送った。それには，ザウエルブルッフの解任はおそらく，遅々として進まないシャリテの再建や，政治情勢について無遠慮に物を言う彼の習慣が関係しているようだ，ザウエルブルッフと個人会見してから，次の記事を送る，とあった。

ラブーの行動は，多くの患者の態度と同じように，ザウエルブルッフ神話に基づいたものである。この伝説はもはや信じがたいし，むしろその神話を作り上げた人々に危険をもたらす。この宿命的な土

2. 辞任撤回の動き

曜日の午後にはラブーは，自分がよかれと思って行った介入が，これまでザウエルブルッフの病気や，衰退を隠してきた沈黙の壁を打ち壊すものである，とはまったく思わなかった。彼は真相を知らなかったので，危険がわからなかった。

この新たな難題に最初に気づいたのは，マドレナー教授であった。マドレナーは日曜日にヘルタ街のザウエルブルッフの家へ来るように，と言われた。あの日以来，マドレナーはシャリテから外へは出なかった。ザウエルブルッフの後任の任命は，その土曜日の夕方届いていた。

ザウエルブルッフは人民教育省に行ったあと，シャリテに帰ってこなかった。まっすぐに帰宅したようだ。会見に立ち会った人々も，そのあと姿を消した。土曜の午後は，舞台には幕が下りていた。

そのためマドレナーも，人民教育省であったことについては，何も知らなかった。ただ何かが起こったことだけは知っていた。長い試練は終わった。恐れのために延ばし延ばしにされてきた対策は，ついに実行された。彼の一生で最も厄介な時代の1つは，終わりを告げた。責任の重荷は，両肩から取り去られた。

マドレナーは救われるはずだった。しかし不思議なことに，少しも解放感を感じなかった。ザウエルブルッフの衰退を見守るだけしかできないという長い間の苦悩，マドレナーが止められなかった患者の死，それらすべてが心の闇として残り，簡単には払いのけることができない。ザウエルブルッフの幻が，彼の周りや教室の中をまださまよっている。それを完全に追い払うには，かなりの時間がいるだろう，と感じていた。

ザウエルブルッフは去った。しかし彼の人格はあまりにも力強く，その達成した業績はあまりに大きかった。彼の偉大さは，世界中に鳴り響き，一夜にして教室の記憶の中から拭い去ることはできなかった。

第5篇　錠のおりた扉

　かなり寒い冬の夕方だった。たそがれが暗闇に変わる6時頃，マドレナーはヘルタ街のザウエルブルッフの家に着いた。オーバーのポケットには一瓶入れている。ザウエルブルッフの経済状況が悪くなってからは，教授のところへ招かれた時には，いつも何か飲物を持ってくるようにしていた。

　マルゴット夫人がザウエルブルッフと結婚した1939年に買った家，その車寄せや前庭は，手入れがされていないようだった。ザウエルブルッフの魅力と人柄に応じるように，明るく広々していたこの家は，今や陰うつになっている。

　家政婦で料理人のアグネス・ツラウスキイがドアを開けた。

　「今晩は，先生。どうぞお入り下さい。申し訳ございません。何が起こったのか，私にはわかりません。旦那さまも奥さまも，とっくにお帰りになっているはずなのですが，お2人ともまだなのです」とすまなそうに言って，それから続けた。

　「よろしかったら，応接室でお待ち下さいませんか……。もう間もなくお帰りになるでしょう」

　マドレナーは寒さに震えながら，瓶をアグネスに渡した。長い間，客からの善意の贈り物には慣れていたので，黙って受け取った。廊下は氷のようだった。彼女は刺繍した上衣を，さらに固く身体に巻きつけた。

　「どうぞお入り下さい，先生。応接室のストーブに火をつけました。温室にも煉炭を入れました。暖まりますよ」と言った。

　うしろについて，マドレナーは応接室に入った。もう何年も暖房器は使われていない。壁の暖炉のストーブは温まっていた。温室では，壁を貫く管が付いた間に合わせの小さなストーブの中で，火がちらちらと燃えていた。

　「これから旦那さまは，恩給だけでやっていかねば，と奥さまは言っておられます。ですから私たち皆，ここへ降りてこなければなりません。ベッドを応接室か食堂に置くことになっています。奥さ

まのお考えでは，そうしても家賃が半分になるだけだそうです。私は台所か地下室で寝なければならないかもしれません。もし家賃さえも払えないとしたら，石炭はどうなりますか？　旦那さまはこんなこともお分かりにならないのです」

そう言って，火をつついた。そして少し休んでから続けた。

「もし誰かが何かを配達に来ると，旦那さまは私に『チップを10マルク渡しなさい』と言われます。他にも『あの新聞配達の女は病気のようだ。50マルク渡しなさい』です。もし私が『旦那さま，もうできません』とお答えすると，怒鳴られるのです。私の貯金から，何百マルクも使ってしまいました。もうそれもできません。先生，こんなに長くこちらにお世話になっていたのでなかったら，そしてそれが，旦那さまでなかったら……。もし旦那さまが本当にシャリテへ行くことができなくなったとしたら，たいへんなことになります。たいへんなことに……」

「お2人はどこへ行かれたの？」マドレナーが尋ねた。

「旦那さまも奥さまも，フランスの方でここへ何回か見えたことのある新聞社の人から，ディナーに招待されたのだと思います。ご夫婦は旦那さまをたいへん尊敬しておられます。その奥さまの手術を，旦那さまがされました。多分あのフランスの方は，旦那さまをお助けしたいと思い，撤回ができるかと……」

「撤回ができるかと？」

「ええ，旦那さまが辞めさせられたのと同じ方法で，です。先生，もちろん私たち皆知っております。旦那さまが歳をとり，もう盛りではありません。しかしあんなやり方で，一言も予告もせずに……」

マドレナーが口を挟んだ。

「そのフランス人を知っているの？　もしかしたら，ラブーさんでなかったかね？」

新聞記者の妻の話が出たので，ザウエルブルッフのプライベート

の私費患者の中から，マドレナーが推測した。

「そうだと思います。フランスの方の名前は，はっきり覚えられないのですが」とアグネスが答えた。

「そしてお助けしたいと？」

「はい，そうだと思います。今朝，電話が鳴ってからです。多分あのフランスの方から。そのあとも，何かを聞いた，と電話がかかってきました。何度も。旦那さまに何が起こったのか，旦那さまがシャリテから放り出されたのが，本当かどうか知りたい，と。旦那さまはシャリテの事情について話そうとされませんので」

「その人たちに何を話したの？」とマドレナーは緊張して尋ねた。

「奥さまがここにおられましたから，お返事をされました。奥さまは，それは本当ですと……。そのあとは，私が電話のお返事をしましたので，何も言わず，今晩もう一度お電話下さい，と言っただけです……。先生，私は夕食の支度がありますので，下がります。もうお2人はお帰りになるでしょう。今晩お招きしているもう1人のお客さまがあります。ヴォールゲムート先生です。お見えになる頃です。その方は東側で沢山の知り合いをお持ちです。多分旦那さまを，お助けになれるでしょう」

マドレナーは耳を疑った。二度目の『お助け』という言葉が出た。あたかも誰か有力者が，この事件をひっくり返すことができるかのように，何かが変えられねばならないかのように。この状況で，退任が最善の解決法ではなかったかのように。

ヴォルフガング・ヴォールゲムート博士は，政治的な理由で，後に悪評と論議の的になった人物である。彼は1954年にジョーン博士の事件に巻き込まれた。ジョーン博士は当時ボンにあった西ドイツ政府の対敵諜報活動の長だった時，突然事務所から消え，東ベルリンへ逃走した。同時にヴォールゲムートは東ベルリンに姿を現し，西側にあった自分の家にも事務所へも帰らなかった。彼はジョーン

2. 辞任撤回の動き

博士を誘拐したと告発されたが，後にこの告発は，事実ではないことが証明された。

彼は今40歳で，戦争中名を成し，繁盛した開業医だった。生まれついて社交的で，魅力的，印象的な才能があり，融通のきく，天才的な婦人科医である。想像力に富み，華麗とは言えないまでも輝いており，人をひきつける。だが，しばしば混乱した話をしたり，他人を困惑させたりする性格だった。

マドレナーは彼を，世評だけでしか知らなかった。しかし現時点の混乱の中で，この男が演じるかもしれない役割について考えると，新しいシャリテの外科教室教授事務取扱として，強い恐怖を感じた。

マドレナーはヴォールゲムート博士がどのようにして，いつザウエルブルッフと知り合ったのかは知らなかった。しかしザウエルブルッフは，ヴォールゲムートを『たいへん巧みなペテン師』であり，『生まれながらの医者』ではあるが，政治的に突飛な行動を取り，医師としての経歴を破滅させた人間だ，としていた。

第二次世界大戦開戦の少し前に，まだ若い医師だった彼は，ライプチヒからベルリンへ来ていた。ザウエルブルッフのもとで勉強し，外科医になりたいという考えに取り憑かれていた。しかし同時に，彼の頭はマルクス理論と，30歳代の若者としての計画でいっぱいだった。それ以来，彼の経歴はずっと矛盾していた。また何が起こるにしても，既存の秩序に対して反抗的であった。

何人かの患者を紹介することで，ヴォールゲムートはザウエルブルッフと近づきになることに成功した。しかし1939年にザウエルブルッフが自分の教室の無給の志願助手にしようとした時，ヴォールゲムートはそれを受けないで，モレル博士の助手の職に就いた。モレル博士は，ベルリンでたいへんはやっている大きな開業医であり，後にはヒットラーの侍医として，良い意味でも悪い意味でも，国際的に有名になった人物である。ヴォールゲムートは政治上の理由から，ヒットラーを暗殺する機会があるかもしれないと思い，モレル

のところへ行った，と断言したことがある。また他の時には，1人の無名の人間としてザウエルブルッフのところで働きたくなかったので，格を上げるためにモレルのところへ行ったのだ，とほのめかしたこともある。ともかくこの期間，ヴォールゲムートはモレルの裕福な患者の診療にかかわりながら，ザウエルブルッフに関心を持っていた。そして自分自身の持つ華々しさに磨きをかけた。この時また，彼は生まれながらの外科医としての器用さを示し，とくに複雑な胆嚢の手術を，ザウエルブルッフの見ている前で行ったこともある。

その後ヴォールゲムート博士は，モレルのもとを去り，志願助手としてザウエルブルッフの教室へ入った。それからしばらくして，ザウエルブルッフは彼のことを不満に思うようになった。軍務を逃れたい人々が，ヴォールゲムートのところへやってくると，彼は注射や薬剤で『人工的な病気』を作り，軍務に不適と却下されるようにしていた。もちろん彼は，こんな抜け道をザウエルブルッフに隠していた。しかし，発覚しそうになった。ヴォールゲムートは逃げて，地下に姿を消さねばならなくなった。戦争の最後の数週間，ベルリンのスイス大使館に隠れた。

戦争終結の日にヴォールゲムートは横流しの車に乗って，再びシャリテへやってきた。そして理想社会主義者として，一方では進駐中のソビエト軍との関係を確立した。車は食料品でいっぱいになり，また破滅するベルリンを立ち去る時に，スイス人が放棄した木箱に時計も積んでいた。

ザウエルブルッフはなお，ヴォールゲムートの生まれつきの才能を信用していた。そのため，異常な寛容を示して，彼が教室に入ることを三たび認めた。そしてこの若者は，主任教授を三たび失望させた。ザウエルブルッフと面談する約束を守らず，医師や，看護婦や，その他のシャリテの職員たちとパーティーを開き，気前よく参加した者に時計を配った。翌日ザウエルブルッフはシャリテの中庭

で彼に会い，激しい罵声を浴びせ，出ていけ，と宣告した。

　その後仲介があって和解したが，ザウエルブルッフはもう自分の教室で職を与えなかった。ヴォールゲムートが共産党時代からの古い社会主義者だったという評判にもかかわらず，シャリテの扉は閉ざされたままとなった。どちらかと言えば荒れた生活様式，そして何よりも彼が持つ理想共産主義の概念が，東ベルリンの社会主義統一党の共産政権に要注意人物とさせた。ヴォールゲムートは党のどの方面であっても，開拓していくのにはふさわしくない人物であることが知られていた。

　最近のヴォールゲムートについては，ザウエルブルッフはあまり知らなかった。ヴォールゲムートはしばらくテンペルホーフ病院で働いていたが，1949年12月からは，カルククロイトの私立病院に勤務していた。以前のことはあったのだが，ザウエルブルッフは彼に不思議な愛着を持ちつづけていた。しばしば『たいへん巧みなペテン師』について話し，彼はザウエルブルッフをたびたび失望させたが，大外科医になるために『規律だけ』が足りない，と言っていた。

　これがその晩招かれている人々で，彼らからザウエルブルッフは助言や援助を得ようとしていたのである。

3．報道戦争の阻止

　7時近くになって，玄関の外で人声がした。ザウエルブルッフが帰ってきた。彼はすぐ，応接室に入った。ラブーとその妻が，あとに続いた。ザウエルブルッフが皮肉な調子で口を開いた。冷静で落ち着いていた。
　「皆さん，入って下さい。手術を禁止されようとしている外科医の応接室に，どうぞ入って下さい」
　そこでマドレナーの姿を認めて，言った。
　「君がいたか。君は僕の後継者になったかね？」
　どういうつもりかわからないので，マドレナーは心配そうにうなずいた。
　「そう，それはよかった，それはいい。君のせいではない。常に君は主任によく尽くした」と言ってマドレナーを見た。
　「友人ラブーが，僕にどんなことがされたかを発表するだろう」
　それからアグネスの方を向き，食べ物と飲物を持ってくるように命じた。彼は古いソファーに腰を下ろした。かつて何度もその王座に座り，彼の魅力によって呪文をかけられた人々が部屋に現れたものだった。
　だがすぐに立ち上がり，アグネスについて台所へ行った。アグネスの料理を確かめるためのようだった。ラブーも部屋を出た。

3．報道戦争の阻止

　ここでマドレナーは，この24時間で何が起こったのかを，マルゴット夫人に質問する機会をつかんだ。

　この会話でわかったことは，シャリテがザウエルブルッフの手術を禁止しても，官職は残してもらえるような解決法を，マルゴット夫人は最後まで望んでいたことだった。そうすれば，経済的安定が得られ，自身がなお以前の自分のままであり，『シャリテにいる』という幻想も持ちつづけることができる。
　マドレナーはザウエルブルッフの病気と彼の性格そのものが，とてもそんな決着を受け入れることはできない，と指摘できただろう。このような計画は，他の多くの人々ではうまくいくかもしれない。しかしザウエルブルッフの性格やこれまでの経歴は，名目だけの職を受け入れたり，主体性や，活動を放棄したりすることは，ほんのわずかでも彼の活力が残っている限り，とうてい受け入れることができまい。
　しかしなぜこのような話をしたのだろうか？　ラブーはすでに，ザウエルブルッフ解任の政治的背景の記事を送っているのか，さらにそのあとも予定しているか？　ここにマドレナーの関心があったのだ。
　「ご存じでしょう。もし新聞がこの事件をセンセーショナルに取り上げたら，東ベルリンの政府当局は，それを挑発行動と取るでしょう」
　マドレナーはマルゴット夫人に言った。
　「今どうなっているのか，詳しいことは知りません。現在ある事実は，当局が他の方法でもやれたのに，先生が自発的に引退する機会を提供した，ということだけです。ヴァンデルがなぜその方法でやったのか，です。一部には，自己防衛のためやったことも確かでしょう。でも理由は何であれ，解任にこの方法を取ったことで，先生の名誉は守られました。もし事実でない主張が新聞に発表された

としたら，政治当局は信義の違反と取るかもしれません。真相を発表して報復するかもしれません。そうなると，われわれ皆が避けたいと願っているスキャンダルが，われわれの上に降りかかってきます。そして先生の恩給も危うくなる可能性があります。少額ですが，先生には必要です」

ザウエルブルッフが自分の強制的な退職は政治的謀略の結果だ，という寓話の中に慰めを見出していることがわかった。聴いてくれる人には誰にでも，解任は共産党のごまかしである，と話してきた。『これは皆，ヴァンデルの野郎の罪だ。僕は彼の妻を助けた。ところが，彼は彼女から逃れたから，それを喜ばないのだ』と言っている。

マドレナーはさらに，マルゴット夫人の個人的なジレンマに気づいた。彼女は夫の寓話に，ついていかなければならなかった。もし反対したら，せっかくラブーへも，世間へも固く秘密にされていた真実が，表に出てしまう。ザウエルブルッフの精神が衰えてしまったことが，世間に知られてしまうだろう。

「よくわかります。でも両方の中間を取ることはできませんか？ 承知して下さい。引退は解職と同じことです。理由はわからない，と言って下さい。しかしはっきり嘘を言うことは避けなければ……」とマドレナーは言った。

マルゴット夫人の心の中で何が起こっているか，うすうすマドレナーは気づいていた。どんな考えや恐れに心を奪われているか，を。シャリテがやっと放り出した重荷が，彼女の両肩に移されることを意識せずにはいられなかった。彼女こそ，ザウエルブルッフの仕事をしたいという熱望と，今もなお群がって押しかけてくる患者との間にあって，2つを隔てる役をする人なのだ。

責任のすべてが，彼女1人のものではないことは確かである。ザウエルブルッフの最初の家族がいる。アダ夫人（**図24**），彼の最初の妻で，1939年に別れた。彼女は今なおヴァンゼーにある彼の元の

3．報道戦争の阻止

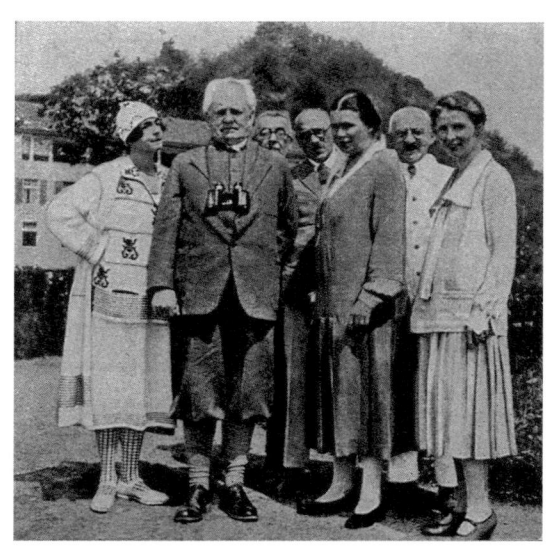

図24 ザウエルブルッフの最初の妻アダ（前列中央）
詩人ゲルハルト・ハウプトマンとともに，1925年にスイスのテッスィーンにて（ザウエルブルッフはハウプトマンとアダの間に見える）

家（**図25**）に住んでいる。その結婚で，3人の息子と1人の娘がいる。一番上が39歳で，一番下が32歳。成人して，自活している。子供たちは誰もその家には住んでいない。彼らは遠く離れて，それぞれの問題を抱えて，それぞれの生活を営んでいる。近くにいる唯一の身内は，アダ夫人と息子のフリードリッヒである。彼は医師として，シャリテで働いている。

しかしマルゴットは，どうして先妻の老婦人に助けを求めることができようか，決して，仲よいものではなかったのに？　それにアダ夫人の前夫への影響力が，彼を抑えるのに十分だろうか？　彼女たちが過去においてできなかった親密な関係を，今になって持つことができるだろうか？　2人の女性が力を合わせても，魂の壊れた老人を守ることができるだろうか？　深いつながりを持たないフ

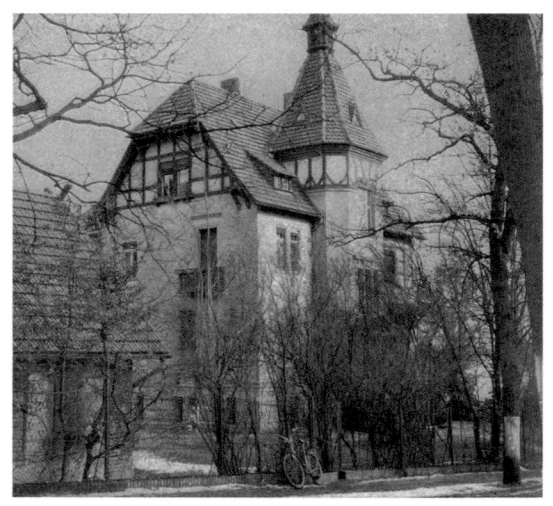

図25　ベルリン・ヴァンゼーにある元の
ザウエルブルッフの家

リードリッヒに，どんな援助を期待できるだろうか？　温和で，親切な気性である。はたして横暴な老父に対抗することができるだろうか？

ザウエルブルッフはここグルーネヴァルトの家に，マルゴットとともに住んでいる。第一の責任者は彼女となる。彼女1人が，彼の激しい意志に対抗することになる。彼女はひるんでいる。この老人をなるべく幸福に，迷惑をかけずにいられるような何か妥協案がないか，と望み祈っている。それがよく理解できる。

「難しくなっています。しかし幻想を抱いているのは，意味がありません」マドレナーはマルゴットに言った。

「昨日起こったことが最後です。こう言うのは，私にはまったくつらいことです。しかしこれが最後です。こうなったあとで，当局の中に誰一人，先生を復職させようという人を見つけることはできないでしょう。こんなことを言いますと，私が新しい地位を守ろうとしているかのように，聞こえるかもしれません。それは私の望ん

でいるところではありません。仕事を続けていきたいのかさえ，自分ではわからないのです。

「先生1人を放っておくことができなくて，私はこれほど長くとどまりました。以前一度，1945年に私は高い地位から転落しました。一度転落した人に対して，世の中は残酷です。どうか思い違いをしないで下さい。間違った方向に進まないようにして下さい。状況がとても苦しいのはよくわかります。しかしもしザウエルブルフ先生の解任の真相について，東側と西側との間に報道戦争が起こったら，事情は悪くなるばかりです。

「もし先生が名目だけか，あるいは危険のない閑職に就く機会があるとすれば，それはシャリテ以外のところでなければなりません。先生が今の状態で，何かされることについて，私がどう考えているか，わかって下さい。

「しかももしあなたに他の選択がなければ，何か先生の職を探してみて下さい。でももし報道戦争が起こり，残酷にも真相が曝露されるようなことになると，この最後の道も閉ざされてしまうでしょう。どうか私の助言に耳を傾けて下さい。解任の理由を，うまく説明して下さい。もう間に合わないというようなことがなければよいと思いますが」

この時点でマドレナーは，ラブーがすでに特電を1つ送っており，その晩にもっと詳しい決定稿を送ろうと計画していることを知った。マドレナーはしばらく考えた。それから決心し，こう言った。

「それでは，彼をこの家から帰らせてはなりません。朝の新聞に間に合わなくなるまで，ここに引き止めておかなければなりません。そうするとしたら，酔いつぶさなければならないでしょう。早く帰らせるわけにはいきません。明日彼1人と話し合い，何が問題になるのか説明することができるかも……」

しばらくしてヴォルフガング・ヴォールゲムート博士(**図26**)が，

第5篇　錠のおりた扉

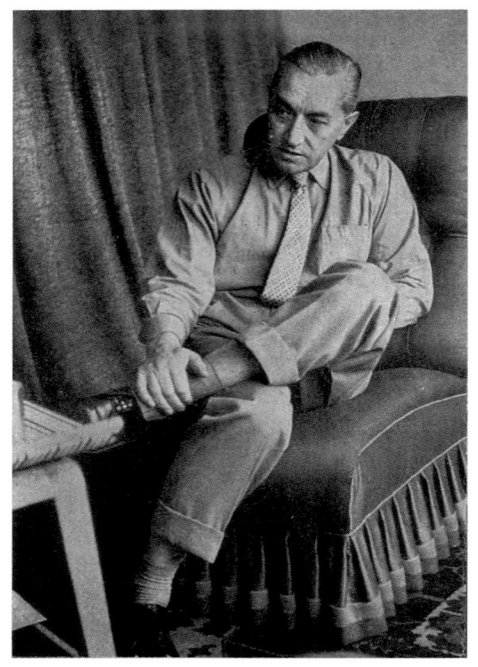

図26　ヴォルフガング・ヴォールゲ
ムート博士
ザウエルブルッフが復帰するのを
援助しようとした非現実的な夢想家

ヘルタ街の家へ車でやってきた。背が高く，痩せており，顔には歳相応のしわがあるが，昔と同じように人をひきつける魅力があった。
　アグネスが扉を開けた。彼はこの家には昔から訪れており，たいていの女性のようにアグネスも好意を抱いていた。大戦中も戦後も，ザウエルブルッフを訪ねる時にはまず台所へ入り，アグネスと談笑する。アグネスは彼が苦しい時期には，たびたび食事を用意した。今夜も彼は，アグネスより先に台所へ入った。持参してきた数本の瓶を置き，居間からの話し声に耳を傾けた。訪問した時には，この家の主人に会う前に，まずご機嫌はどうかを尋ねておく方がよ

3．報道戦争の阻止

い，と知っている。

　いつものようにして，彼は週末に何が起こったのか知った。

　ヴォールゲムートの行動を理解するためには，ザウエルブルッフに対する気持の根底には，学生時代にさかのぼる，あたかも『信仰のような崇拝』であることを覚えておかねばならない。ザウエルブルッフは彼の偶像であった。外科学における開拓精神，伝統にとらわれない果敢性，技術，成功が，人間の持つ最も秀れた性質のように思っている。素晴らしいと思えば思うほど，その偉大なモデルに比べて，自分が劣っており，とても対抗できるとは思えない。

　ヴォールゲムートは鋭い感覚を持っていたので，ザウエルブルッフの力が最近衰えてきたことに気づいていた。しかし彼の偶像のちょっとした間違いは，普通の老人の衰えであり，シャリテでの逆境で加速されたのだ，と考えていた。それが本当は何を示しているのか，思い至らなかった。

　あらゆる努力，『正統派』としての政治的信念にもかかわらず，ヴォールゲムートは過去数年間，シャリテにおいて職を得ることができなかった。そのために，そこに勤務している医師や職員に反発している。彼らや若い医師たちから，ザウエルブルッフの犯した不適切な過ちを聞いていた。しかしこんな話は，彼の言うところの『医学の落ちこぼれ』が，自分自身ができないことをやり遂げた人物に対して持つ嘘であり，中傷であり，悪口である，と見なした。小人の心では特別な人のことなどわかるわけはない，と自分に言い聞かせていた。どんな過ちだったのか？　外科医が過ちなしに仕事をできるだろうか？　もしザウエルブルッフの手術で実際に悪い結果が起こったとするならば，それは疑いもなく，ザウエルブルッフの過ちではない。この偉大な老人についていけない，新人助手たちの側のへまによるものだ。今度のことについても，ほんのあらましを聞いただけで即座に，ザウエルブルッフは東ベルリンの役人の陰謀の犠牲になったのだ，とヴォールゲムートは確信した。

第5篇　錠のおりた扉

　彼は応接室の方へ，自信たっぷりに向かった。廊下から，ザウエルブルッフが他の人々と一緒に座っているのが見えた。数本の瓶がテーブルの上にあった。

　ザウエルブルッフの顔は穏やかに見えた。オレンジの皮をむいており，ヴォールゲムートに向かって，

　「中へ入ってきたまえ」と言い，歓迎した。そして皮肉な調子で続けた。

　「君，ニュースがあるよ，大ニュースだ。彼らは僕を教室から放り出したのだよ。君はこれをどう思うかね？」

　ヴォールゲムートにとっては，政治的な陰謀がザウエルブルッフ解任の理由であることが明白だったので，マドレナーの顔に表れた警告の表情にはまったく気がつかなかった。ここにはザウエルブルッフ自身が認めている状況だけがある。偉大な人物が放り出されたのだ。ヴォールゲムートが今でも抱いている消えることのない希望——シャリテに職を得ることができるかもしれないという希望は，おそらく永遠に打ち砕かれるのだろう。

　ヴォールゲムート博士は話しはじめた。ザウエルブルッフがシャリテの支配権を握ることを許すべきではない，と役人たちが言っている，と。その話をした時，それが危険な焰の上に油を注ぐことになるなどとは，思いもしなかった。はっきりと，単純に，背後にあるものを無視して，災難を引き起こしつつあった。ラブーの誤った記事に対して，役に立つ『事実』を提供しつつあった。マドレナーの沈黙の理由に，まったく注意を払わなかった。またマドレナーがラブーの前のグラスをたえず見張っており，一瞬でもそれを空にしないようにしていることに，少しも気づかない。

　夜が更けてくると，ラブーの舌は段々と重くなってきた。しかしまだ完全に酔っ払うまでにはならなかった。繰り返し正義の憤りを強調した。繰り返しザウエルブルッフに対する陰謀を暴露し，ザウエルブルッフがその権利を取り戻すのを助ける，と断言した。

3. 報道戦争の阻止

　会話は，行きつ戻りつ，いつまでも同じ疑念の周りを渦巻いていた。この事件の悪人は誰か？　何ができたか？　ザウエルブルッフは何回も同じ言葉を繰り返した。『僕を放り出した』，そう言っては，宙を見つめ黙り込み，考え込んだ。

　ヴォールゲムートはマドレナーがほとんど口を開かず，話しても試しに言ってみるくらいなのを，不審に思ったかもしれない。それに電話のベルが鳴るたびに，何回もそれは鳴ったのだが，必ずマドレナー教授が代理で返事をすることも，不思議だっただろう。

　誰もが，ザウエルブルッフの辞職，あるいは引退の背後にある真相を知りたい，と思っていた。マドレナーは同じ言葉を繰り返した。

　「はい，残念ながらそうです。……はい……いいえ，理由はあげられていません……」

　ヴォールゲムートにはこの態度は，生彩がなく臆病に感じられ，本当の同情や，ザウエルブルッフを助けようとする決意が，欠けているように思えただろう。一方マドレナーにとっては，ラブーが酒に恐ろしく強いことが，もっと重大な関心事であった。

　真夜中になって，ラブーは立ち上がった。不安定だったが，断固としており，コートを取りにホールへ向かう。マドレナーは出発させないようにする方法がないので絶望し，心配そうに見つめた。

　1つの思いつきが浮かんだ。ラブーが部屋を出るや否や，マドレナーは声を上げ，今の状態でラブーを運転させてはならない，必ず事故を起こす，と言った。

　マドレナーの隠された動機について考えず，ヴォールゲムートがすぐに同意した。ラブーの車の配電器からのケーブルを取り外して，ラブーが出発できないようにしよう，と申し出た。

　ラブーがコートを着て，他の者が彼を引き止めようとしている間に，いたずら好きのヴォールゲムートは外へ走り出た。ラブーは振り切って車の方へ行った。暗闇なので，ヴォールゲムートがフードを閉めているのが見えなかった。ラブーは身体を丸めて運転席に

座った。

　セルモーターが夜のしじまに繰り返し，繰り返し鳴り響いた。ついにラブーは，フードを開けるために車からよたよたと出てきた。しかし冷たい新鮮な空気にやられたらしく，よろめきながら車の傍らへ倒れた。マドレナーとヴォールゲムートが，彼の両腕を取って家の中へ入れる。ラブーはもがき逃れようとする。2人は，彼が抵抗をやめるまでつかまえていなければならなかった。やがておとなしくなったので，家の中へ連れ戻した。

　この間，ザウエルブルッフは玄関口に立って眺めており，笑っていた。心の底から無邪気に笑っていた。この喜劇のようなエピソードが，彼のために演じられたということ，晩年の真実を明るみへ出しかねない新聞のキャンペーンを阻止するために演じられたということには，少しも気づかずに。

　1949年12月6日の朝，東ドイツの通信社（ADN）と，東ベルリンの新聞紙が次の記事を掲載した。

　『大学職員で70歳を過ぎた者の一般退職の方針に従って，フェルディナント・ザウエルブルッフ教授は，フンボルト大学教授と，ベルリン・シャリテの外科教室主任の職を辞することを申し出た。ドイツ民主共和国の人民教育大臣パウル・ヴァンデルはザウエルブルッフ教授に，彼の科学と学問における数々の貴重な業績に対して，個人的に感謝の意を表した』

　火曜日の朝にこの記事を読んで，マドレナー教授は安堵の溜息をついたに違いない。自分の機転によって，火が燃え上がってスキャンダルになるのを防いだのだ。しかしもしザウエルブルッフに対する忠誠心から，長い間彼の上にのしかかっていた苦悩，責任，重圧がこれで終わった，と思ったとしたら，悲しいことだがマドレナーは思い違いをしていたことになる。まだ長い悲劇の道を，ザウエル

ブルッフとともに歩まなければならないのが，彼の運命だった。

　解任後間もなくのこと，ある朝，守衛がマドレナー博士に電話して言った。
「ザウエルブルッフ教授はもうシャリテには来ないだろう，と聞きました。しかし先生はただ今，いつものように車でお着きになりました。来ないと言われておりましたのに」
「誰がそれを言ったのか？」
「えーと，聞いたのですが」
「噂など本気にしないように。ザウエルブルッフ教授は，おそらくこれからも病院へたびたびお見えになるだろう。君はいつもどおりにお迎えしなさい」

　別れの言葉を述べ，部屋から私有物を取りにザウエルブルッフが来たのか，それとも，自分の解任に対抗するためのデモンストレーションに来たのか，不明である。マドレナーは明らかに，後者の可能性を除外していなかった。彼はザウエルブルッフの執務室に電話した。12月3日以降，もちろん彼自身の部屋なのだが，遠慮する気持ちもあり，また何か予感もあって，まだそこへ引っ越していない。
　1945年からザウエルブルッフの秘書として働いているクラーフ夫人が，電話を受けた。マドレナーは言った。
「クラーフさん。先生が今，車で来られた。間もなくあなたのところへ見えると思う。何事もなかったように，ご自分のところにいる気持ちになるように振る舞ってほしい。先生が教室を離れるには，おそらくしばらく時間がかかるだろう。古木を一夜で植え替えることはできない。手術室や，病棟から遠ざかっている限り，何も口出ししないようにしてほしい。私は今，下の部屋にいる。午後先生がお帰りになってから，あなたと事務処理をするために上がっていく。わかるね」

ザウエルブルッフが解任などなかったかのように，何事もなかったかのように，シャリテへ来るのがどれだけ続いたのか，不明である。しばらくの間，登院は続いた。間を置いて。
　午前10時頃，病院の玄関に車で乗りつけた。20年間やってきたように。はじめの頃は，持ってくるはずの報告を以前のように明らかに待っていた。ご機嫌うかがいや，医師が問題を持って相談に来るのを待った。しばらくして，誰にも相手にされなくなってからは，ただ部屋に座っていた。何に打ち込んでいるのか，心の中でどんな動きがあるのか，誰にもわからなかった。
　午後には，いつもの時刻に病院を出て，古い車で自宅へ帰った。

　ザウエルブルッフが病院へ出てくることについての『報告』が，短時間のうちにドイツ民主共和国人民教育省の担当者の机上に，積み上げられた。
　ザウエルブルッフについての以前の報告は，風評に基づくものか，外科手術の過誤についての報告書であった。今では明からさまな告発で，主としてシャリテの党組織からのものだった。今やザウエルブルッフは追放され，人民教育省にも党の中央委員会にも，まったく支持がなくなっていることが，よく知られていた。
　ある文書にはこう書かれている。
　『ザウエルブルッフの行ってきた反動的独裁の長い歳月の後でも，なお彼が執務室を占拠することは，人民教育省の決定を無視しようとする挑発行為であると考える。……』
　『許しがたい医学上の過誤を犯したにもかかわらず，これらの年月，耐えてきたのは，政治的理由に基づくものである。しかし今や，これ以上の寛容を示す必要はない』
　ただこれまでの利益を考えて，政治当局はザウエルブルッフとの友好的解決の様相を取りつくろっていたので，攻撃は少なくなっていった。それでもある文書には，ザウエルブルッフは自分の過誤が

3. 報道戦争の阻止

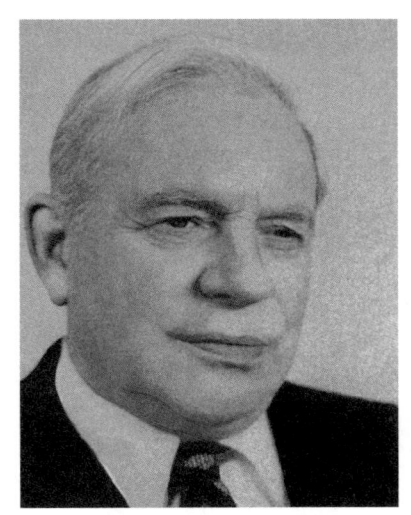

図27 ツェトキン教授
ドイツ民主共和国保健省の大臣

国の検察官に発覚せず，また死亡した患者の家族も，何が起こったのか知らされずに済んだことを感謝すべきである，と書かれている。告発を免れて静かに退場できたことに，本当は感謝すべきだったのだ。

　同じような投書が，有名な共産党員クララ・ツェトキンの息子のツェトキン教授（**図27**）が主管している保健省にも来た。ツェトキン教授は物静かな，思慮深い，思いやりのある人物だった。しかし，投書が増えてくるので仕方なく，シャリテでどんなことが行われているのか，自分で見なければならなくなった。
　彼はマドレナーを訪れた。
　「もちろん君に相談せずに，何かしようとは思っていない。しかし彼の登院は，本当にやめてもらいたいと思う」
　「ツェトキン教授，あなたはあの老紳士を，自分が作り上げた家

から力づくで追放しようというのですか？」マドレナーは応じた。
　ツェトキンは肩をすくめた。
　「しかしこの問題は，いつか終わらせねばならない。これは明らかに政府の指示の無視だ。君には難しいことはわかる。しかし君はあの老人に，ここにもう用はないということを，わからせねばならない。そうでないと，やがて君は，彼がこの建物の中へ入ることを禁止しなければならなくなる」
　「もう少し時間を下さい。先生の来院は，少なくなっています。それは病人がこの世界へ別れを告げることなのです。誇りの傷口を閉じる助けになるのです。自然に終末を迎えようとしているのに，なぜ無理強いをする必要がありますか？　もうそんなに長くはかからないでしょう……」マドレナーは答えた。
　ツェトキンが口を挟んだ。
　「そうかもしれない。しかし，君も巻き込まれることを忘れないように。君の主権が侵害される。君にも危険が及ぶ」
　「ツェトキン教授，もし私が，あの老紳士を路上に放り出すことによって主権を守らねばならないとしたら，私の主権の前途は悲しいものです」とマドレナーは答えた。
　ツェトキンはまた肩をすくめた。
　「好きなように。どうなるか待ってみよう。だが，他の多くの者がこれを長びかせるのを好まないので，心配している。……」

　この頃，パウル・ヴァンデルはハル博士に，人民教育省で決定した寛大な経済的供与について話し合うために，ザウエルブルッフに会うように指示した。ヴァンデルは，速やかに恩給を実行すれば，ザウエルブルッフのシャリテ訪問は終わる，と考えたのであろう。
　解任の日の痛烈な非難のあとであるため，ハルはこの役目を引き受けるのに不安であったに違いない。
　彼が訪問した時，ザウエルブルッフは自宅で静かに座り込んでい

た。重そうな古い，編んだ上着に，着古したシャツを着ていた。ハルは言った。

「閣下，私はヴァンデル大臣から，退職に伴う具体的な側面について話し合いをするように言われて参りました。シャリテの再興へのひたむきなご努力に鑑み，大臣は閣下には普通の恩給より増額すべきだ，と信じております。大臣は，あなたが経済上の憂いなしに今までどおり生活していけるよう，また閣下の個人的なご計画どおりに生活ができるよう，さらに学問上の業績の総まとめを執筆していくことができるよう，手配したいと考えております」

ハルは『個人的なご計画』とか『総まとめの執筆』という棘のある言葉を，意識しなかったかもしれない。だがザウエルブルッフにはこれらの言葉が，わが身を置いてきた領域，『外科』と『教室』から断ち切られ，これらの領域は彼に永遠に閉ざされるという事実を，残酷に印象づけた。

ハルはザウエルブルッフが放つ不信と敵意を，見過すことはなかった。しかし，ヴァンデルの提案の説明を進めた。もし引退後の住まいを東ベルリンとするつもりならば，家屋，車，3,500東ドイツマルクの年金を用意するというものであった[*10]。

「君が提案したのは，ほんのわずかの額ではないか？」自分の運命の意味を十分把握できずに誇りを傷つけられ，ただひたすらに憎悪の念を込めて，ザウエルブルッフは答えた。そしてその場で，申し出を拒絶した。彼に仕事をしてもらいたい，と望んでいる病院がたくさんある，お慈悲を望まないし，必要ともしない，と言った。

西ドイツかあるいは外国に，いかに高名な外科医といっても，74歳の外科医に対して，ザウエルブルッフが持っていた地位の半分の収入の職を提供する病院が，本当にあるのかどうか，ハルは即座に

[*10] 訳者註：ザウエルブルッフは西ベルリンのグルーネヴァルトに住み，毎日自動車で東ベルリンの大学病院シャリテに通っていた。

判断することができなかった。それにそういう病院があったとしても、その院長はザウエルブルッフの状態を、直接会ってみるか、調査して知ったならば、提案を直ちに引っ込めるだろう、とわかっていた。

ハルは何も言わなかった。病んだ老人を落ち目の時に蹴飛ばし、その夢を破壊するのは、彼の仕事ではなかった。時が解決してくれるだろう、と考えて言った。

「閣下、私はただ大臣の提案をお取り次ぎしただけです。もちろん受け入れなさろうと、拒絶なさろうと、それはまったく閣下のご決定です。大臣にご決定を報告する以外は、何もできません。しかし大臣はこの提案について、よくお考えになる時間を、喜んでくれるでしょう。そして、閣下が希望される時にいつでも、話し合う用意がある、と確信しております」

「熟考の余地はない。僕はグルーネヴァルトの家にとどまる」とザウエルブルッフは冷やかに言った。

数日後、ザウエルブルッフはシャリテへ最後の登院をした。この出来事に２つのまったく違った証言がある。

ある者は、ザウエルブルッフは単に、それからシャリテへ来るのをやめた、と言っている。

他の者はこう言う。彼はいつもの調子でやってきた。しかし自分の部屋に通じる扉を開けようとしたが、錠がおろされていた。顔に不可解な表情を浮かべて、しばらく立っていた。困惑しながら、あたりを見回した。それからゆっくり向きを変え、建物から出ていった。

さらに別の証言によると、彼は翌日、もう一度やってきた。そして扉が施錠されているのを知った。しばらくうなだれていた。そして踵を返して出ていった。その後二度とやってくることはなかった。

扉に誰が錠をおろしたのかについて、知る者はいなかった。

第6篇

新しい仕事の場

1．私立病院からの招聘

　ザウエルブルッフが他の病院から招聘される可能性について，ハルは否定的だった。しかしそれはあった。たとえ精神的に，そして肉体的にも極めて健康であったとしても，74歳の外科医を，どこの国，どこの市，どこの大きな公共施設，どこの重要な私立病院が，外科医として雇い入れようとするだろうか？　さらに，彼はシャリテの絶対的な支配者で，その王者の地位，帝王のような振る舞いは，医学界ではよく知られている。その老人に，名声にふさわしい新しい職を喜んで提供するところがあるだろうか？　ドイツの多くの医師は，過去においてザウエルブルッフの圧倒されるような人柄や暴君のような行動の前に，脱帽していた。多くの者が崇拝した。しかしそのうち何人が，今や力も健康も損なわれてしまった独裁的な老人が，新しい王座に登るのを助けるだろうか。

　ザウエルブルッフは病人である。その病気の本質は，今後の外科の仕事を絶対に禁ずるものだ。これを考えないとしても，もしシャリテを"辞任"した時の劇的な状況を知ったとしたら，責任ある施設は彼を雇用するであろうか？

　それにもかかわらず，私立病院からの申し出はあった。その背後に何があるかは明白である。その私立病院の経営者ないし院長は，シャリテで何が起こったかについて何も知らなかった。ザウエルブ

ルッフの名前にひきつけられ，その名前が病院を有名にし，それによって新しい患者が集まるだろう，と思ったのだ。ここにもまた，神話に屈する人間がいることがわかる。しかし彼らさえも，ザウエルブルッフの状態や，解任の内幕についての噂を聞くと，当然すぐに引き下がった。

　しかしなお招聘は続いた。ヴィースバーデンから，あるいはその後の1951年の春には，シリアのアレッポーの病院からである。どれだけ遠方までザウエルブルッフの名声が轟いていたかを示すものである。さらに別の病院の申し出は，その病院の経営者の1人である院長が，ザウエルブルッフと夫人に直接会った後にも，なお続けられた。

　そこは最近開設された小さな私立病院で，グルーネヴァルトのデルブリュック街にあった。ザウエルブルッフの家の近くである。院長は自称"教授"のユリウス・ユングブルート博士で，ほんの数カ月前にベルリンにやってきた。ユングブルートはマルゴット・ザウエルブルッフ夫人を訪ね，その後ザウエルブルッフ本人と会った。そして彼の病院を，ザウエルブルッフが診療したり，手術をする場所として提供することを申し出た。ザウエルブルッフと数回話し合ったあとでさえ，それを繰り返した。

　辞任後の数週間，ザウエルブルッフと最も近い関係にある人々がどのように苦労したかについては，詳しくはわからない。ザウエルブルッフの周囲の人々の証言には，非常に大きな食い違いがあった。この老人と最も近い関係にある人々は，知っておくべき重要な課題，つまりザウエルブルッフに手術をさせないこと，外科医としてはどんな職をも引き受けさせないということ，これが最大の課題であることを認識していたのであろうか？　その他に考慮すべき問題，たとえば財政的困窮，ザウエルブルッフの名声などは，この課題に比べると副次的なものである。外科医としてのザウエルブルッフは，社会の脅威であった。

1. 私立病院からの招聘

　家族はこれらを制御するのにたいへん困難な状況にあった。マルゴット・ザウエルブルッフ夫人は家の経済的負担を軽くするために，医師として働いていた。このためほとんどの時間，家にはいない。しかし素晴らしい，知的な妻として，すべての時間をザウエルブルッフに捧げることができた時代でも，彼の強い意志や，自己中心的な傾向を阻止することは極めて困難だった。

　不満と憎悪に満たされながら，ザウエルブルッフは辞任を強制されてから数週間，多くの旅行をした。退職のすぐあとでは，不当に取り扱われたと信じ，彼の名誉のためにと，いろいろな医学会が講演に招待した。このような機会の1つとして，以前の助手であったシリング博士に伴われ，ハノーバーへ講演に行ったことがある。

　ハノーバーの医師たちは，偉大なザウエルブルッフの医の哲学についての講演を聞くために集まった。その大部分はベルリンで流れている噂について，何も知らなかった。ザウエルブルッフがベートーベン・ホールの壇上の演台に上ったときも，過去数年間に繰り返された情景が見られた。ザウエルブルッフはきびきびと屈託なく，姿を現した。用意した原稿で話しはじめた。これは今までに学生たちに話してきた講演で，はじめはなめらかに演説した。しかし最初の頁を終わってから，脈絡がなくなってしまった。

　最初のうち聴衆は，彼が一時的な混乱に陥ったものと思った。熟練した講演者でもときに襲われるものだが，すぐに元に戻る，と。しかしそれから意味がまったくわからなくなっていった。最初にザウエルブルッフは原稿の行を間違えた。それから頁が飛んでしまった。数分間のうちに，もはや筋の通った文章を話せなくなった。

　聴衆の中には，ザウエルブルッフが彼らを熱情の波に乗せる最高の講演者であることを，知っている医師もいた。その人々は，悲しみと恐怖に襲われた。医師であるから，すぐにこれが脳動脈硬化症によるものであると診断した。突然シャリテから引退した本当の原因を理解した。そして恐怖と同時に，ザウエルブルッフの周囲の人々

の中に，彼の状態を公開してしまうのを防ぐ人がいないのに驚いた。聴衆はこの混乱の複雑な背景について何も知らなかった。ただこの恐ろしい状態を見て，出席者が，とくに報道関係者が同情して沈黙を守ってくれること，そしてザウエルブルッフの友人や家族が，今後は公衆の前に彼を出さないようにすることを，望むのみであった。

　一方ザウエルブルッフは，自分のやった大混乱について何も感じないように，演壇を降りた。医師の何人かが会場にいたジャーナリストに，事件を秘密にしてくれるように懇願した。

　こうして，この時の話は公表されず隠された。ザウエルブルッフの近親の人々，とくに下の息子は，まだ彼が演説ぐらいできる状態であり，そうすれば外科手術をやりたいという気持ちをそらし，さらに財政上の苦境を救う一助ともなる，と考えていたようだ。しかし当然，このような道は閉ざされた。公開の席へ現れることは，さらに惨めな状態に導くだろう。

　その後すぐに，ザウエルブルッフは外科医の資格で，グルーネヴァルトのユングブルート博士の病院に職を得た。これを知って，彼の健康状態を知っている人は皆，衝撃を受けたに違いない。

　後になって，ユングブルートはザウエルブルッフと関係したことで非難された。この問題と関連して，ユングブルートの経歴や，この病院設立の経緯を知っておく必要がある。

　ユングブルートはドイツで医学を学んだ。しかしその後，外国，主として南アメリカでかなりの年月を過ごした。いくつかの点で，彼は当時の医学の常識を逸していた。たとえば虫垂炎の治療について，認められている治療方針に反対していた。急性虫垂炎を手術するということは，数十年前から受け入れられている。しかしユングブルートはモルヒネを使用する保存的治療を主張し，実行してきた。彼はこの治療法の方が遥かによい，と争ってきた。ただ医学界には，

1．私立病院からの招聘

それに動かされる者はいなかった。

　1932年に，ユングブルートはデッソーの近くのケーテンに，小さな私立の診療所を開いた。数年のうちにこれを55床の病院に拡げた。この拡大の中心となったのは，若くて，エキゾチックで，有能で，野心的な彼の妻であった。ケーテンでは，病院の事務から，X線室も担当し，さらに大きな手術の助手もした。1939年に夫のユングブルートが空軍に徴用され，病院も空軍に接収された時も，なおこの病院を運営していた。戦争が始まり，ユングブルートと妻は離ればなれになった。しかし彼女は病院に残り，仕事のうえでは夫と離れなかった。

　1945年にユングブルートがケーテンに戻った時，この町はロシア軍に占領されていた。それから2年半にわたり，彼と妻はこの病院を続けた。患者は大部分がロシア人だった。病院はロシア軍の管理下にあったが，ユングブルート夫人は，果敢で巧妙な策略を繰り返して，病院の設備を西ドイツに移動することに成功した。ソビエト兵の目の前で，少しずつ，医療器材を西へ行くトラックに積み込んだ。彼女はほとんどの場合，この移送に同行した。いつも重い荷物を持ち，何度も東西の境界線を違法に越えた。恐れ気もなく，秀れた知能と女性の魅力を発散させ，兵隊，境界警備兵や警官を魅了して，目的地に向かった。

　1947年の大晦日の夜，彼女は家具の大部分を，電気のスイッチからドアの取っ手までも，トラックに積んだ。その間ユングブルートは，ロシアの警備兵を病院の向かい側の家に招待し，ウォッカを執拗に勧めた。積荷は西ドイツのオステロードとバート・ヴィルドゥンゲンに無事に着いた。その夜ユングブルートと妻は，身の周りの品をスーツケースに詰め，ケーテンを去った。2人は大した困難もなく境界を越えた。ユングブルートはミュンヘンへ行った。

　妻は自分が持ち出した病院の器材が，たとえ一部は旧式で，戦時中も戦後も取り替えたりしていなかったので使い古しではあるが，

それでも貴重な資本であることを，知っていた。戦争による破壊や戦後の接収で，急に病院や病床の不足が生じている。ごく粗末な設備でさえ歓迎された。西ドイツのどこであっても，ある程度の病院を開設するのには好時期であった。

そしてユングブルート夫人には先見の明があった。一番ひどく破壊された西ベルリンに病院を開設するのがよい，と考えた。市の重要な病院の大部分は，東ベルリンにあるからだ。西ベルリンなら，許可は容易に下りるだろう。すぐに彼女はベルリンに向かった。そして外科病院の開設許可書を得て，グルーネヴァルトの古くて放置されていた家を借りた。この家は，以前フォン・ヴィッツレーベン元帥のものであった。建物はどちらかと言えば，陰気でさびれていたが，いくつかの大きな部屋があり，簡単に病室に変えることができる。

ケーテンから西ドイツへ持ち出された貴重な器材は，もう一度西ドイツから東ドイツを通り抜け，西ベルリンへ輸送された[*11]。またもユングブルート夫人は，境界の警備兵の目をごまかした。1949年の秋，ザウエルブルッフの解任の数カ月前に，ユングブルート夫人は，新病院を28人の患者を収容できるように整備した（**図28**）。ほんの仮病棟であり，手術室にはどうしても欠かせないものだけし

[*11] 訳者註：1949年頃の地図。西ベルリンは東ドイツにあるため，西ドイツ領ではなく米・英・仏の信託統治領であった。

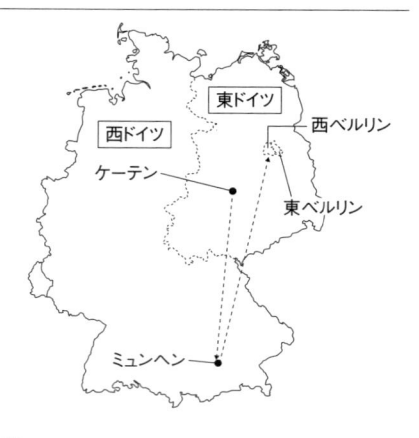

1．私立病院からの招聘

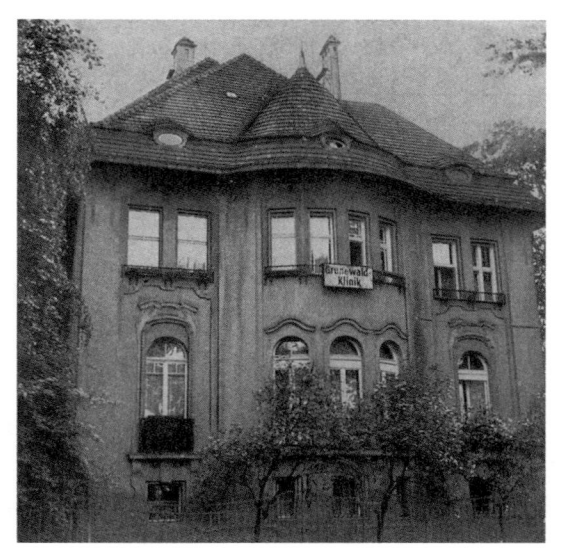

図28 ユングブルート博士のグルーネヴァルト病院
ザウエルブルッフがシャリテを辞めてから勤めた

かない。しかしそこで手術はできる。この時点でユングブルートはベルリンに来て，院長となった。

　これが新しいグルーネヴァルト病院設立の背景である。外部の人々には，シャリテという高い栄誉の場からこの取るに足らない小病院での仕事は，異様な，悲しい状況に思えたかもしれない。後にユングブルートはザウエルブルッフの有名な名前を使い，自分の新しい無名の病院に，ザウエルブルッフを崇拝しているプライベートの私費患者を誘い込むために招聘した，と非難された。これに対して，ユングブルートは繰り返し抗弁した。判断力のないザウエルブルッフを利用するなどとは，考えてもいなかった，その反対に彼の病気を軽く見ており，裏切られたのだ，ベルリンへ来たばかりで，ザウエルブルッフの解任の理由についてまったく知らなかったのだ，と断言した。

第6篇　新しい仕事の場

　ザウエルブルッフの親戚や友人たちもまた，それを止めるのに動かなかった，と強く非難された。なぜユングブルートの病院で仕事の場を得るのを，阻止する手段を取らなかったのか，あるいはユングブルートになぜその事実を知らせなかったのか，と。

　マルゴット・ザウエルブルッフに関する限り，それはこの困難な状況の下では不可能であり，手段は取れないと思われる。実際シャリテの医学部全体がかかっても，ザウエルブルッフの意志や性格を，抑えることができなかったのだから，彼女1人でこの荒々しい病人の行動を阻止することができるわけはない。その後になって，彼女はシャリテでの多くの出来事は知らされていたけれど，最も悪い過誤については聞かされていなかった，ということがわかった。事実彼女は，前の結婚の時の娘の甲状腺の手術を，すでに危機に瀕したシャリテで，ザウエルブルッフにしてもらっている。絶望的な境地にあり，病院と関係がなくなることが夫に何を意味するか，という事実を知っていたので，ユングブルートとの交渉を止めようとはしなかったのだ，と夫人は弁解している。彼女はこの病院がザウエルブルッフに，仕事をしているという幻想を与えることができたら，と思った。実際にはただの看板にすぎなかったのだが。

　さらにマルゴット夫人は，皆は非難するが，誰一人として助けの手を差しのべようとする人はいなかった，ということを指摘した。長年ザウエルブルッフを英雄としてきたドイツの外科医やすべての医学者は，この期間一体どこにいたのか？　有名な，重要な地位にある同僚たちは，どこにいたのか？　政府や公衆衛生当局はどこにいたのか？　病めるザウエルブルッフが働くこと，そして病人や同僚に危険を与えることを防ぐために，財政上の援助をしただろうか？　まったく何もしていないのだ。

　ザウエルブルッフとグルーネヴァルト病院との関係について，1950年1月7日付のベルリンの新聞『アーベント』紙は，次の記事

を掲載した。そこにはザウエルブルッフの談話も含まれている。

『ベルリンを離れようと計画しているという噂は誤っている。シャリテを辞めさせられた後，私は外科医としての仕事を，ユングブルート博士と共同して行うことにした。西ドイツおよび外国からいろいろな申し出があったが，20年にもなるベルリンでの仕事を辞めるつもりはない。デルブリュック街にある新しいグルーネヴァルト病院の執務室で，ザウエルブルッフ教授は「アーベント」紙に対してこのように発言した』

さらに記事は続く。

『手術室の器材はことごとく現代外科の基準に合う，とザウエルブルッフ教授は満足していた。そして新しい仕事にたいへん喜んでいる，私立病院は規模が小さいが，大きな病院よりもそれぞれの患者に対して力を注ぐことができる，と語った。短い，自分が望んだわけではない休職期間が終われば，この市全体の患者を助けることができるだろう，と』

その記事は，偉大な外科医が示す『筆舌に尽くしがたい活力』について述べ，ベルリン市民は今後も彼の偉大な技術によって，多大の利益を得ることができるだろう，と結んでいる。

これについても，記事の責任者は誰か，またザウエルブルッフが記者にこのようなことを言ったとすれば，誰が記者会見の場を用意したのか，が疑問として残る。ユングブルートが自分の病院とザウエルブルッフとの関係を，知らせようとしたのだろうか？ ザウエルブルッフの真の状態について偽った印象を与えることに反対する医師が，1人もいないのはなぜなのだろうか？

以下のことは確認できた。
1950年1月7日以降，ザウエルブルッフは毎日1人でヘルタ街か

第6篇　新しい仕事の場

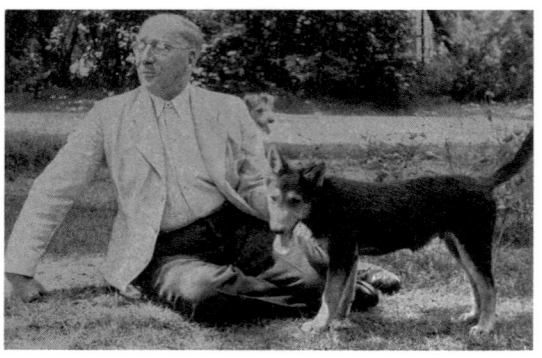

図29　愛犬ムルケルとザウエルブルッフ（1950年秋）

らビルマルク通りへ下っていった。そこで左へ折れ，フーベルトゥス湖にかかる橋を渡る。少し先に進み，また左へ曲って目的地のデルブリュック街に着く。ユングブルートの病院のある13番地の前で立ち止まる。建物はがらんとして寒々とした庭の中にあり，灰色で色あせている。

　はじめのうちはこの毎日の行動は，かなり規則正しく朝の9時に行われた。しばらくして時間が変わってくる。ザウエルブルッフのかわいがっていた黒犬（**図29**）がよく傍らを走っていた。

　通りすがりの人が，平凡なオーバーと古びた帽子を被った歩行者を振り返って見る。この時のザウエルブルッフの顔は，あの有名なベルリンの画家マックス・リーバーマンが何年か前に描いた肖像画の顔（**図30**）とそっくりだった。

　老人は庭の小路を抜け，平らな石段を昇って玄関に入る。暖気が顔面に当たり，凍えた手足にしみ通る。

　言うまでもなくユングブルートと妻は，ザウエルブルッフを鄭重に処遇するように努めた。もちろんこの病院には，シャリテのような車寄せはない。到着を知らせる守衛もいない。迎えるレジデントも，助手もいない。回診に随う医師もいない。しかしユングブルート夫妻はザウエルブルッフが病院へ入ると，いつも挨拶に来た。そ

1. 私立病院からの招聘

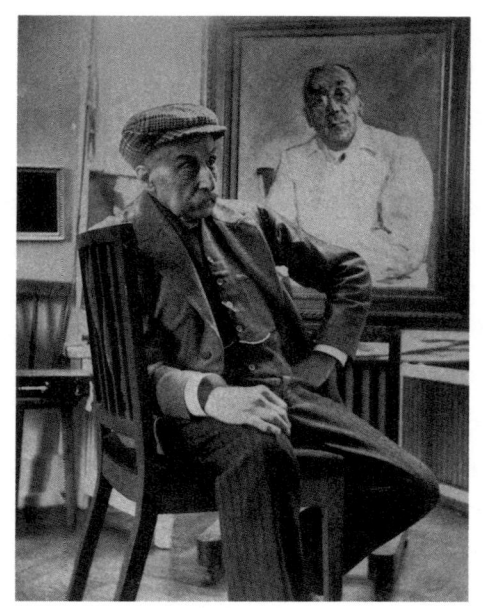

図30 画家マックス・リーバーマン
（1847〜1935）
彼が描いたザウエルブルッフの肖像画の前で

してザウエルブルッフが病院の少ない病室を回診する時には，出られる従業員に集まるよう命じた。しかし人数が少なく，あまり大した見ものにはならなかった。ユングブルート夫妻，ケーニー看護婦，イレーネ検査助手，それに1人か2人の見習い看護婦が集まった。

その頃すでに，ザウエルブルッフは現実から切り離されており，もはや昔の世界と今の自分の世界の間にある大きな隔たりを，認識できなかったのであろう。マドレナーに浴びせたような咬みつくような痛烈な言葉が，徐々に囲まれてくる暗黒の中で，ときに火花を発するだけだった。

ザウエルブルッフは病院に着くと，まず診察室へ行く。貧しい健康保険患者の診察のための場所で，階段の左側にある。広いが，ど

ちらかというと陰気な部屋だった。窓際にユングブルートの机，暖房器の近くに寄せて肘かけのついた椅子が置いてある。ザウエルブルッフはこの椅子をとくに好んだ。暖かさを欲していたので無理もない。ヘルタ街の家では，暖房が使われていなかった。輝かしい経歴の最後の日々であるのに，寒い日にはこの74歳の老外科医は，暖をとるために服を着たままでベッドに入らねばならなかった。寝室の上の明かり窓には，戦争末期以来ガラスがなく，今も厚紙で塞がれている。浴室には，ありあわせの煙突がついた小さな鉄製のストーブが置いてあった。特別に寒い日に，少しだけ火を燃やすための石炭しか，家にはなかった。

　ザウエルブルッフの妻マルゴットは，マルチン・ルター病院で働くために，いつもザウエルブルッフが起きる前に家を出た。家政婦アグネス・ツラウスキイが今も家に残っていた。しかしザウエルブルッフの辞任が取り消しできないと知って以来，彼女はすっかり変わってしまった。家族の経済の困窮と，それについてザウエルブルッフに自覚がないことに対する怒りは，もはや抑えられないかのようだった。それでも毎日朝食を用意し，料理をしたが，何週間も一言も口をきかなかった。彼女が口を開いた時には，激しい非難が飛び出した。もはや主人の癇癪を恐れなかった。何でも許し，困難に耐えてきたが，今では有名な主人を誇りに思わなくなった。家事の切り回しのほとんどは，彼女にかかっており，過労で寒さに苦しんでいた。その態度は，彼女の仕事にかかっている家庭を，ますます陰気に，惨めにした。この家の以前の雰囲気は，急速に消えてしまった。冷たく，不親切となり，ザウエルブルッフはここを逃げ出したいと思っていたに違いない。

　このため毎朝，ザウエルブルッフはユングブルートの診察室の暖房の近くに座り込んだ。以前はいつも朝食の時，果物，たいていはアグネス・ツラウスキイがむいて四つ切りにしたりんごを食べていた。今ではオーバーのポケットにそのりんごを入れ，診察室へ持っ

てきた。朝食の場の孤独と，家の冷たさに耐えられなかったからである。寒さによる手のこわばりが取れたあとで，りんごを切った。その1片をユングブルート夫妻にも勧めた。2人はいつも断わったので，自分で食べていた。それが済むと，彼は言った。
「さて，僕の患者はどこにいるのかね？」
　もしザウエルブルッフの名前が，患者を，それも裕福な私費患者を病院へ呼び集めるとユングブルートが本当に思っていたならば，最初の数週間で，残念ながらそれは失敗だった，と思い知らされたことだろう。シャリテで最後の最後までザウエルブルッフでなければ，と言い張りつづけた私費患者は，ごく少数の例を除いては，東ベルリンやソビエト占領地区から来た患者だった。今やベルリン市がまっ二つに分断され，次々に障害ができて，その患者は，東ベルリンの大学病院シャリテにしか行けなくなった。そこで彼らは，シャリテの名のある他の外科医に頼るようになっていた。

　ザウエルブルッフがいるという新聞記事によってグルーネヴァルト病院にやってくる患者は，主として東部の患者だった。大部分は西ベルリンの医師に診てもらえない健康保険の患者である。彼らには金がなかったが，過去の経験か噂で，ザウエルブルッフがたびたび無料で，貧しい人々に治療していたことを知っていた。西側の医師にかかる費用はなくても，ザウエルブルッフが，『君は持っていないのかね？　よろしい。それなら何も支払わないでいい』と言ってくれることを期待していた。一方，ザウエルブルッフは，今もなお帝王のように寛大に振る舞える余裕がある，という悲しい幻想の中に生きていた。患者の期待は裏切られなかった。
　このような寛大さがユングブルートに何を意味するか，ザウエルブルッフにはまったく考えが及ばなかった。チューリッヒに在職中からすでに，病院の財務問題には興味がなかった。
　ユングブルートにとっては，ザウエルブルッフがそうしたいなら，

無報酬で働くのは自由であった。しかし私立病院というものは，一種の営利企業でもある。もしザウエルブルッフが手術をしたら，彼は病院の器材を用い，患者は病院のベッドを占有する。患者か，あるいは健康保険組合が支払ってくれることが期待できないのに，看護を受け，術後の治療を受ける。何週間か入院していなければならないかもしれない。自分に何が襲いかかってきたかに気がついた時，ユングブルートは驚いたことであろう。

　ユングブルートがベルリンの医学界への新参者であったため，ザウエルブルッフの衰えについての噂を少しも気にとめなかった，という話が本当だとしても，医師であるのだから自分自身の誤解を悟るのに，長くはかからなかったことだけは確かである。

2．手術映画の撮影

　1950年2月13日，グルーネヴァルト病院である事件が起こった。苦闘している小さな病院の内部で展開したこの事件は，ザウエルブルッフと彼を巡る周囲の人々の関係を，よく示している。

　手術室ではムーヴィトーン・ニュース社の10個のスポットライトが，強い光を手術台に当てていた。仕事着をつけた照明技師数人が，それを操作している。撮影用のカメラは焦点を手術台に合わせてある。ベルリンの映画撮影技師ヘルベルト・ケーベルマンと，スチル写真撮影技師ヘルベルト・イェッセが撮影の用意をしていた。

　手術台にはすでに麻酔がかかり，手術の用意のできた40歳の肥満した女性が横たわっていた。手術台の頭のところにユングブルート夫人が立ち，麻酔を管理している。そしてケーベルマンとイェッセにうなずいてから，こう言った。

　「準備ができました。先生，お出で下さい」

　この場面になるまでの裏話は，次のとおりである。ケーベルマンは最近ムーヴィトーン・ニュース社のベルリンの撮影技師となった。ザウエルブルッフが注目を集めているので，手術を映画に収め，この偉大な人の短いドキュメンタリー映画を作ろうと考えた。世間の人々と同様に，この技師も真実を知らないので，ザウエルブルッ

フがなお手術の天才であると想像していた。

　しかしケーベルマンは，ザウエルブルッフの気性のこと，そして医師でないものが医学の世界に干渉することに，強い反感を持つことを聞いていた。この点で，ザウエルブルッフがカメラやライトを持って手術室に入ることを許可する望みは，ほとんどないと思っていた。それでもこの問題について，ユングブルートに打診してみた。ありがたいことに，ユングブルートは反対しなかった。逆に大いに協力的であった。ザウエルブルッフがグルーネヴァルト病院で手術している映画があれば，素晴らしい広告になる，とユングブルートは感じたのだろう。ケーベルマンにはそれがわかった。ユングブルートはケーベルマンに警告した。

　「もちろん，君は知っておいてほしい。ザウエルブルッフ教授は怒りっぽく，自分のやり方を決めているので，撮影によって邪魔される，と思うかもしれない。ザウエルブルッフとは仲がよいのだが，たとえ彼が，私を喜ばせるために手術の映画を撮ることに同意していても，最後の瞬間に気を変えるかもしれない。もし彼が君に友好的ではなかったとしても，驚かないように……」

　「いいです。それは大丈夫です」とケーベルマンは答えた。

　「それなら結構だ。できるだけのことをやってみる。我慢できれば，きっとやれるだろう」

　数日後，ユングブルートからケーベルマンに電話があった。照明技師が器材を病院の2階へ上げて手術室に入れ，映画を撮る準備をしてよい，と言われた。しかし手術室内でどのようにすべきかについては，何の指示もなかった。どこででもやるように，彼らは準備して待った。そこへユングブルートが，失望するような知らせを持ってきた。

　「すまないが，ザウエルブルッフ教授の機嫌が悪い。君たちはここにいても意味がない。君たちを放り出すだろう……。だが，照明器材はそこへ置いておきなさい。次の機会にもう一度やってみよう」

2．手術映画の撮影

　ザウエルブルッフが本当に機嫌が悪かったのか，あるいは病気の発作があり，ユングブルートがそれを他人から隠そうとしたのか？　ユングブルートはどこまでザウエルブルッフの本来の状態を知っていたのか？　部外者に見せてはならない突発事故が，手術の最中に起こるかもしれないという危険を，認識していたのであろうか？

　二度目にケーベルマンは部下を連れてやってきた時にも，ユングブルートに同じ理由で追い返された。しかしケーベルマンは激しい，癇癪を起こしやすいザウエルブルッフについていろいろと聞いていたので，延期の背後に，この偉大な老人のむら気などより遥かに大きなものがある，ということは思いもしなかった。

　ついにケーベルマンは，この1950年2月13日にグルーネヴァルト病院に来てよい，という三度目の連絡を受け取った。今日はついている，ザウエルブルッフの機嫌はよい，しかし自分では手術をしようとしない，ユングブルートがザウエルブルッフに助手をしてもらい手術をする，と言われた。

　「手術は腎結核の女性の右の腎臓を摘出するものだ。君は今すぐ手術室に入って，器材を用意しておきなさい。ザウエルブルッフ教授と私は，間もなくそこへ行く」

　ケーベルマンは感謝した。ゴールが直前に迫って，大喜びだった。だがザウエルブルッフ自身が手術しないことは，残念だったろう。そしてこの有名な人物が，ユングブルートのような，いわば二流の医師の助手をすると聞き，驚いたことだろう。しかし彼は，その背景については何も知らなかったので，深く考えなかった。

　「ザウエルブルッフ教授が手術をなさらないのでしたら，手術の前に大きなレントゲン・フィルムを持っているシーンを撮らせてもらえませんか？　できれば病気にかかった腎臓の写真を？　それをまとめれば，どんな手術が行われようとしているか，ドキュメント

として見せることができますから……」と頼んだ。
「わからないが頼んでみよう。約束はできないが……」とユングブルートが答えた。

　ここから1950年2月13日のグルーネヴァルト病院手術室のドラマが始まる。
　右側腎臓摘出の体位をとり，覆われて横になった患者に，スポットライトやカメラが向けられていた。
　手術室の扉が開いた時，ケーベルマンは後日になって，ザウエルブルッフが入ってきた時の細かい描写をすることができないほど緊張していた。ザウエルブルッフの名前は，彼の判断力と観察力をぼんやりさせるほど大きかったのだ。ユングブルートの傍らに見たのは1人の老紳士で，その顔かたちは，写真で見たことのあるものと一致した。ザウエルブルッフは彼とイェッセを見てから言った。
「やあ君たち，ここに来て何をしてほしいのかね？」
　ケーベルマンは一息ついた。ユングブルートと目を交わしてから，レントゲン・フィルムのことを頼んだ。ザウエルブルッフは一瞬ためらった。それからフィルムを持って，手渡すばかりにしているユングブルートに，一言も言わずに近づいた。ザウエルブルッフは自分のシーンを撮らせた。それから後は，撮影チームのことは無視した。
　ケーベルマンは撮影カメラを動かした。イェッセはスチル写真を撮った。できるだけ沢山の手術の様子や，ザウエルブルッフを撮影しようとした。2人は患者に近づき，さらに近接したが，叱責はされなかった。
　はじめはすべて静粛に進行した。ユングブルートが罹患し周囲と癒着した腎臓を露出していく。彼はゆっくりと注意深く手術を進めた。ザウエルブルッフは器械を渡したり，手術野へ手を伸ばしたりした。

しばらくしてザウエルブルッフは前に乗り出し，落ち着きがなくなり，顔をまっ赤にした。明らかにカメラマンのことは忘れてしまった。カメラはさらに手術台に接近した。大きく開いた手術創の中が見えるまで近づいた。ザウエルブルッフはさらにいらいらと落ち着かなくなってきた。

　罹患した腎臓がはっきりと見えるようになった。ケーベルマンやイェッセにも，次には腎臓に血液を供給している血管を露出して，それを切り離すのであろう，とわかった。しかし血管はまだ見えなかった。癒着によって視野が確保できない。

　この瞬間，ザウエルブルッフが声を上げた。しびれを切らし興奮して，指さした。顔面を紅潮させ，ユングブルートに向かって怒鳴った。

　「何をしているんだ？　何を探し回っているんだ？　早く切れ！」
　ユングブルートのやや肥満した顔は青白くなり，それから赤くなった。しかし剝離は止めなかった。

　「これでは何も見えないのが，おわかりになりませんか？　もしここで切ったら，患者は出血して手術台の上で死ぬでしょう」とささやくように言った。

　「たわごとを言うな！　君には手術はできん」とザウエルブルッフが言い返した。

　ケーベルマンやイェッセには，この口論の意味がよくわからなかった。もしシャリテでの様子についてうすうすでも知っていれば，ザウエルブルッフが自分の生涯の基本的信条であった外科医の強行方針を示しているのだ，と気づいたかもしれない。手，眼，判断などの確実さが，彼の輝く業績の基礎を作ってきた。それが脳動脈硬化症で損なわれてくれば，外科医の強行方針は恐ろしく危険なものになる。もしザウエルブルッフがメスを手にしたら，新しい災難が迫ってくることがわかったはずだ。

　しかし実際は，ザウエルブルッフの病気について何も知らなかっ

第6篇　新しい仕事の場

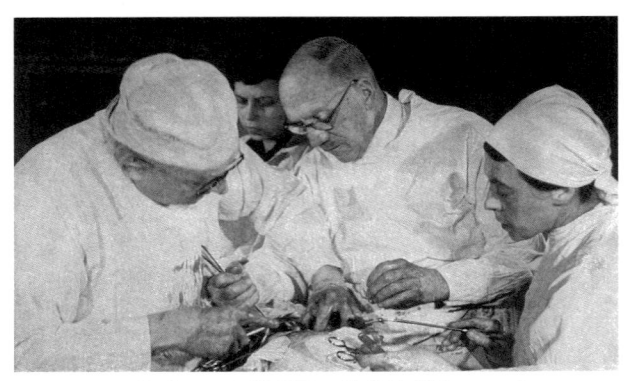

ユングブルートが執刀，助手はザウエルブルッフとユングブルート夫人

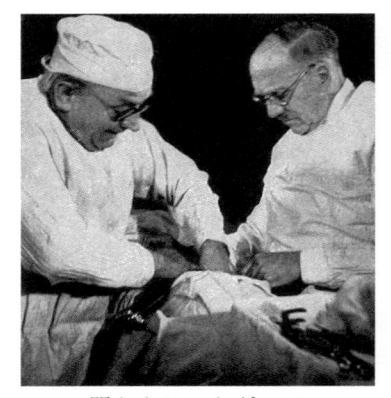

明らかにいらだっているザウエルブルッフ。激怒し手術台を離れる直前

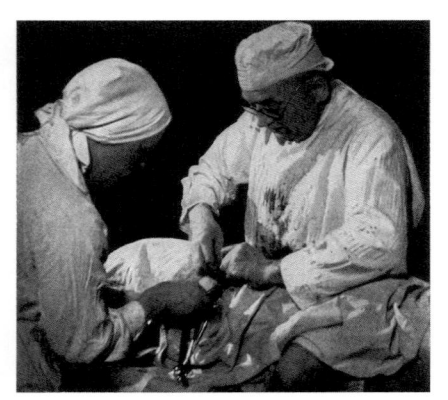

ザウエルブルッフの退室後，手術を終わりまで続けるユングブルートとその夫人

図31　1950年2月13日にグルーネヴァルト病院で行われた腎臓摘出術

たし，最近の数カ月の話も知らなかったので，邪魔をしている原因は自分たちに違いない，としか考えなかった。何か他にユングブルートに対するザウエルブルッフの不安，興奮，いらだちを，説明するものがあるだろうか？　本能的に彼らは少しうしろへ下がった。そうしているうちに，ザウエルブルッフはいっそう大きな怒声

2．手術映画の撮影

で，同じ指示を繰り返した。

「私が手術をやっています。責任は私にあります。あなたは助手をしているのです。助手の範囲を守って下さい！」とユングブルートが応じた。声をひそめていたが，撮影技師たちにもはっきりと聞き取れるほどの声だった。

数秒経った。

器具が1つ床に投げつけられた。

ザウエルブルッフはまっ赤な顔をして，しばらく立っていた。それからくるりと向きを変え，はっきりと憤慨の言葉を口にしながら，扉の方へ大股で向かった。扉を出たあと，大きな音を立ててそれを閉めた。

しばらくの間，息苦しい沈黙があった。ユングブルートは動作を止めた。夫人はまっ青だった。2人は当惑して技師たちを見た。

それからわれに返り，ユングブルート夫人は黙ってザウエルブルッフの代わりを務めた。そしてうしろにいた看護婦が前に出て，麻酔を受け持った。ユングブルートは手術を続けた（図31）。

しかし隠されている本当の理由を明らかにすることなく，この突然の口論と，手術の進行について言っておかねばならない，という気持ちがユングブルートにあったのであろう。

「ザウエルブルッフは大胆なだけだ。しかし君たちによく見えないままで大まかに切っては，よい映画にはならない」と緊張しながら，言って聞かせた。

それから黙って血管を露出し，それを結紮し，罹患して膿汁でいっぱいになった腎臓を，腹腔内から無事に取り出した。

ケーベルマン，イェッセ，そして照明係は，一様に落ち着きを取り戻した。この口論について考えるのをやめ，自分たちの仕事に集中した。すでにザウエルブルッフの撮影は終わっていたので，彼がいなくても，手術の残りをフィルムに収めれば，ほぼ完全なものが作れる。その意味で，成功したのである。

手術は間もなく終わった。患者は静かに呼吸していた。ユングブルートと妻は，患者の体位を変えようとしたが，重すぎてできなかった。ユングブルートはケーベルマンとイェッセに助けを求めた。2人は普段着なので，ためらった。結局は医師を手伝い，患者を楽な体位に変えた。

　だがそれが済んで，心配になってきた。ユングブルートがそのショックから回復したら，映画の公表を禁止するかもしれないし，フィルムを没収しかねない，という心配だ。そのため彼らは大急ぎで病院を離れた。ユングブルート夫妻とは一言も話さなかった。

　その後フィルムを調べたが，何か具合の悪いことが起こったとは思えなかった。もしあるとすれば，ユングブルートがひそひそと言った『責任は私にあります。あなたは助手をしているのです。助手の範囲を守って下さい！』である。ここだけはわからなかった。どうしてザウエルブルッフのような人物に，こんなことが言えたのだろうか？

　彼らには，とうとう理解できなかった。ニュース映画の関係者が，背景にある真実についていかに無知だったか，医学界の内情に無知だったかについては，数日後，ミュンヘンのムーヴィトーン・ニュース社本社にそのフィルムと一緒に送られた解説で証明される。それはこうなっている。

　『1月以来ザウエルブルッフ教授は，同僚のユングブルート教授と一緒にグルーネヴァルト病院で仕事をしている。外国からの熱烈な要請にもかかわらず，20年以上働きつづけてきたシャリテのあるベルリンに，とどまっている。医師として働くかたわら，広い経験に基づく知識を伝えるために，学生に講義をする。75歳の高齢にもかかわらず，彼は驚くべき活力，創造したいという衝動に，満ち溢れている。映画やその公開については，考えない。考えているのは，自分の仕事を妨げられずにやりたいということだけである』

2. 手術映画の撮影

　再び，神話が痛ましい現実に勝利した。遅くともこの時には，ユングブルートはどんな重荷と脅威を，ザウエルブルッフが自分の病院へ課しているのかに，気づいたのではなかろうか？　確かに彼は認識した。そしてこの時から，ザウエルブルッフを病院の仕事から除くことに全力を尽くしはじめた。だがその進め方はゆっくりしていた。ある意味では，マドレナー教授がシャリテでやらなければならなかったのと同じ，苦しい駆け引きが，また繰り返されたのだ。ただユングブルートの仕事の方が，いくらか容易だった。なぜなら，ザウエルブルッフの抵抗力は弱くなり，現実を認識する力も，はっきり減じてきたからである。

　もし患者がザウエルブルッフに手術してほしいと現れたら，単純に空いたベッドがない，と断わる。通常は朝早く，ユングブルートがただヘルタ街に電話して，伝えてもらう。『今日は先生に，という患者はおりません』，あるいは，『今日は予定の手術はありません。先生にお出で頂く必要はありません』と。

　それでもザウエルブルッフが実際に病院にやってきたら，追い出すことはできない。椅子に座ってりんごを食べても，止めることはできない。しかし無料で治療してほしいと，大先生を訪ねてくる患者には，扉は閉ざされた。面倒なことも起こっていた。ザウエルブルッフが誰彼構わず，どうなっているのか知らせろ，とあばれたこともあった。しかしベッドは塞がっているか，手術場が使用できないことになっていた。

　このような悲劇的な茶番が何カ月も続き，ついにザウエルブルッフの生涯は，さらに悲惨な局面に突入していくことになる。

第7篇

ゴーストライター

1．回想録出版の企画

　すでに述べたように，ザウエルブルッフの悲劇の大部分は，彼の名声に対する不滅の信仰によって作り出されたものである。その状況はいささか異様とも言える。

　1950年の早春，グルーネヴァルト病院の手術室や病室がザウエルブルッフに対して閉ざされた頃，多数の，ほとんどは貧しい患者たちが，ヘルタ街の荒れ果てて放置された家へ訪ねてくるようになった。グルーネヴァルト病院でザウエルブルッフの治療を頼んで断わられ，ザウエルブルッフの家の前に立ちつづけ，あるいは無理に入ってこようとするのである。ザウエルブルッフは病気であり，もう患者の治療はしない，とグルーネヴァルト病院で聞かされても，あるいは彼にはもう治療することが許されないのだ，と言われても，その気持ちはまったく変わらなかった。彼らはただザウエルブルッフの治療を求めた。彼がどれだけ光を投げかけてきたことか。

　このような状況は，ザウエルブルッフの身近な人々，とくにマルゴット夫人に新たな不安をもたらした。グルーネヴァルト病院が彼の安らぎの場であってくれたら，と皆が望んでいた。看板にすぎないとしても，仕事をしているという幻想だけであったとしても。幻想や自己欺瞞は，やがて挫かれるであろうが。

　確かに最悪の事態だった。患者が自宅へ押しかけてくる。そして

彼の外科への情熱をかき立てようと誘惑する。ザウエルブルッフが消毒もせず，不完全で旧式の器具で手術する。彼はますます手に負えなくなっていた。

こうした危険があって，マルゴット夫人が夫のために，何か新しい別の仕事を摑もうとしたのは当然である。彼の執念をそらせ，同時に収入の道を開いて，次第に増大する経済的困窮を救うようなものを求めたのだ。

その機会は，ザウエルブルッフの回想録を出版しようとする計画となって実現した。計画はザウエルブルッフの晩年において重要な役割を演じる人物の思いつきによるものである。アルベルト・シュヴェルトフェガーだ。

1945年4月29日，戦争終結に間近の日[*12]，シュヴェルトフェガーはベルリンのレールター街の監獄の囚人であった。自軍前線の士気を損ない，ヒットラーを侮辱したというのが罪状である。バート・エルスターの兵器工場で，彼は『愚か者，この数日のうちに死ぬぞ』と言い，それからリリー・マルレーンの節で歌った。

『明かり灯る総統官邸に，吊るされるナチの姿が，アドルフもその中に』

彼は逮捕され，1945年2月にレールター街の監獄へ収容された。4月29日までに同じような罪状で多数の者が処刑されている。その日，ソビエト軍の砲弾が監獄に命中した。

シュヴェルトフェガーはその混乱を利用し，逃亡した。うまくシャリテまで逃げ，そこの1人用の防空シェルターに隠れた。彼は追跡されていると信じていた。絶望が，あるいは幸運が，もしかしたら

[*12] 訳者註：1945年4月30日にアドルフ・ヒットラーが自殺し，5月7日にフレンスブルク仮政府が，連合国に無条件降伏した。停戦は5月8日に発効した。

ザウエルブルッフが助けてくれるかもしれない，と考えつかせた。シュヴェルトフェガーはこの有名な人物に会ったことはない。しかしどこかで，ザウエルブルッフがなぜかユダヤ人を守り，ヒットラーに対する本心を明かした，と聞いたことがある。これに望みをかけた。

　彼は看護婦が通りかかるのを待った。彼女は怪我人と思い，ザウエルブルッフが手術している地下壕へ連れていってくれた。すぐに新聞で見た写真から，彼にはザウエルブルッフとわかった。この有名な外科医は，負傷者の横たわっている手術台の前にいた。シュヴェルトフェガーが入った時，ザウエルブルッフは脊椎の周囲の筋肉を切開して，沢山の砲弾の破片を取り出しはじめた。

　シュヴェルトフェガーはザウエルブルッフが手術を終わり，壕から出るまで待った。そして外科医局の執務室のドアまでついていった。そこで死にものぐるいで懇願した。

「閣下，聞いて下さい。お助け下さい」

　その後のことについては，シュヴェルトフェガーが何度も繰り返し書いている。

「一体何だ？」とザウエルブルッフが詰問した。そしてシュヴェルトフェガーの話を聞くと，

「一緒に来たまえ」と無表情に命じ，部屋に入れた。どうなることか，とシュヴェルトフェガーが考える間もなく，髭剃りのための水を持ってくるように言いつけた。壁から手術用の白衣を取り，命じた。

「髭を剃って，その古い服を脱げ。これを着て，ずっと僕のそばにくっついているんだ。君は今から僕の付添人の1人だ。ここシャリテにいれば安全だ」

　こうしてシュヴェルトフェガーは戦争の末期を生き延びた。そして当然のことながら，自分を救ってくれた人に対する恩義を忘れなかった。病院の付添人として働いていたというザウエルブルッフの

第7篇　ゴーストライター

証言が，ロシア軍に占拠されていたベルリンのリヒターフェルトの家を取り戻す助けにもなった。

1945年以降，シュヴェルトフェガーとザウエルブルッフとの接触はなかった。彼は出版や広告のセールスの仕事に戻った。たくましく，抜け目がなく，経験の豊富なビジネスマンとして，戦後の混乱した状態においても，商売の機会を知っていた。間もなく仕事は順調になった。しかしザウエルブルッフは，彼とはまったく別の世界に住んでいた。手の届かない，遥か彼方の大学の王国に君臨していた。奇妙な偶然から，つながりを持った帝王であったにすぎない。

しかし1947年になって，シュヴェルトフェガーはザウエルブルッフとの関係を再び持つようになった。新聞で非ナチ化審問会が行われることを知り，直ちに証人になると申し出る手紙を書いた。非ナチ化審問会を侮辱したザウエルブルッフの発言については，すでに述べた。それと同じ態度で，ザウエルブルッフは自分はナチではなかったので，証人の必要はない，と返事をした。

その後しばらくして，シュヴェルトフェガーの妻に激しい胆囊炎の発作が起こり，彼女をザウエルブルッフのところへ運び入れた。しかし手術の必要はなかった。

間もなく，私費の個人患者が少ないので，ザウエルブルッフの経済状態がよくない，ということを偶然聞いた。この偉大な人物が，もはや習慣のシャンパンを好きなようにやれないことを知った。シュヴェルトフェガーは単に感謝の意を表すために，シャンパン1箱をヘルタ街へ持っていった。この贈り物は喜んで受け取られた。その時から，シュヴェルトフェガーはたびたび贈り物を持ってグルーネヴァルトへやってきた。

彼にとっては，この家への訪問は感謝の気持ちの表現以上の何かであった。以前はとても近づくことのできなかった有名人の世界に入り，その家庭に自由に出入りできることに喜びを感じていた。

1．回想録出版の企画

　1949年，シュヴェルトフェガーもザウエルブルッフが変わってきたことに気づいた。ときどきぼんやりとし，やや子供じみてきた。このような変化とともに，周囲の人々を疑うようになったために，ザウエルブルッフは自分とはまったく別の世界に属す人々と，打ち解けた関係を持つようになったのだろう。多くの友人や，居心地のよかったグルーネヴァルトのかつての客人たちが，遠ざかってしまった。このため，シュヴェルトフェガーはザウエルブルッフの家族にとって，いっそう必要な友人となった。こうして彼は，ザウエルブルッフの肉体的，経済的な悪化の度合いを示す多くの出来事を，目撃するようになる。

　ザウエルブルッフの古い車が動かなくなった時，シュヴェルトフェガーは自分の車を使うことを申し出た。彼は好きなように時間のやり繰りができたので，しばしばザウエルブルッフをシャリテやベルリンの周辺に乗せていった。これはただ単に援助と感謝の気持ちからだけではなく，この偉大な老人とこれだけ親しい付き合いをしていることを誇りたいからでもあったろう。確かに，速度違反で警官に止められた時，『車にザウエルブルッフ教授がおられます。教授は救急手術のために病院へ行かねばなりません』と説明することに，満足を覚えたことだろう。

　このドライブで，ザウエルブルッフは自分の生涯の想い出や逸話を話した。これを聞くことも，大きな楽しみであった。それらの話は，親しい友人や親戚などは，繰り返し聞かされたものであったが，シュヴェルトフェガーにとっては新鮮であり，興味深い世界が開かれたようだった。

　このような内容は書籍として出版されるべきである，という考えが，いつシュヴェルトフェガーに起こったかについては，はっきりしない。このアイディアは，彼が出版にたずさわっていたことを考えれば，当然である。ともかく1949年の終わりには，シュヴェルトフェガーがこのことをマルゴット夫人とザウエルブルッフ自身に申

第7篇　ゴーストライター

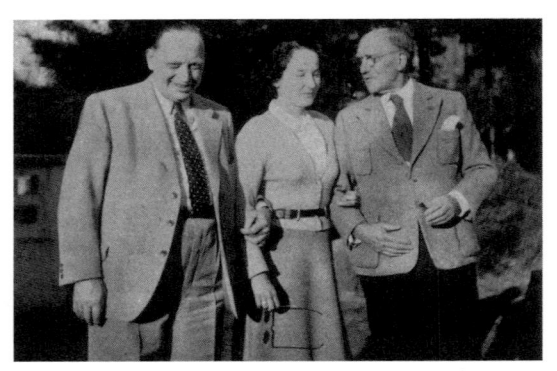

図32　ザウエルブルッフ，マルゴット夫人とザウエルブルッフの回想録『わが人生』の発案者アルベルト・シュヴェルトフェガー

し出るまでに熟していた（**図32**）。ザウエルブルッフ家の経済的困窮が急速に増大していることから，彼も急ぐ気になった。

シュヴェルトフェガーは，ある日ドライブ中にザウエルブルッフに言った。

「閣下，あなたはご自分の回想録を出版すべきです。とても素晴らしい物語になります。それに，たいへんなお金も入るでしょう」

「そんなものがお金になるのかね？　僕は金は要らない。金庫に沢山ある」とザウエルブルッフは返事をした。

ヘルタ街へ着いた時，実際に玄関ホールの板壁のうしろの金庫を開けて見せた。だがそこには占領軍の古い軍票の束が入っているだけで，それはもう無価値のものだった。

1950年の4月には，この計画が再び持ち出された。シュヴェルトフェガーとマルゴット夫人は協力し，ザウエルブルッフが調子のよい時に，関心を呼び起こすことに成功した。こうして「ザウエルブルッフの回想録」出版計画は緒についた。

シュヴェルトフェガーはザウエルブルッフの病状をよく心得てい

た。この病人が自分で想い出を書けるような状況にない。書く能力がないのではない。ザウエルブルッフは何十年もの間，重要な著書，論文，評論，論説などを書いてきた。これらは皆，彼自身が書いたものである。しかし学者の著作であり，その文章はドイツの学者の壮麗な，伝統的なスタイルで書かれている。このような様式は，それに適した場がある。特別に選ばれた読者層のみが対象となる。

　もちろんザウエルブルッフはいつも生き生きとした，華やかな講演者であり，上手に話した。それにもかかわらず彼が書いた文章は，ドイツの学者や科学者が書いたものに必ず見られるいかめしい，儀式ばった特徴を有していた。そのためこのスタイルの回想録は，医師仲間にだけ興味を持たれ，せいぜい数千部しか売れないだろう。

　しかしシュヴェルトフェガーは，ザウエルブルッフの自叙伝に数百万部という目標を，視野に置いていた。ザウエルブルッフの名前しか知らない一般の人々にも，おもしろく読んでもらえるものを考えていた。一般人は無味乾燥の研究，臨床，手術手技，講義，講演，会議の結果など少しも欲していない。一般の読者は，科学者が高潔な心を持って書くのには不適切と思っているような事柄に，必ず興味を持つ。ザウエルブルッフの苦悶，個性，偉大さ，一言で言えば，彼の人柄に興味を感じるのだ。もし回想録で儲けるつもりなら，それは一般大衆に興味を持たれるものでなくてはならない。わかりやすく，サスペンスに満ち，劇的な作風で書かれねばならない。

　もしそれがうまくいけば，連載権を写真入り雑誌に売ることもできる，とシュヴェルトフェガーは考えた。雑誌と本の出版で25,000マルクぐらい入るはずだ。それでザウエルブルッフは古い借金を支払い，しばらくの間は，当座の支出に当てられるだろう。

　有名人が自叙伝を自分で書かず，大衆受けする文才を持った経験あるライターに書いてもらうことは，世界中で慣例のように行われている。このようなゴーストライターの中には，評価の高い作家でありながら，経済的な，あるいは他の理由で，文才のない有名人の

ためにその才能を提供する者もいた。またゴーストライターを専門にする者もいる。自分自身の才能だけでは，文学的にも経済的にも成功することはできない，とわかっているからだ。その才能は，秀れた有名人の名前と結びついた場合にのみ，成功するのである。

巧みなゴーストライターなら，ザウエルブルッフが語るエピソードからおもしろ味溢れる自叙伝を作れる，とシュヴェルトフェガーは考えた。その逸話には，一般大衆の読者が有名人について知りたいこと，内密で多彩な私生活が含まれていたからである。

ザウエルブルッフの話すこれらのエピソードは，歳月を経るに従って，姿かたちや調子がたびたび変わってきた。そのことは，ザウエルブルッフとの付き合いの日が浅いシュヴェルトフェガーにはわからなかった。ザウエルブルッフの独特の空想力が，これらの話の上に常に作用していることを，まったく知らなかったのだ。しばしば実際の出来事とは，ほんのわずかしか似ていなかった。その話は，彼の頭の中には確実にあったこととして，すでに長い間存在している。そして精神障害が進行して記憶が混乱し，しばしば不明瞭な状態になったが，これらの話だけは，なお最後の形を保っていた。記憶が不確かになり，出来事の順序や日付は消えていたかもしれないが，ザウエルブルッフの記憶の中にあまりに確固たる場所を占めていたので，それが本当のことではなかったとは，シュヴェルトフェガーにはとうてい想像できなかったのである。

2. ルーデンドルフ将軍の手術

　シュヴェルトフェガーは，このような企画に関心を持つ出版人を何人か知っていた。その中にヘルムート・キントラーがいる。最近では，写真入りの雑誌『レヴュー』を刊行しているミュンヘンの会社の共同経営者で，書籍の刊行も計画していた。

　1950年3月7日，シュヴェルトフェガーはキントラーに，この計画について手紙で提案した。そしてキントラーと会うためにミュンヘンへ行った。興味深い材料をいくらかでもわかってもらうために，記憶しているザウエルブルッフが話した逸話のいくつかを紹介した。その1つがルーデンドルフ将軍の治療に関する話である。ルーデンドルフ将軍は第一次世界大戦中にドイツ陸軍参謀本部次長であった。この将軍の指揮の評価については，多くの議論があった。

　1926年11月，当時ミュンヘン大学外科教室の主任であったザウエルブルッフは，ルーデンドルフ将軍に呼ばれた。当時のドイツ人にとって，ルーデンドルフは1950年のドイツ人が考えるより，遥かに重要な人物であった。1914年第一次世界大戦の当初，ベルギーのリェージュ要塞占領によって名を上げた。その後，フォン・ヒンデンブルク元帥麾下の参謀長として，タンネンベルクでロシア侵入軍を全滅させた。最後に，参謀本部次長として，1918年までドイツ陸軍の作戦を指揮した[*13]。

第7篇　ゴーストライター

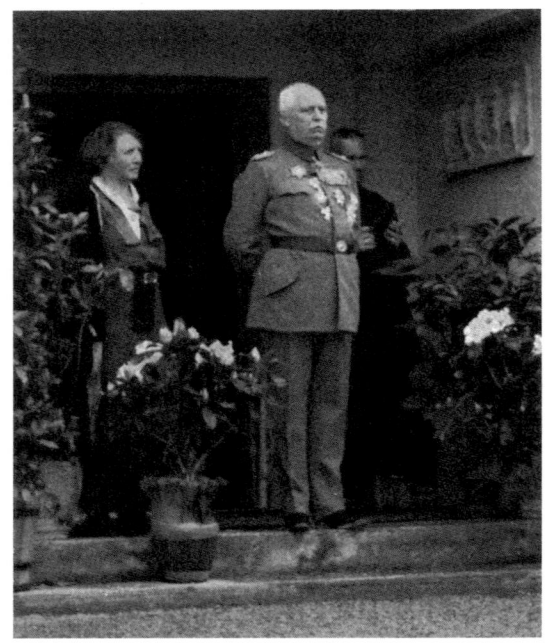

図33　甲状腺手術の1年後のルーデンドルフ
　　　　将軍と妻のマチルデ

　ルーデンドルフは第一次世界大戦におけるドイツの敗戦に甘んじることはなかった。年金を受け引退したが、なお政治的、軍事的問題に関与していた。ある時期、ヒトラーとも接触した。敗戦国ドイツ、彼の心の中では不名誉なドイツ、そのドイツの再興をヒトラーがもたらすことを願っていた。それから、二度目の妻マチルデ(**図33**)の影響を受けて、いわゆる「超政治」勢力であるユダヤ人、イエズス会、フリーメイソンとの戦いに関心を転じた。世界中の災厄のすべては、なかでも第一次世界大戦とドイツの敗北は彼らの責

---

*13　訳者註：参謀本部長はパウル・フォン・ヒンデンブルクであったが、実質的にはその役割をルーデンドルフ将軍が握り、ドイツ陸軍を指揮した。

2．ルーデンドルフ将軍の手術

任である，と結論を下した。

　ザウエルブルフがルーデンドルフと出会った時の話は，まったく知られておらず，あまりに異常で劇的な模様は，どの出版社も編集者も衝撃を受けるだろう。

　ルーデンドルフは呼び寄せたザウエルブルフと話し合っている間に，異常に興奮してきた。そしてずっと良心に重荷を負わされてきた人のように，苦悩を示しながら話した。

　ザウエルブルフは，シャツのカラーからはみ出してしまっている将軍の頸部の膨隆に気づいた。直ちに，ルーデンドルフの異常な興奮とこの頸部の腫脹とが関係している，と考えた。甲状腺の腫大かもしれない。バセドウ氏病または眼球突出性甲状腺腫として知られている症候群の一部だ。この病気では，患者は落ち着きがなくなって神経質になり，冷静さ，集中した思考，大切な判断力が失われる。

　ザウエルブルフはそれ以上話を聞かずに，その腫脹について尋ねた。将軍自身がそれに気づいているか，と。

　確かに気づいていた。そしてルーデンドルフの興奮は激しくなった。ザウエルブルフははじめ，彼が甲状腺の病気にかかっていると知らせるべきではない，と思った。しかし将軍自身は頸部の腫脹が単に局所の腫大に限られたものだ，と思い込んでいる。そうではない，放っておけば，結果は恐ろしいことになる。

　苦労して，ザウエルブルフはルーデンドルフをなだめた。診察するために服を脱ぎ，上半身を裸になるよう説得した。そして将軍がはっきりしたバセドウ氏病である，と診断した。それからその原因を知るために，いくつかの質問を試みた。1914年リェージュ攻撃の間，ルーデンドルフは激しい重砲撃や歩兵銃の銃撃のまっただ中にいた。神経的，精神的緊張が強烈であったため，その攻撃の後，一時的な放心状態となった。

　ザウエルブルフは精神的重圧によって起こり得るバセドウ氏病

の病状が，この衝撃によって急速に進行した，と判断した。これは放っておけない，と。そこでルーデンドルフに，この状態では即刻手術が必要である，と告げた。

ルーデンドルフは軍隊式の姿勢で立ち上がった。そして，そのようなことなら猶予なく手術を受ける，と返事した。

ザウエルブルッフはミュンヘン大学外科のプライベート病棟に入院させた。手術の前にルーデンドルフの精神状態を鎮静し，心機能を強化するために，術前準備の治療を行った。この期間，さらに将軍と話し合った。彼は明らかに誰かに打ち明けたい，ともがいているようだった。

ルーデンドルフはザウエルブルッフから，自分の病気がすでに1914年から始まっていたこと，そしてその病気が，おそらく戦争中彼の精神活動を妨げていたのだろう，と聞いた時，自分の良心の痛みを隠しておけなくなった。彼はドイツの敗戦の責任は自分にある，と感じた。自分が病気であり，その病気を認めて，辞職する勇気がなかったために敗けたのだ，と確信した。今や，償いを渇望した。自分に新たな痛みを与えて，罪を償い，贖いたいと望んだ。

「教授，私自身を貴君の手にゆだねる。ただし手術の同意の条件は，私を麻酔なしで手術することだ」と言明した。

ザウエルブルッフは動転した。ルーデンドルフに説明した。そのような要求は，恐ろしい苦痛を招くだけでなく，手術が成功する可能性も危うくするものである，と。しかしルーデンドルフは麻酔なしで手術されることを強く要求した。すべての説得に耳を貸さなかった。

最後にザウエルブルッフは同意した。かつて麻酔のない時代に，患者がメスの下で悲鳴を上げていた過去の日に戻り，手術をする危険を冒した。

しかしルーデンドルフは，一言も悲鳴を上げなかった。勇敢に手術に耐えた。手術が終わった時に，

2．ルーデンドルフ将軍の手術

「教授，もし貴君が何年も前にこの手術をしてくれていたら，あの戦争に勝っただろうに……」と言った。

これがルーデンドルフに関する逸話の最初の部分である。ザウエルブルッフが繰り返し繰り返し話してきたものである。当然，熱心に信用して聴いてくれるシュヴェルトフェガーにも話した。

しかしながらこの話は，手術のところで終わりではない。

将軍は重篤な合併症もなく，11月から12月にかけて回復。退院して帰宅した。

数週間後，病院の病歴管理を担当する職員が，興奮してザウエルブルッフの部屋へ飛び込んできた。

「教授，ルーデンドルフ将軍閣下が，軍装で病歴室に来ておられます。閣下はカルテを引き渡すよう要求しておられます」

職員が断わると，ルーデンドルフが言ったという。

「それでは，私のカルテを押収する……」

職員はザウエルブルッフに下りてきてほしい，と懇願した。ルーデンドルフはカルテ庫をかき回し，自分のカルテを探しているから，と。

しかしザウエルブルッフが部屋を出ようとしたところへ，ルーデンドルフが現れた。制式軍装で全勲章を帯びている。ポケットの1つから，見つけ出したカルテがはみ出ていた。ルーデンドルフは非常に形式ばり，厳粛に言った。

「教授，私は自分自身と自分の名誉を守るために，あえてこの少し異例な訪問をした。ここに自分のカルテを所持している。そして貴君が名誉にかけて誓うことを要求する。私が死ぬまで，私の病気についていっさい何も言わない，と」

ザウエルブルッフは安心させようと試みたが，無駄だった。将軍は繰り返した。

第7篇　ゴーストライター

「私は貴君が沈黙を守るという，名誉にかけた誓約を要求する。私が生きている限り，戦争中に私が義務を遂行していた間の身体の状態，そのために全力を尽くせなかったことを，誰にも知られたくない。私は貴君が名誉にかけてそれを誓うことを要求する……」

ザウエルブルッフは安心させようとした。どんな場合にも，医師は守秘義務で縛られていることを指摘した。しかしそれだけでは，ルーデンドルフは満足しなかった。ザウエルブルッフが誓うよう強硬に求めた。ついにザウエルブルッフも，ルーデンドルフをなだめるために同意した。ルーデンドルフが生きている限り沈黙を守る，将軍の死までは，世間や歴史家にも隠してきた話を，発表することはない，と。

これはまったく知られていない逸話で，数百万のドイツ人に感動を与えるであろう。ザウエルブルッフの回想録の中に入れて出版されれば，途方もない衝撃を与えるに違いない。

麻酔なしの手術の話と，ルーデンドルフのカルテの話のどちらにも，一片の真実もないことを，シュヴェルトフェガーはまったく知らなかった。ザウエルブルッフの旺盛な想像力が，実際はルーデンドルフに行ったごく普通の甲状腺の手術から，この劇的な情景を作り上げたのだった。もちろんこの話をまた聞きした出版社にも，これがザウエルブルッフの空想にすぎないなどと考える理由はなかった。

3．想い出の口述

　シュヴェルトフェガーはザウエルブルッフの回想録の計画に強い関心が得られたと確信して，ミュンヘンをあとにした。4月のはじめに，そのことを確認できる電報を受け取った。一方4月7日には，ザウエルブルッフ自身が出版社に手紙を出した。それにはこう書かれていた。

　『私が手術を担当した偉大な方々，すなわち，ヴィルヘルム2世，ギリシャ王，レントゲン，レーニン，ルーデンドルフ，ムッソリーニ，英国王の他，亡くなる前の3年間主治医として治療にあたったヒンデンブルクが……』

　ここでもまた，真実とフィクションとが一体となっている。しかし外部の人にはそれが照合できなかった。

　同時にシュヴェルトフェガーも手紙を出して，前払いの手付金を10,000マルクとし，出版社とザウエルブルッフとの直接会見の仲介を務める，と申し出た。出版社は，ハンブルクの作家ハンス・ルドルフ・ベルンドルフ（**図34**）をベルリンへ送り，ザウエルブルッフから取材する，と返事した。

　ベルンドルフは経験に富む作家で，かつて有名なウルスタイン出版社で働いたことがある。第一次世界大戦と第二次世界大戦の間は，『ベルリン画報』で活躍し，そこに載った彼の記事や小説は，

第7篇　ゴーストライター

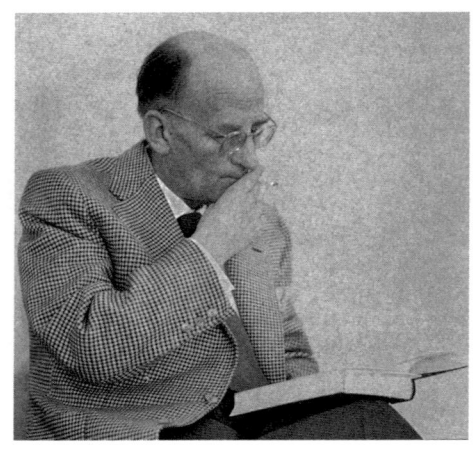

図34　作家ハンス・ルドルフ・ベルンドルフ

大好評であった。どんな分野が与えられても，直ちに書き上げる秀れた才能を持っていた。深い知識を有しているわけではないが，物事の表面的な問題点をすばやく理解し，それを平均的な読者にわかりやすく，読みやすく，興味を持たせるように書く才能があった。もちろんゴーストライターとしての経験もある。彼は柔軟性があり，難しい人間とうまく付き合い，上手に話を引き出した。何よりも数百万大衆が何に興味を持ち，何に持たないかを知る感覚を有していた。ベルンドルフは，前記の逸話を2つの別々の章に分けて書いている。

　ベルリン，ミュンヘン，ハンブルク間の一連の電話連絡によって，ベルンドルフはザウエルブルッフがその時ベルリンにいないことを知った。ヴィースバーデンで1950年4月17日から20日まで開かれる医学会に招待されていた。常に医学界と接触を保っていたいという希望が彼を駆り立て，いつものように周囲の人々はそれを阻止できなかった。何か別の理由で，シュヴェルトフェガーはこの時は同行していない。しかし，同僚のカウフマン教授が一緒に旅行し，目を

3．想い出の口述

離さないことになっていた。

　ベルンドルフはザウエルブルッフが帰ってくるのを待つのではなく，ハンブルクからまっすぐにヴィースバーデンへ行くことにした。だがザウエルブルッフがどこに泊まっているかは知らなかった。実はザウエルブルッフは，市民病院の一室に泊まっていた。

　ヴィースバーデンからの多くの証言によると，脳動脈硬化症は進行しており，ときには自分がどこにいるかさえわからなくなった。しかし出版社もベルンドルフも，そんなことはまったく知らなかった。ベルンドルフは，ザウエルブルッフが富裕な人と思っていた。そのため当然ヴィースバーデンの最高のホテルのどれかに宿泊しているもの，と想像した。彼はホテルを訪ねた。確かにザウエルブルッフが来ていることはわかったが，どのホテルにもいなかった。最後に，非常によく学会の事情に通じているホテルのフロント係から，ザウエルブルッフが実際に宿泊しているところを教えてもらった。しかしそのフロント係から，明朝までその病院へは行かない方がよい，ザウエルブルッフは早くから宴会に行き，それは大酒宴だろうから，と注意された。

　ベルンドルフには，この情報は格別驚くほどのものでなかった。医師が病院に滞在するということは筋が通っている。また同僚と飲んだり食事をしたりするのも，当然のことである。このことは，今もなお彼が元気溢れる生活を送っており，世間で知られているように，彼が人生を楽しむ人であることを示している，と思えた。

　次の朝，ベルンドルフはその病院へ行った。驚いたことに，ザウエルブルッフはいないと言われて，追い返された。しかしベルンドルフはこれまで報道一筋に生きてきた。そしてどうにかザウエルブルッフが個人病棟の一室に滞在している事実を聞き出した。勤務している看護婦が追い出そうとするのを拒んで，ホールで待った。看護婦が水を入れたグラスとアスピリン錠を持って一室に消えた時，ベルンドルフはおそらくザウエルブルッフがそこにいて，宴会の二

第7篇　ゴーストライター

日酔いで苦しんでいるのだろう，と想像した。看護婦が出ていき，他の患者に呼ばれていくまで待った。それからドアをノックして開けた。そこに写真で見たザウエルブルッフそのままの老人がいた。しかしその老人は奇妙に当惑し，虚ろな眼で彼を見た。

この初めて会った時の様子の一部は，ベルンドルフの非常におもしろい本『腹の上をはい回れ』に，次のように書かれている。

「何の用かね？」とザウエルブルッフが私に言った。

「君は誰だい？　ここで何をしているのかね？　どこが悪いのだね？」

彼が回想録を書きたいということを知った出版社の依頼でやってきた，と説明した。

「わかった。しかしもちろん君たちは，十分礼を払わなくてはならないよ」と彼は言った。

「はい，もちろんです。閣下」と私が答えた。

「かけたまえ。朝食は済んだかね？」

「いいえ」

「覚えておきたまえ。僕は他人から"閣下"と呼ばれるのは好きではない。皆は僕のことを"シェフ"と呼んでいる」

「わかりました，シェフ。もちろん私もそうします」と私が応じた。

ドアが開いて看護婦が飛び込んできた。

「すみません。閣下」

「看護婦さん，この紳士に朝食を持ってきてほしい」とザウエルブルッフが言いつけた。

「看護婦さん，シェフは閣下と呼ばれたくないそうです。これからはシェフと呼んであげませんか？」

ザウエルブルッフは長いこと私を見つめていた。

「生意気な奴だな。ところで，君の名前は？」とザウエルブルッ

3．想い出の口述

フが言った。

彼に告げた。……。回想録を書けば，われわれの雑誌に連載し，その後，書籍にすれば多額の収入を期待できる，と話した。映画もそれを材料に使うだろうし，と。

彼は急にこの話を遮った。

「君のことを話したまえ。一体君は誰かね？　何をするのかね？」

私のことを話した。彼は満足したようだった。それから彼は言った。

「君の右手にこぶがあるね。取り除いてほしいのかね？　わけもないことだ。この下の階でできる」

このこぶに慣れっこになっていたので，それと別れたくなかった。それから彼と契約について話した。普通の契約である。彼に，連載についていくら，書籍は1冊について定価のいくらを受け取れるか，を話した。私はその契約の内容を，医学会のプログラムの裏に書いた。そこで話は重大なところへきた。前払い金である。

「相当の額を払ってもらいたい」と彼が言った。

「どれぐらいの額をお考えですか，シェフ？」と尋ねた。

「5,000マルク，出版社がその契約に連署する時に現金でほしい」と彼が言った。

もちろん私には前夜宴会などはなかったが，それでもめまいがしてきた。枢密顧問官ザウエルブルッフほどの人なら，桁外れの前金を要求し，受け取ることができるだろう，と思ってはいたのだが。

彼が署名して，その仮契約書を安全にしまってから，私は言った。

「シェフ，もう1つお尋ねしますが，どういうように始めましょうか？」

「君がベルリンへ来てくれたまえ。秘書と一緒に。僕が口述するのを秘書が書き取る。君はいつもそばにいなさい。僕が1つず

つ話題について話すから，君はそれを読者が読みたがるかどうか，教えてくれたまえ」

　正午過ぎにザウエルブルッフはベルリンに飛び，私は車でミュンヘンへ帰った。

　これがベルンドルフが本に書いていることである。上手な書き手がするように，彼は話をきれいに，軽く書き流している。実際に起こったことは，もちろんまったく別だった。
　この本の出版の2年後に，ベルンドルフは事実何が起こったかを，書き記している。最初の言葉を交わしてすぐに，様子が奇妙なことに気づいた。ザウエルブルッフの記憶が，明晰・集中状態から混乱・機能停止へ目まぐるしく変化していくことがわかった。ザウエルブルッフの悲劇について何も知らなかったので，この状態の意味が理解できなかった。このため彼はザウエルブルッフの状態を，前日の二日酔いのせいと考えた。
　ザウエルブルッフは何が話し合われているかはわかっていたが，回想の話の最中に，完全に脇道へそれた。出版社はミュンヘンにあるのに，ベルンドルフがどうしてハンブルクからやってきたかを説明するのに，たいへん苦労した。
　しかしその最初のショックが済むと，ベルンドルフもこれまでの沢山の人々と同様に，ザウエルブルッフの神話的な人間像の魅力に屈した。この有名な生命力の権化のようなザウエルブルッフが，加齢の犠牲者になるとは想像できなかった。しかし偉大なこの人の風変わりな言動は，ベルンドルフに別の職業的な不安を引き起こした。それは，もし他のジャーナリストや出版社に先を越されたら，という不安である。
　このために，ザウエルブルッフの回想録の仮契約を作成して，著作・出版の権利を確保しておく必要がある，と考えた。そこで彼は，

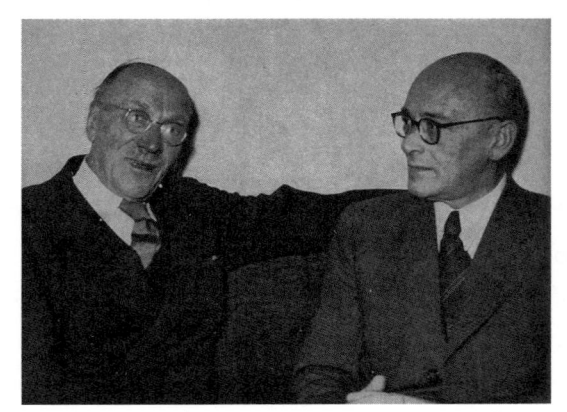

図35 1950年4月ヴィースバーデンにおけるザウエルブルッフ
回想録出版の契約書に署名した直後（右側は同行したカウフマン教授）

手元にあった紙に契約書を書き上げたのだ。交渉の最中にも，ザウエルブルッフは数回脇道にそれた。ベルンドルフはこの会談中，他の出版社ならぐずぐずしたり，用語をあまり気にしないような点についても，苦心した。とうとうザウエルブルッフが契約書にサインした（図35）。

ベルンドルフはサインを終わった契約書を手に，すぐに部屋を離れた。後日の話では，この会談中に看護婦は入ってこなかったが，看護婦か医師がやってきて，彼の役目の終わらぬうちに追い払われないか心配した，という。

ミュンヘンへ帰り，ベルンドルフはザウエルブルッフに会った状況をキントラーに報告した。混乱，脱線，頑固，健忘は，宴会の二日酔いのためだったかもしれない。

だが，自叙伝という自分の生涯を物語る仕事まで妨げようとするかのような言動は，ザウエルブルッフが何か老人病にかかっているためではなかろうか，という疑いを持たなかったのだろうか？ し

かしヘルムート・キントラーは，先へ進める決心をした。

1950年6月の末，キントラーはベルリンへ行って，直接ザウエルブルッフに会う機会があった。ベルンドルフも，ベルリンへ行った。キントラーの一行は彼の妻と，法律顧問カルル・シュタウビッツァーである。

一行はザウエルブルッフと夫人，それにシュヴェルトフェガーを，小さいがより抜きのレストランのディナーに招待した。この日にザウエルブルッフが最上の状態だったのは，宿命なのかもしれない。元気があり，陽気で魅力的だった。周囲の環境，食物，シャンパンは素晴らしかった。以前の個性の魔術が，日頃しばしば覆い被さる雲を突き破った。

その最中に，キントラーはベルンドルフにささやいた。

「まったく魅力的な人だ。君がヴィースバーデンでは少しぼんやりしていたようだったと言ったが，それを信じないよ。この本の仕事をすぐに始めることにしよう」

ベルンドルフが数週間ベルリンへ来ることに決まった。出版社は言われたことを，すばやく，しかも正確に書き取る専任の秘書を用意する。ベルンドルフとその秘書は1日数時間，ザウエルブルッフと一緒に過ごす。質問で彼を誘導し，ベルンドルフは回想録の大衆に合うような話題へ持っていく。そして秘書は話されたことをすべて記録する。それからベルンドルフはその内容を整理し，最終原稿にまとめる。

正式の出版契約書はこの時に作成された。契約によれば，少なくとも200頁の原稿を8月15日までに完成する，それを『レヴュー』誌に連載し，その後書籍として出版する，最低印税として10,000マルクがザウエルブルッフに保証される。2,000マルクが契約に署名したとき支払われ，さらに2,000マルクが，原稿が仕上がり印刷に回される時に支払われる。

3．想い出の口述

　6月27日，シュヴェルトフェガーがこの契約書をザウエルブルッフに示した。ザウエルブルッフはそれに承諾の署名をした。

　ベルンドルフは仕事を始めるためにベルリンへ来て，秘書を伴ってザウエルブルッフの家を訪問した。そして雷に打たれるようなショックを受けた。1人の偉大で卓越した人を病気と貧困が襲った時，どのようになるのかを，目の当たりにしたのだ。手入れのされていない庭を通り抜けていくに従い，狼狽はいっそうひどくなった。開いた玄関ドアのところに，ザウエルブルッフの老いた黒犬が横たわっていた。眼を見開いてベルンドルフを見たが，動きはしなかった。

　廊下でベルンドルフはやっと人間に出会った。家政婦のアグネス・ツラウスキーである。彼をうさん臭そうに見た。誰も彼が来ることを告げていなかったので，彼女は歓迎されざるしつこい患者の1人だと思った。

　行きあたりばったりに，ベルンドルフは1つのドアを開けた。すべてをやり変えねばならなくなっている居間だった。そこには痛んだ栗色のソファーと，すり切れた椅子がかたまって置いてあった。椅子には，何人かの貧しい衣服を着た女性が座っていた。ドアを閉めながら妙な患者たちだ，とベルンドルフは思った。

　しばらくして，ザウエルブルッフが降りてきた。彼は古い，プレスしていないズボンをはき，古いセーターを着ていた。ザウエルブルッフがますます外観に無関心になり，適切な衣服を着るように勧めても頑固に抵抗していることを，誰もベルンドルフに話していなかった。当然ベルンドルフは当惑した。しかしザウエルブルッフは上機嫌で，ベルンドルフを上の書斎へ招き入れた。そこで机の上に置いてある多数の医学書を指した。

　「これを読みたまえ。もちろん君は外科医ではない。しかしこれについていくらかは知っておかねばならない。さもないと，僕が話

すことがわからないだろう。持ってすぐ帰りたまえ。3日経ったらまた来て，胸部の手術をどう行うか，僕に話してみなさい」と言った。

ベルンドルフは自分の生涯でも極めてまれな奇妙な立場に置かれ，どうやって切り抜けようかと考えた。もっと困難な事情を解決する方法を，ジャーナリスト人生で学んではいた。最善を尽くします，と答えた。

「よろしい。しかし覚えておきたまえ。君に難しい試験をするから」とザウエルブルッフが言った。それから彼の注意は，ベルンドルフからそれていった。

「僕は患者を診なければならない」と明らかに落ち着きがなくなった。そしてベルンドルフが居間で待っているのを見た女性たちのところへ，降りていった。

ベルンドルフは『試験』のために詰め込み勉強をした。3日間，胸部外科の基礎について吸収しようと努めたが，記憶に残らなかった。ザウエルブルッフを満足させようとすれば，知識よりも外交手腕が重要になるだろう。

次の訪問の時間について，今回は細かく決められた。これによって，ザウエルブルッフがとくに具合のよい時に会える，と期待した。午後遅く会うことになった。それはザウエルブルッフが昼寝をすることになっていたからである。

ザウエルブルッフは居間で待ち受けていた。黒犬は足元で寝そべっている。彼は質問を始めた。ベルンドルフはできるだけ回答した。しかしザウエルブルッフの『試験』は，ヴィースバーデンの時と同じように，突然脇道へそれた。彼はまったく別のことについて話し，話の筋道は失われた。そして彼の言う『試験』のところへは戻ってこなかった。この時はっきりと，ベルンドルフはザウエルブルッフが病人であり，加齢に伴う精神症状のすべてを有していると

認識した。

ベルンドルフの『腹の上をはい回れ』の該当箇所に、この仕事を始めた時の様子がある。

　秘書を伴って枢密顧問官ザウエルブルッフのところへ行った。彼が前に座り、尋ねた。
　「では、何を話そうか？」
　「最初のところから始めましょう。ご両親のことから」と私が言った。
　「いや、祖父のことから」と彼が返事をした。
　それから部屋の中を歩きながら、祖父について話した。秘書が彼の言ったことを書き取った。私は彼女に、『一言残らず』と言ってあった。その結果、速記録はこうなった。
　『僕は4歳か5歳で、母親のスカートに座っていた。犬がとてもひもじそうだった。今日は、何か食べたのだろうか……』
　こんな記録が6頁続き、それから、
　『ベルモットを1杯飲みたい。ベルンドルフ君は座っているだけで、何もしない。まったく何も……。僕がしゃべって、きれいな若い女性が書く。お嬢さん、今まで肩が悪かったことはないの、右側が？　あとでよく診てやらねば。しかし君、いつも邪魔をしていては、本はできないよ……。わが家はお手上げの状態だった。そしてエルバーフェルトに僕の祖父のハンマーシュミット、僕の母の父親だ、が住んでいた。彼は……。さて、何と言ったらいいか？　ベルンドルフ君、座ってばかりいないで、何か言ってくれ！』
　『ひどい状況だった、とおっしゃりたいのでしょう、シェフ？』と私が言った。
　『もちろん、助けてもらわなくても考えられる。わかったかね、お嬢さん？　では先へ進もう。祖父のわずかな貯え、自分自身の老後のために、と思っていたもの……』

夕方ホテルへ戻った。その時には秘書は気つけ薬を必要とした。彼女はその晩中，速記をタイプで起こした。

かわいそうな娘はやがて仕事を放り出すか，仕事が終わらないうちに精神病院の入院候補になるだろう，と思った。われわれはとうとう別の秘書を雇った。さらにそれから3番目の秘書を。

ここでは，話の一部だけしか書かれていないことがわかる。軽いジョークのような中で。精神の崩壊は，気まぐれと健忘として現れる。ベルンドルフはそれを取り上げず，気まぐれの方を少しだけ書いている。後の彼の話から，この状況に対応するために，ベルンドルフが何をしたかがわかる。

まず第一に，会見に具合のよい日を選ぶ，ということである。ザウエルブルッフの頭がより明瞭で，受け入れ能力があり，話のできる日だ。次に彼が話し出すような，うまいきっかけを見つけるという問題がある。マルゴット夫人がベルンドルフに電話して，ザウエルブルッフの調子のよい日を知らせる。そして彼にヒントを与える。

「あなたは彼に，あれとこれをお聞きになったらどうでしょうか？　彼がそれについて沢山話していたのを覚えています」

シュヴェルトフェガーはザウエルブルッフの話の覚え書きを作っていたので，このきっかけを作る役を申し出た。彼はザウエルブルッフが話をするムードに持ってくることのできる人間の1人だった。それでもなお会見は疲れるものであった（**図36**）。ザウエルブルッフはたえず脱線したり，話していることの筋道を見失ったりした。なかでも彼は，患者の来る物音に聞き耳を立てた。もし家に患者がいると，病人のところに行かせないようにすることはできない。

ベルンドルフはできるだけザウエルブルッフを連れ出して，庭の中やグルーネヴァルト公園の中を散歩して，患者から逃れるようにした。秘書，ベルンドルフ，そして犬が，ザウエルブルッフの近くにいた。歩きながらも，秘書はザウエルブルッフの話すことを記録

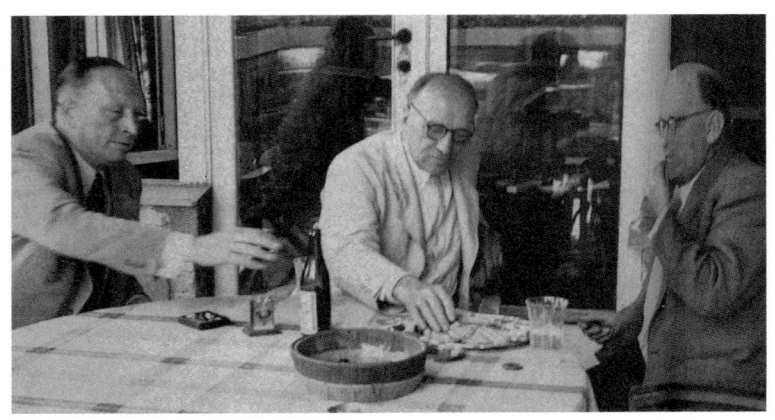

図36 ザウエルブルッフ（中央）とシュヴェルトフェガー（左），
　　　ベルンドルフ（右）
　　　ザウエルブルッフの精神状態によって回想録の作業に暗影が投げかけられている頃

しようと努力した。それは非常に困難で，しばしば不可能であった。

　長い間，速記録はまったく混乱していた。ザウエルブルッフが1つの逸話を話しはじめて，その時思いついた仮説について，その詳細を話すため，話が中断してしまう。続く話は，始めた時とはまったく何の関係もない話となる。そこに同僚や同時代の人々，以前の患者の批判が出てくる。ときには，ザウエルブルッフの意見がとても率直で激烈であったから，回想録の中へ入れることなど考えられないものもあった。

　その間には動物実験や生体解剖についての話が出た。ザウエルブルッフはこれらの仕事には情け容赦なく臨んだ。生きているネズミを縫い合わせて，共通の代謝が生じるかどうかを実験した。並体結合共生実験と名づけたこの実験に長年費やし，これに関する多くの論文を書いた。これらは記憶に深く刻み込まれており，常にそれに立ち戻った。ザウエルブルッフにはたいへん楽しい話のようではあったが，ベルンドルフはこんな恐ろしい話を入れたら，読者に嫌

悪を感じさせるだけ，と確信していた。

　ときには，この仕事はたいへんよく進捗した。聴き手のベルンドルフの忍耐が報いられた。またある時は，たびたび記憶の中断，脱線，混乱，欠落があり，1日が完全な徒労に終わることもあった。毎晩速記録は起こされ，タイプされた。不要の部分を抹消し，残りは整理して，それ以前の記録から補足された。

　最初の数週間が経過した。

　この最初の数週間の終わり頃には，ザウエルブルッフの病気や思いがけない障害もあったが，ベルンドルフはここに途方もなく多彩な伝記の材料がある，と自信を持った。全体の混乱の中から取り出した話，物語は大きな感銘を与えるもので，ライターの心のひだだけでなく，数百万人の人々の心をも温めるものとなるだろう。

4．先妻による原稿の校閲

　ちょうどその頃，ヴァンゼーに住んでいたザウエルブルッフの先妻と子供たちが，回想録の作成を知った。ひと悶着が起こった。それがこの作業のうえに，その完成に，さらにそれにつながるザウエルブルッフの家計に大きな影響を及ぼした。
　この面倒は出版社の側から起こった，とベルンドルフは言う。
　ミュンヘンの出版社は，ザウエルブルッフの先妻アダが，ザウエルブルッフが若い頃に書いた記録を持っていることを耳にした。回想録作成中に入ったこの予想外の情報に，出版社は貴重な資料が得られると期待し，大騒ぎしたのは当然である。そこでベルンドルフは，シュヴェルトフェガーとともにヴァンゼーへ行った。アダ夫人に進行中の仕事について話し，どんな記録を持っているにしても，それをベルンドルフに渡して援助してほしい，と頼み込んだ。
　しかしアダ夫人は，出版社が期待したような反応を示さなかった。そしてザウエルブルッフは病気であり，介助する看護婦が必要である，と彼女は言い張った。また彼がベルンドルフに話したことには，一言も真実はないことを請け合う，と言った。彼はいつも話の中で空想に走っている，彼には事実を誇張し，歪め，人々に対する中傷をでっち上げる癖がある，そのうえ，彼の生涯で重要なことや医学への偉大な貢献などは，1939年の二度目の結婚以前の期間のもので

ある，今行われている出版計画は恥辱である，彼女や子供たち，そしてすべてのザウエルブルッフの真の友人たちは，回想録が出版されるのを止めるためにあらゆる手段を取るだろう，と。

アダ夫人の反応は，すべてあまりに人間的であった。これには彼女が，小さな大学町グライフスヴァルトの厳格な中産階級の出身であったことにも関係がある。彼女の父は，世紀の変わり目に大学教授であった。そして彼女の家庭の雰囲気は，その時代と場所に調和していた。家族はその社会的地位と学者の尊厳を保持することに努めた。結婚当初から，彼女が受け継いできた生活様式と，中産階級の慣習を無視したザウエルブルッフの爆発的気質の間には，激しい確執があった。結局この対立が，離婚につながった。しかし彼女は，自分やその子供たちが持つ名前の尊厳に対する責任を，大切に思うことを決して止めなかった。ザウエルブルッフの悲劇的な没落の物語が，彼の真の状況や私生活の一端を暴露し，それによって被る不名誉を恐れた。

彼女の唯一の願いは，ザウエルブルッフが医学の天才であるというイメージを保持し，人間的な面は隠しておくことだった。偉大な人間の私生活の細部まで詮索するこのジャーナリストに，敵意を感じていた。

一方ベルンドルフは，この時になって計画をあきらめるには，あまりに多くの努力を払いすぎていた。この本で利益を得る可能性を考えると，先妻の莫然とした恐れによって，この好機を失いたくなかった。

「われわれはザウエルブルッフ閣下と契約を結んでいます」と断言した。

「彼はこの契約に署名しました。一定の期日までに，記憶を口述することを約束しました。もし家族の誰かがこの仕事を妨害しようとすれば，われわれはこの問題を法廷に持ち出さざるを得ません。そうすれば，われわれの訴えが支持されることは疑いありません」

4. 先妻による原稿の校閲

　ベルンドルフはこの線で通すことが十分できると感じていた。1つには，アダ夫人やその家族たちが置かれている矛盾した立場を知っているからだ。彼らはこの契約に署名した病人に対抗しようとしているが，その契約を無効にするために，ザウエルブルッフを正式に無能力者と宣言することが，できるだろうか？　この病人の気分をまぎらわせ，しかもおそらく財政状態を改善できるこの好機を，断ち切るような理不尽なことができるだろうか？

　ベルンドルフは出版社の法律上の権利は攻撃不能である，と感じていた。しかしミュンヘンの出版社は，より長期にわたる利害を考えていた。

　出版社は法律上の権利については問題にしていなかったが，アダ夫人がザウエルブルッフの回想は真実でないことばかりだ，と言い出す可能性がある，と恐れた。そこですべての関係者を動員しようと考えた。ベルンドルフに虚構から真実をふるいにかける仕事を，すべて任せられるとは思っていなかった。なぜなら，ベルンドルフにしてみれば，ただ傑作を作りたい一心なのだから。では一体誰が，ザウエルブルッフの再婚以前の話を照合することができるだろうか？　理想的な人物は，アダ夫人に他ならない。もし彼女が協力することに応じてくれれば，それ以上の人はいない。彼女なら原稿を詳細に調べ，間違いや不確実なこと，潜在している歪曲，かつてザウエルブルッフと関係のあった人々を傷つけるかもしれないような事柄を，ふるいにかけることができるだろう。

　そこで出版社は，アダ夫人を納得させる最後の取り組みとして，ザウエルブルッフの回想録を検閲する権利の提供を申し出た。

　こうして，何度もヴァンゼーを訪問することが決まった。ベルンドルフは朝10時頃，静かな家に現れる。アダ夫人は冷たく彼を迎え，礼儀正しく彼を扱った。しかしベルンドルフは，自分が決して好ましい訪問者でないことを知っていた。アダ夫人は心にもない妥協をしたが，検閲者という立場を利用して，計画のすべてを妨害しよう

と考えているのだろう，と確信していた。

　ザウエルブルッフがベルンドルフにした逸話の中に，1904年4月6日の叙事詩がある。ベルリンの白と金色に輝くランゲンベック会館講堂で，ドイツ外科学会の会員に，低圧キャビネットの発明を講演した[*14]。名声と栄光への道が，目の前に開かれている若々しい外科医として。

　この時彼は，世界中の著名な外科医から称賛の喝采を博した。誇りと満足をたずさえて，その晩ザウエルブルッフはブリストル・ホテルへ行った。食事を取り，ワインを飲み，オーケストラに耳を傾けた。少年時代に彼はトランペットを吹いていた。これまでの人生で最高の時を迎え，彼は舞台に大股で歩みより，演奏者の1人からトランペットを借りた。そしてロッシーニの『ウィリアム・テル』のメドレーを吹奏した。たいへん情熱的な演奏をしたので，指揮者がオーケストラの団員にならないか，と言ったほどだった。

　これはベルンドルフの心にかなった物語であった。その前にあるザウエルブルッフの重要な科学上の発明の話に必要な，人間的な深みをつけるものだった。ベルンドルフは心の中で，この逸話は反対があるはずのない心温まるもの，と思っていた。

　しかしアダ夫人はこの部分を読んだ時，顔をしかめた。

　「ここは除かねばなりません。本の中に，この話は入れてほしくありません。これは閣下の尊厳を損なうものです」と言った。

　ベルンドルフはわからなくなった。ザウエルブルッフは感情の起伏が激しく，衝動的で有名だった。若い人の高揚した様子を示して，何が悪いのだろうか？　ベルンドルフはこの話はまったく差し障りがないことを説明し，入れなければならない，と主張した。アダ夫

[*14]　訳者註：この講演については『外科医の帝国—現代外科のいしずえ』（上）（へるす出版，2011年刊）の「ミクリッツとザウエルブルッフ—開胸手術への道のり」（第3篇第2章）に記述されている。

4. 先妻による原稿の校閲

人は冷たく見つめて言った。

「それにこの話は，他の多くの話と同じように真実ではありません。閣下が作ったものです」

この問題はこれで終わりになったかもしれない。しかしそうではなかった。ベルンドルフは『腹の上をはい回れ』にその後の話を書いている。

「まっ暗闇だ」私は原稿をまとめ，車でクールフュールステンダムにあるホテル・ロキシーへ行った。バーへ入った。バーテンダーは古顔であった。

「ものすごく難しい顔ですね」と彼は言い，いつもの好みを注いでくれた。最初のを飲み乾すと，2杯目を用意した。誰か思いやりのある人に聞いてほしかったので，今直面している問題を話した。彼は熱心に聞いてから言った。

「たまたまブリストルの給仕長をしていた男を知っています。彼はもう90歳を超えていますが，元気です。全生涯をブリストルで働きました。彼と会って話してみたらどうですか？ 私とごく親しく，東地区に住んでいますから，迎えをやってみましょうか？」

そこで彼は，古い友人に短い手紙を書いた。ホテル・ロキシーへきて新聞記者に会ってくれないか，あなたに少し尋ねたいことがある，と言っている，彼はご馳走してくれるだろうし，お礼は西側のマルクで支払うだろう，と。

迎えの車が行って，老人，といってもなかなか堂々とした男を連れて戻ってきた。バーテンダーは友人に挨拶した。私が紹介されて，目的を説明した。元給仕長はベルモットを1杯注文して，私の方を向いた。

「ザウエルブルッフ？ ザウエルブルッフ教授についてお知りになりたいのですね。私が初めて彼を見た時，どんな様子だったか，とても想像できないでしょう。もちろん彼は当時青年でした。

彼はトランペットで何曲も演奏しました。すぐそこのブリストル・ホテルのダイニング・ルームで，『ウィリアム・テル』からの何かを。『かくてわれらはスイスを独立させた』のところで，本当に町の方へ行ってしまいました」

直接の証人を得て，ベルンドルフはもう一度ヴァンゼーへ行った。彼はなぜアダ夫人がこの小さな逸話に反対するのか理解できなかった。これから先，すべての逸話について闘おう，と決心した。アダ夫人の態度に大いに疑問を持った。彼女が原稿の正確さを照合するという名目で，ある種の妨害をやっていることは，もはや彼には明白となった。

たとえばザウエルブルッフが，彼に外科学教授の地位の提供を申し出たチューリッヒへの1909年の旅行に関する話がある。その当時，彼はマールブルク大学で働いていた。

スイスには数多くのサナトリウムがあり，肺結核の治療のための外科的技術の開発と発展に関心が持たれていた。スイス人は，マールブルクにおけるザウエルブルッフの研究を注目した。当時病床に伏していたチューリッヒ大学外科主任教授クレーンラインの後任に，彼を任命することを考えた。その選出のためザウエルブルッフは招待され，その町の最上のホテル『バウアー・オ・ラック』に宿泊した。

成功に元気づけられ，けた外れの気質も手伝って，彼は有頂天であった。毎日違ったラベルのシャンパンを注文し，そのホテルで手に入るすべてのラベルのシャンパンを飲んだ。このことがいかにチューリッヒの地味な市民に衝撃を与えるか，少しも考えていなかった。市民はこのドイツから来た酒の好きな若い教授が，外科教授の席に正当な人物であるかどうか疑った。

またもや，アダ夫人が眉をひそめた。

「これは真実ではありません。ザウエルブルッフはチューリッ

にいた間には，いろいろな医学関係者や大学職員とまじめな会合をしておりました」

　ベルンドルフは『バウアー・オ・ラック』に問い合わせた。ザウエルブルッフの話が，真実であることを知った。偉大な外科学者が上機嫌で過ごした日のことは，今もよく覚えられていた。

　ベルンドルフはすべてのことが非常に奇妙だ，と考えた。たとえばなぜアダ夫人はザウエルブルッフの少年時代の話を拒否するのだろうか？　夫を失った母親は，実家の父の質素な靴屋で，お客に靴を合わせる仕事をしていた。母親の仕事を楽にするために，ボタン付き靴について，小さな発明をした，とザウエルブルッフは言っている。しかしアダ夫人は，この話も全部作り話であるとした。ベルンドルフは照会して，事実であることを確認した。

　ベルンドルフはアダ夫人の態度から，その精神的な背景まで探るようなことはしなかった。そのため彼は，現代の回想録の様式を知らない別の世界に属する人である，と解釈しようとした。大衆向けの本の口述による作成など，彼女は理解できなかったし，理解しようともしなかった。彼女のねらいは回想録から，ザウエルブルッフの人間的な面を示す逸話をすべて取り除くことにある，と断定した。人の心を打つ真実の人間性をなくしてしまおうとする企てが，過去数年間にアダ夫人が受けた痛手の反動であることに，ベルンドルフは気づかなかった。

　アダ夫人は困らせているにすぎない，とベルンドルフは判断した。ザウエルブルッフの語った話には何ら問題はない。間もなく出版社も，アダ夫人の動機は，どう控えめに見ても矛盾している，と考えるようになった。彼女は原稿の真偽を照合している，と思われていた。だがそうではなくて，実はすべての人々の眼の中に砂を投げ込み，妨害をしていたのだ。実際，彼女の目的を一部は達した。出版社はこの妨害に直面して，不確実と疑問の気持ちが増し，この本の進行は大きな影響を被った。

結局，最後には順調に運んだのだが，本の完成は，予想されていたよりも，遥かに遅れることになった。

第 8 篇

隠蔽の限界

1．自宅での手術

　回想録が経済的な理由だけではなく，ザウエルブルッフの気持ちをとらえ，臨床の仕事から注意をそらせるためという目的もあるとしたら，この計画は失敗だった。ベルンドルフは主として午後遅くやってきたし，毎日ではなかった。そしてマルゴット夫人は医師としての仕事があり，ザウエルブルッフはしばしば1人きりになった。

　ヘルタ街にやってくる患者は減るどころか，増えてきた。患者たちは自分の身に危険が及ぶなどとは，夢にも思わなかった。マルゴット夫人はドアのベルを切っておいた。しかししばらくすると，ザウエルブルッフはその小さなごまかしに気づき，ドアのノックに聞き耳を立てた。患者が遠ざけられていることを知るたびに興奮し，怒りに燃えた。またグルーネヴァルト病院へ繰り返し行くことも，阻むことはできなかった。自分がそこで必要とされている，と確信していた。患者がその途中で待ちかまえていると，彼は直接自宅へ連れ帰るか，あるいは何時に来るように，と言った。この約束の多くはすぐ忘れられたが，ときには記憶に残り，来るはずの患者を待ち，中に入れてもらえないかもしれないと，昼寝もしないほどだった。

　ルネッサンス風の暖炉のある居間を，診察室のように整えていた。テーブルの上には，手術器具，洗面器，包帯を入れた箱がある。その他の器具もテーブルの上に置いてある。部屋の掃除や整理はさせ

なかった。干渉されることをますます嫌うようになったからである。部屋には水もなかった。手を洗うためには，洗面所か台所まで行かねばならなかった。湯は台所にしかない。しかしこの程度の面倒は，少しも苦にしなかった。滅菌やその他手術に必要な準備についての常識は，次第になくなってきた。この悲劇の人がこれまで長く行ってきた原則や習慣を，すべて忘れてしまったという意味ではない。それに従うかどうかが，行きあたりばったりになってきたのである。きめ細かさが，突然不注意になった。さしあたり診察をし，万能薬を処方した。かつて素晴らしく正確だったが，今やますます誤りを犯すようになった直感に基づいて，ときには正しく，ときには誤った診断を下した。患者は間違っているとは気がつかない。ほとんどの患者は判断力がないか，絶望的な患者であった。権威者に対する信頼は，不動のものだった。ザウエルブルッフは歳をとって疲れており，もう医療はできない，とどれだけ聞かされようと，それを信用せず，中へ入れてもらえるまで何度もやってくる。

　それでもザウエルブルッフは，大きな外科手術に居間が適さないことは意識していた。しかし一方では，グルーネヴァルト病院が『彼の患者』を受け入れるのを好まないことに気づいていなかった。何度も自分が治療すると約束して，患者を送った。数カ月してやっとグルーネヴァルト病院の手術室が，彼に閉ざされていることを理解した。残っている医療への情熱は，彼を医師生活の最後の，そして最も悲劇的な段階に向かわせていったのである。

　1950年の初夏，ザウエルブルッフは患者を自分の家で手術するようになった（図37）。

　はじめのうちの1例は，東地区から来た女性だった。異常に肥満しており，下肢は静脈瘤のために変形していた。ザウエルブルッフは静脈瘤切除術を行った。診察室から痛みを訴える悲鳴が大きく響き，アグネス・ツラウスキーは恐れをなして，階下の管理人マチル

1．自宅での手術

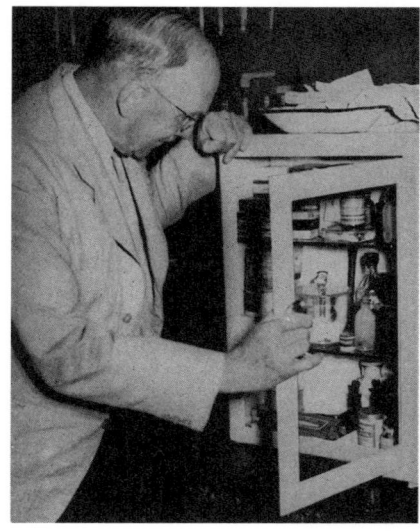

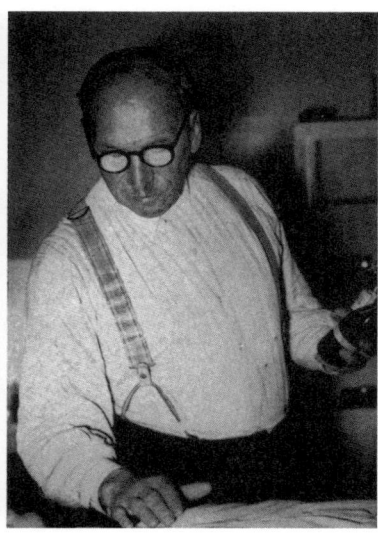

図37 最後の悲劇
シャツ姿で手術の準備を自宅でするようになった

デ・ラプシュの部屋へ逃げ込んだ。やがて声がやみ，ザウエルブルッフが階下へ降りてきて，命じた。

「お前は今まで何をしていたのだ？ あのかわいそうな女は，とても家へ帰れない。お前がベッドへ寝かせてやってくれ」

「どのベッドですか，旦那さま？」とアグネスが尋ねた。

「妻のベッドへ寝かせてやれ。かわいそうな女だ」とザウエルブルッフは繰り返した。

2人が居間へ入ると，女性はまだ呻いていた。アグネスとマチルデ・ラプシュは急に不安になった。しかしザウエルブルッフにはそむけない。2人はその重い，すすり泣いている患者を2階へ運び，マルゴット夫人のベッドに横たえた。それから階下へ戻り，これからどうなることかと心配しながら待った。

その夜遅く，患者は車で家へ送られた。何日間かマルゴット夫人と家政婦は心配しながら過ごした。あやしげな消毒で行った手術

第8篇　隠蔽の限界

は，合併症を起こす可能性がある。もし他の医師が呼ばれでもしたら，医師は衛生局へ告発書を出すかもしれない。

　この時は，実際には何事も起こらなかった。少なくともこの患者については，それ以上何も話はなかった。これ以後，こんな手術を繰り返さないように，さらに厳重に注意を続けることになった。しかしその監視は，結局不十分だった。

　西ベルリンから貧乏に打ちひしがれた夫婦が，彼に助けを求めてきた。不完全な設備で，ザウエルブルッフは夫の腕を手術した。そして家へ帰した。帰る時，何度も感謝の言葉を繰り返した。

　その夜遅く，グルーネヴァルトの家の電話が鳴った。電話を受けられるのは，アグネス・ツラウスキーだけだった。夫人は留守で，ザウエルブルッフはすでに部屋で床についていた。家政婦が受話器を取ると，興奮した女性の声が聞こえた。

　彼女はザウエルブルッフを起こしに行った。急を要すると思われたためで，前例のないことだった。医師の家に長くいたので，何が起こったかは想像がついた。意を決して恐る恐る声をかけた。

　「旦那さま，今日ご主人と一緒にここへきた女性から電話です。今日手術をされた方です。ご主人が高熱を出し，うわ言を言うそうです。女性は往診してほしい，と言っています。奥さまは今おられません。何とお返事したらいいでしょうか？」

　彼女は今までによくあったように，怒鳴りつけられるのを恐れていた。ところが不思議なことに，ザウエルブルッフは怒りはせず，興奮もしなかった。

　「もし僕に手術してもらいたいのなら，昼間来なければならない。僕は夜こんなに遅く，往診はできない。明日来て下さい，と言いなさい。今夜なら近くの先生にお願いしたらいい」と楽しそうに答えた。

　アグネスはもう一度説明をしはじめた。その時ザウエルブルッフ

1．自宅での手術

の意識が混迷状態にあることに気づいた。明らかにこの電話が何を意味するかわかっていない。困惑して見ていると，彼は横たわり，また眠ってしまった。

彼女はよろけながら階段を降りた。しばらく，どうしたらいいかわからなかった。女性に心配はいらないだろうとごまかすことにするか，あらゆることを考えておかねばならないだろう。ザウエルブルッフは近くの医師を呼んだらいい，と言っていた。アグネスはこれが重大な結果を引き起こすかもしれない，と恐れた。もしその患者が死んだら，さらに1,000倍も悪いことになる。ザウエルブルッフが言ったことをそのまま繰り返しておけば，他の医師が診て，不必要な悲劇を避けることができるのではなかろうか？

電話口まで戻って，またたじろいだ。しかしそれからできるだけ平静な態度で言った。

「先生はもうお休みです。お起こししましたが，ご承知のようにもうお若くはありません。先生は近くの先生にすぐにお願いしたら，と言われました。明日ならまた診察することができるでしょう」

「どうかお願いです。ザウエルブルッフ先生だけが助けることができるのです。どうか……」

必死に，信頼のこもった声で叫んだ。この信頼のために，夫をザウエルブルッフのもとへ連れてきたのである。

「申し訳ありませんが，他にお話しすることはありません。すぐに一番近くの先生をお呼び下さい」と家政婦は言って，それから付け加えた。

「先生ご自身もそうお思いです」

この結果，当然の成り行きとなった。呼ばれた医師は，患者をベルリンの病院へ送った。緊急事態だったからである。患者はしばらくはその病院で明かさなかったが，とうとうザウエルブルッフの手術を受けたことを認め，その手術が行われた状況を説明した。それを聞いたある1人の医師が，患者を守ることの方を，医師の連帯と

237

擁護よりも重視した。彼はベルリン市衛生局へ通告した。この第二の医師の名前は，書類に記載されていない。

　医学部や医学界の機能の麻痺は理解できるようでもあり，また不可解でもある。しかし病人の治療が不可能なザウエルブルッフを阻止できない家族の無力さは，すでに存在している。これまで衛生局は何も言ってこなかった。彼らはザウエルブルッフ解任の状況を知っていたはずである。しかしかつて医学部が望んだと同様に，衛生局はザウエルブルッフの直近の家族が，司法権を発動しなければならないような事件を防ぐことに，期待しただけだった。これまで衛生局は，原告のないところに裁判はない，という原則に従っていたのであろう。

　しかし今や事態は一変した。簡単に見過ごすことのできない事件が起こった。しかもそれは単発の事件ではなく，多くの事件の長い連鎖の1つの輪であったのだ。

　これについて道徳的判断をすることはできない。ただ起こった事実を述べ，起こらなかったことを記すだけである。衛生局は勇気がないか，あるいは根拠に乏しいと考えて，結局医学部の辿った道を，また辿ったのだ。ザウエルブルッフ夫人に手紙を送り，『通告のあったような事件を繰り返さないように警告』した。そうではなく，ザウエルブルッフに外科手術をさせないための厳しい措置が講じられるべきだったろうに。その手紙は次のように結論している。ザウエルブルッフの職業を徹底して禁止するか，あるいは検察庁へ告訴して，ザウエルブルッフの晩年を陰惨なものにしてしまうことを誰も欲しない，と。当局がマルゴット夫人に不可能なことを要求していると理解していたかどうかについては，想像は困難である。いずれにせよ，この手紙が当局の良心を救うことだけには役立ったようだ。

　絶望的になったマルゴット夫人は，できる限りのことをした。しかしザウエルブルッフは，彼女を理解しなかった。もはや彼が手術には適さないと気づかせようと試みた人々を，シャリテが少しも理

1. 自宅での手術

解しなかったのと同じだった。衛生局からの手紙に対する彼の反応は，

「大馬鹿もの奴！」という激しい怒りの爆発だった。

マルゴット夫人は必死になってすべての患者を遠ざけようと努力した。そして他に誰も助けてくれる人がいないので，彼女はますますシュヴェルトフェガーに頼った。留守をしなければならない時には，病人を引きつけておいてもらった。

そんなわけで，ザウエルブルッフの監視の仕事は，時間が自由になるシュヴェルトフェガーの肩に，次第にかかってきた。彼は繰り返しザウエルブルッフをドライブに連れ出し，何時間も彼とともに過ごした。夜は自分の家へ招待し，彼の動きを監視し，彼の話を聞いた。これによって，ザウエルブルッフの気をまぎらせた。シュヴェルトフェガーはますます病人の身近な仲間となり，看護人を勤めるようになった。実際にこれを決して拒まなかった。しかし彼もまた，この老人の気まぐれには，ときに途方にくれた。

しばらくは何事もなく過ぎた。ところがまたザウエルブルッフが子供の脳腫瘍の摘出手術をし，術後に重大な結果を生じた。

さらに彼は若い女性に無意味な手術を行った。彼女はザウエルブルッフのところへ来る以前に，乳癌のため乳房切除術を受けていた。彼女は婚約者に見捨てられた。そこで彼女は，形成手術によって乳房を再建することを，ザウエルブルッフに頼んだ。

ある日，マルゴット夫人は急な出来事があって田舎にある親の農園へ行かなければならなくなった。ザウエルブルッフはこの彼女の留守を利用して，髄膜瘤にかかった子供の手術をした。マルゴット夫人は知らせを受け，急いでベルリンに戻ったが，すでに手術は行われ，傷口は消毒していない針と糸とで縫合してあった。

すっかり絶望したマルゴット夫人は，昔ザウエルブルッフが関係していた有名ないくつかの病院に連絡した。その病院の院長に何と

かしてほしい，と懇願した。彼女は自分はザウエルブルッフの妻であり，とても自分の夫を官憲に告発することはできないことを，理解してもらおうと努めた。彼女にはとうてい告発はできないので，何かするかどうかは，彼ら次第だった。彼らはザウエルブルッフの世話になったことがあるし，また全医学界も彼のおかげを被っていたのだ。

すべての結末は，衛生局からの第二の警告書となっただけだった。今度はザウエルブルッフ自身に宛てたもので，自宅での手術をやめるよう要求していた。ザウエルブルッフは軽蔑し，これを無視した。

その後，これまで起こったよりも遥かに悪い結果をもたらす悲劇がやってきた。これによってザウエルブルッフに残っていた妻に対する信頼は，破壊されてしまったのである。今まで多少とも彼女が夫に与えてきた影響は，ここで完全に消え去ってしまった。

事の次第は，次のとおりである。ベルリン滞在中のアメリカ人の家族を訪問した時，何も知らぬ両親が，娘をザウエルブルッフに診せた。その娘は甲状腺腫にかかっていた。マルゴット夫人が驚いたことに，ザウエルブルッフはその女の子を見た瞬間に叫んだ。

「これは手術しなければなりません。明日僕の家へおいでなさい。そうしたらあなたの持っているものから救ってあげます。大したことではありません」

運命のいたずらか，この日の午後，ザウエルブルッフの調子は最高だった。昔のように，両親も娘も完全に魅了された。彼の真の状態について完全に無知だったので，手術を受けたいと言い切った。大急ぎでマルゴット夫人は状況を説明するために，両親を別室へ連れて行こうとしたが，それができなかった。辞去する時に，彼らは別れの挨拶をするために玄関のホールに立った。ザウエルブルッフはすでに戸口のところだったので，狼狽したマルゴット夫人は，振り向いて両親を見つめ，そしてできるだけ小さな声で難しい事情を彼らに話した。つまりザウエルブルッフには手術をすることは許さ

れない，彼はもはや，このような大きな手術をすることはできない，そのうえ自分の家には手術をする設備がない，と。

　彼女はザウエルブルッフは自分の話すのを聞いていないだろうと思っていたが，彼を車に乗せて，暗い街路を通り抜け家路に向かう時，それを聞いていたことがわかった。

　ザウエルブルッフは怒り狂った。吠え，怒鳴った。他人の前で彼を嘲笑した，彼女は，自分の妻は，それが適切と思っているのか？　彼の能力をあえて疑おうというのか？　たいへんな発作を起こしたので，マルゴット夫人は車から出て，病人が少し静かになるまで，まっ暗な街に立っているのが一番よいと考えた。それから彼女は再びハンドルを取り，帰路についた。その時も，怒りが彼の中でくすぶりつづけていることを知っており，一緒に家の中に入るのが恐かった。彼女はガレージに残った。

　この夜こそ，ザウエルブルッフの理性の最後の痕跡が，なくなった夜であった。これ以後，全世界が彼に向かって陰謀をたくらんでいる，と信じ込んだ。彼の周囲のすべての人に対する態度は，ひねくれた猜疑そのものとなった。

2．外科学会の記念講演

　ザウエルブルッフの精神的な衰えは，1950年6月にフランクフルト・アム・マインで開催されたドイツ外科学会総会の記念講演では，どうにか隠された。

　総会はもう何十年もザウエルブルッフの参加なしに，しばしば指導的人物としての参加なしに，開かれたことはなかった。講演とか，刷新，提案に関する可否を決定してきたのは，彼であった。会員たちが彼の意見の重さと強さに屈したことは，何度もあった。外科学会における指導的役割は，ザウエルブルッフの意識の中では確固たるものであった。退任後は以前よりさらにそれが強くなったようである。

　彼が総会に単に出席するだけなら，問題はないだろう。大勢の彼の門下生がフランクフルトに出席する。彼らが面倒を見てくれる。必要なら，彼を他の人々から，報道陣から守ってくれる。そしてもう一度，彼が"シェフ"であることを感じさせてくれるだろう。しかし彼の状態が最悪となったこの時期に，思いもよらない友人からの手紙が，ザウエルブルッフの病気を，もう一度公衆に曝す危険に導いた。その手紙はアンシュッツ教授（図38）からのものであった。彼はザウエルブルッフの昔の友人[*15]であり，長い間キール大学外科教室の主任教授であった。

2．外科学会の記念講演

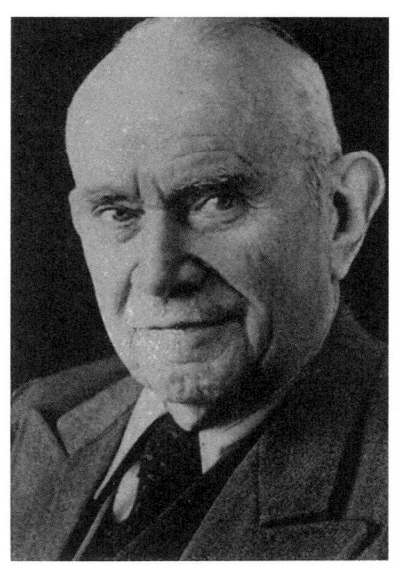

図38 アルフレット・ヴィルハイム・アンシュッツ
キール大学外科教授

　アンシュッツは80歳，ザウエルブルッフとは反対に，70歳の誕生日の来る前に，体力も精神力もまだ十分あったが，キール大学の教授の席を譲った．今でも精神的にも若々しく，ちょうどキールの新しい家に引っ越したところだった．手紙には，2人に深い関係があり，気にかかっている事柄について話し合いたいので，数日の予定で訪問してほしい，とあった．
　この手紙からアンシュッツが，何を考えていたかがわかる．ブレ

---

*[15]　訳者註：ザウエルブルッフがブレスラウ大学外科に在職中に，ミクリッツ外科の助手の1人がアンシュッツで，彼はミクリッツの長女と婚約中であった．ザウエルブルッフは作製した低圧円筒で動物の開胸手術が可能なことをアンシュッツに示した．その結果，彼がミクリッツに，実験を見るように勧めた．『外科医の帝国—現代外科のいしずえ』（上）（へるす出版，2011刊）の「ミクリッツとザウエルブルッフ—開胸手術への道のり」（第3篇第2章）に記述されている

第8篇　隠蔽の限界

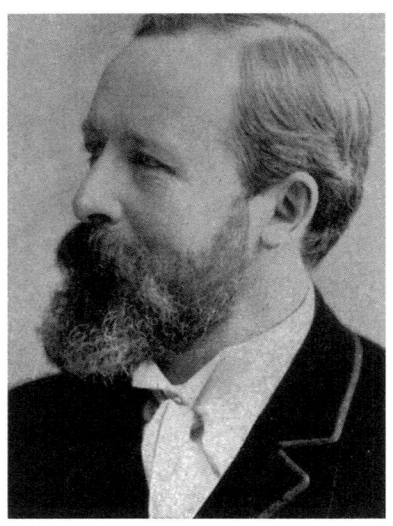

図39　ヨハネス・フォン・ミクリッツ＝ラデッキィ教授
ブレスラウにおけるザウエルブルッフの恩師

スラウ大学の教授であり，偉大な外科医ミクリッツの娘婿がアンシュッツである。ミクリッツ（図39）はザウエルブルッフの恩師で，彼の低圧キャビネットの仕事を推進してくれた。この1950年がミクリッツ誕生100年にあたる。フランクフルトの外科学会総会で，記念行事をしなければならない。ザウエルブルッフの病気は秘密にされていたので，アンシュッツは旧友の状態を知らなかった。そこでこの機会に，その演説をする人はただ1人，ミクリッツの多くの有名な門弟の中でザウエルブルッフしかいない，と勧めてきた。

　ザウエルブルッフはその手紙を読んでから，もう抑えることができなくなった。直ちに，記念講演をする，すぐにキールへ行く，と返事を出した。

　以前助手だったシリング博士が割の合わない供を承諾し，キールへ向かった。

2．外科学会の記念講演

キールからの報告に，2人が会った時の記録がある。

『ザウエルブルッフ閣下はまともな話を少ししていると，すぐ横道へそれた。いろいろな話題に，でたらめな話をすることがわかり，アンシュッツ教授と夫人は衝撃を受けた。………。

アンシュッツ教授は，事情をよく知らないで提案してしまったことが致命的だった，と知った。これがザウエルブルッフを外科学会の参加者の前で晒し者にするだけでなく，自分の舅の記念講演は，恐るべき悲劇の道化芝居となってしまうだろう。

アンシュッツ教授は，この状況を解決すべく努力した。誰か他の人にやらせた方がよいかもしれない，とザウエルブルッフに話をしたが，彼は感じを悪くした様子だった。さらに遠慮なく話し合ったが，ザウエルブルッフは受け入れなかった。彼はあくまで能力を確信していた。結論はフランクフルトで，ということになり，キールを離れた』

家に帰るとザウエルブルッフは，すぐに記念講演の草案に着手した。昔ならアンシュッツが当然考えていたように，ミクリッツについての話は，彼にとっては素晴らしいテーマであったろう。ミクリッツの一風変わった習慣や，情け容赦のない臨床の厳しい規律は，ザウエルブルッフ自身に引き継がれた。ミクリッツもまた，彼の帝国の専制君主であった。そして外科学の歴史上，最も力強い先覚者の1人である。彼は助手たちを，滅菌操作に関して厳格に教育した。現在の外科で用いられているゴム手袋が使われる前に，滅菌した木綿の手袋を使用した。さらに唾の飛沫による感染の危険を確認し，手術中に話すことを禁止し，自分はマスクの着用を始めた。手術の方法に満足することなく，常に新しい，よりよい方法を開発した。彼が病院に到着すると，すべての階のベルが鳴り，彼が来るのを皆が準備した。一緒に働くのは容易ではなかったが，ほとんどの助手はブレスラウにとどまった。なぜなら彼より精緻で，彼より影響力

第8篇　隠蔽の限界

のある教師はいなかったからであり，天才のもとで育ちたいからである。

　ミクリッツの魅力的な性格には，生き生きとして独創的な記念講演が必要である。もちろんザウエルブルッフが全盛期なら，その最適任者であった。しかし今やいかにも疲れたように，大儀そうに机に向かい，同じことを繰り返し書き，血の通わない，華やかさのない，そしてまったく力のない原稿を書いていた。

　彼が能力の限界をまだ悟らずに取り組んでいる時，アンシュッツはザウエルブルッフの周辺の人や，アダ夫人，息子のペーター，ザウエルブルッフの古い門下生に手紙を送った。そして中に立って，ザウエルブルッフにやめるよう説得してほしい，と書いた。しかし無駄だった。

　公衆の前で恥をかかせないための方策が考えられた。ハイデルベルク大学のK・H・バウアー主任教授には，記念講演原稿を作ってほしい，と依頼した。

　バウアーと今回の会長であるフォン・レドヴィッツとが，ザウエルブルッフと並んで演壇に立つ。そしてできるだけ注意を与え，ザウエルブルッフが原稿を読み上げる時に，次の文章を指したり，横道へそれないように助けることにした。ザウエルブルッフ自身のたどたどしい草案は，訂正されていた。もしザウエルブルッフが読んでいる時に横道にそれてしまったら，うまく降壇させ，予定ではバウアーが彼の代わりに講演することになった。この計画によって，新聞記者や会に集まった外科医たちに，ザウエルブルッフの重篤な状態を知らさないようにする。むしろ，一時的に調子が悪いのだ，と想像させるように。

　ザウエルブルッフがフランクフルトに到着すると，かつての門下たちが取り巻き，決して独りで置かず，また他人を彼に近づけないようにした。彼は肉体的には十分運動できるのに，長く話している

2. 外科学会の記念講演

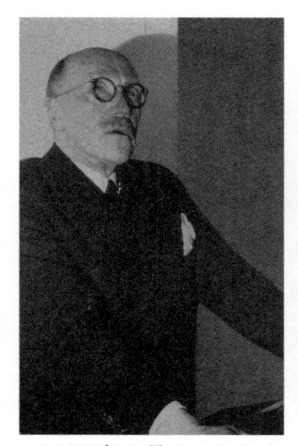

a：1950年6月のフランクフルト・アム・マインの外科学会におけるミクリッツ記念講演

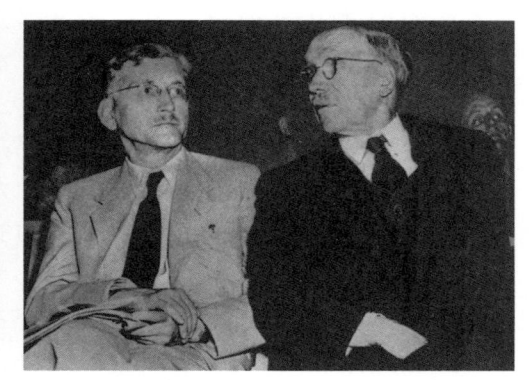

b：会場内でチューリッヒ大学外科のA・ブルンナー教授と

図40 最後の講演

と精神的な混乱が目立った。ザウエルブルッフがバウアーとレドヴィッツとに挟まれて演壇に登った時には，集まった外科医は，彼の病気にほとんど気づかなかった。ただ近くにいた人々は，彼の奇妙な，驚くほどこわばった表情に気がついた。これは，当日会場で撮られた写真でもよくわかる（**図40**）。

　彼の前に置いてある原稿は短く，文章は簡潔で，わかりやすくしてあった。聴衆は彼の言葉を，もう何十年もの間の彼の講演の時と同じように，注目して待った。たとえときには嫌味，嫉妬，対立，反抗を覚え，ことに彼の大風呂敷，独裁的な傾向に反発を抱いたとしても。何人かの聴衆は，壇上の配置を不思議に思った。しかしほんの少しの間だけだった。

　ザウエルブルッフは光る厚い眼鏡越しに会場を見渡した。手が少し神経質に原稿に触れた。それを読みはじめた。何度か詰まった。また続けた。

第8篇　隠蔽の限界

　ごく近くにいた人々は，傍らにいる両教授が，彼の口の動きに常に気をつけており，少しでも横道へそれそうになると，原稿の場所を指示しているのがわかった。レドヴィッツとバウアーにとっては，今までたびたび演壇に立ったが，このザウエルブルッフのそばにいたわずか10分か15分間ほど緊張し，苦痛に満ちた時間を経験したことはなかった。それでも好運に恵まれた。ザウエルブルッフが話の道筋を失わないようにし，迷路に入り込むのを防いだ。

　ザウエルブルッフが最後の言葉を終わって，聴衆の拍手を受けている時，主催した人々は安堵の胸をなで下ろした。ザウエルブルッフが公衆の前に出るのは，これが最後でなければならない，と誰もが思った。決して二度と危険を覚悟して推し進めてはならない，決して，と。

　ザウエルブルッフが演壇を降り，門弟たちに囲まれ，保護された。続いてイギリスの外科医，ゴードン・ゴードン＝テイラー卿が，ミクリッツの記念講演を行った。この講演こそが，その日の真に意義ある記念講演であった。

3．新たな幻影

　運命はこの病んだ老人を無害で，診療活動をしないで過ごす状況に置かず，新しい誘惑を振り撒いた。この新しい希望と幻影の使者は，ヴォルフガング・ヴォールゲムート博士だった。この舞台に登場するのは2回目である。

　ヴォールゲムートが自分の英雄の解任を知ったのは，1949年12月の夜，グルーネヴァルトのザウエルブルッフの家だった。その時以来，ヴォールゲムートはしばしばザウエルブルッフを訪ねた。ザウエルブルッフが短期間グルーネヴァルト病院に関係していたことを知っていた。一度は一緒に，そこへ行ったこともある。ちょうどユングブルート夫妻がザウエルブルッフを病院から排除しようと，全力を傾けていた頃であった。ヴォールゲムートはそこで見たことに，ショックを受けた。彼は次のように記している。

　『車でグルーネヴァルト病院へ一緒に行った。ザウエルブルッフが病院に入った時，何も起こらなかった。誰も出てこなかった。ザウエルブルッフがシャリテにいた頃は，全員が走って彼を出迎えたというのに……。この状況に途方にくれたようだった。こんなことは理解できなかった……。医学について広範な経験を持っていた……。しかしこれまで標準と思っていたものとはまったく異なった方法や状況で，手術を行う病院があるとは，とても想像

することができなかった。彼は手術のためのすべての準備ができあがっているのに慣れていた。精巧な手術器具を有していた。もはやその器具は存在しない。自分で細かいことまですべて準備しなければならない。これまではこれらの用意は，名目上は彼が指揮を執っていたが，形式的なことだった。偉大な外科医が，手を乾かすタオルをかけるための釘を，壁に打つ必要などなかったのだ。彼は孤立状態だった。そして……。満足できないような状況でも，病院で働こうと試みた。彼はこのような古めかしい器材に耐えられなかった。子供のように困惑していた……』

この言葉の中に真実もあるが，ヴォールゲムートはザウエルブルッフが病気であることを，体裁よくごまかそうとしている。ザウエルブルッフ解任に対する彼の非難の矛先は，小心で執念深い大学病院シャリテの敵に向かっていた。医学の天才を破壊しようとするグルーネヴァルト病院の不十分な状況を責めていた。明らかにそう信じていた。グルーネヴァルト病院を見たあと，他の人々がしないのなら，この偉大な外科医が十分に仕事のできるような新しい環境を，自分自身が用意しよう，と決心した。

ヴォールゲムートに個人的な動機もあったことは疑いない。まずザウエルブルッフを失望させた頃についての罪の意識，そして若い頃の思慮のなさを改めたいという欲求，である。同時にこれほど長く崇拝してきた巨人に対する心からの同情もあった。とくに15年ほど夢見てきた地位を確立する道が，そこにあるのだ。ザウエルブルッフと緊密に協力していることから生じる信望，ザウエルブルッフの傍らで行う重要な仕事，によって。

この時期のヴォールゲムート自身の状態は，それほどよいものではなかった。シャリテに職を得ようとしたが，できなかった。ベルリン・テンペルホーフ病院においては，その実情を強く非難したことによって，外科主任医長としての職を辞めさせられてしまった。そのうえこの非難によって，東ベルリンにおける政治的立場まで，

3. 新たな幻影

疑いを持たれるようになった。彼はカルクロイト病院の外科医長の職を得た。しかしそれには満足できなかった。

　『私はカルクロイト病院を発展させる。この病院は二流か三流
　の病院だ。しかし少なくとも何か秀れた外科診療をできるように
　育て上げる……』
と彼は書いている。

　グルーネヴァルト病院を訪れた時から，ときおり彼はザウエルブルッフをカルクロイト病院に招いて，一緒に働くことができないか，と考えた。しかしザウエルブルッフをこのような病院にわざわざ招けない，と感じてもいた。

　その代わりに，大胆にも最新の，ベルリンの病院の頂点に立つような病院の創設を考えた。その病院の名称は，フェルディナント・ザウエルブルッフ病院とする。ザウエルブルッフは，少なくとも名目上は院長で，管理医師である。実際にはヴォールゲムートがそこを運営する。

　ヴォールゲムートの多くの計画と同様に，この夢の病院は完全で理想的なものであった。そして実業家にも非医師にも開業許可証を自由に出している西ベルリンの医療に対して，一撃を加えようと夢見た。

　ヴォールゲムートは最高のものを求めていた。有名な米国ミネソタ州のメイヨー・クリニックをモデルと考えた。その病院では，患者は最高のものを得ることができる。すべてのことは患者のためになされる。ベルリンの最高の医師を集める。最良の器材，最新の手術室が用意される。最高の治療がなされる。

　しかしザウエルブルッフは，この計画のどこに当てはめられるのであろうか？　ヴォールゲムートはユングブルートと同一の誘惑に，屈しているのではないのか？　このグルーネヴァルトの孤独な老人を，途方もない計画に乗り出すための"飾り"にするのではないか？　このためにヴォールゲムートは，ザウエルブルッフの本当

の状況を執拗にごまかしているのではないか？　なぜなら，もしザウエルブルッフが病人であると認めれば，もはや夢の病院へ招くことができないからだ。多くの疑問があるが，答えはほとんどなかった。

　ザウエルブルッフが会長ないし院長の名誉職に就き，一方ヴォールゲムートが実際の管理者，外科主任の仕事を担う，という話は重要である。つまり1950年の夏には，ヴォールゲムートはザウエルブルッフの状態を，自分が記しているよりもよく知っていたのであろう。彼の描いた絵では，この偉大な外科医の力量はまだ頂点にあり，ただ単に適切な体制がとれていないだけである，となる。しかしこれは世間に向けたものであったのだろう。

　いずれにせよ，もしヴォールゲムートがザウエルブルッフに単に名誉職を与えるだけのつもりとしたら，それは彼の計画のうちの独断的な要素である。その実現が，病んでいる外科医にどれだけの意味があるのか？　1つだけ確かなことがある。それは経済的な安定だ。それに加えて，ザウエルブルッフの名前や業績に価する地位を提供できる。そして彼の名前を冠した，彼の幸福に責任を負う大きな統制の取れた病院でなら，多分彼は今より正常な状態に戻るだろう。

　この"多分"は，ザウエルブルッフの異常な意志と外科手術についてのすさまじい欲求という現実を見れば，極めて寛大なものである。ヴォールゲムートは自分で処理できないような仕事をすることになるのではないか？　本当にザウエルブルッフに実際の診療をさせないで，名誉職にとどめることができるだろうか？　他の者がすでにこれには完全に失敗している。この観点で見ると，壮大な計画が実現可能かどうか，疑問である。これは単にザウエルブルッフの心に，新しい幻想を植えつけ，やがて失望に向かう希望を生じさせるだけではなかろうか？

　ヴォールゲムートはこの計画について裕福な患者たちと話し合っ

3．新たな幻影

た。その中にヘンシェル・ベルリン銀行のヘンシェル頭取がいた。

ヴォールゲムートは自分の構想について，どれだけ堂々と話したかについて述べている。

『われわれはいくつかの事項について検討した。最終のプランでは，ランケン街の新しい建物がよいとなった。鋼鉄とガラスとコンクリートでできており，民間主導で建てられたメイヨー・クリニックとよく似ている……。私の目的は，ここは患者のための施設であるという病院の基本方針を，最初から患者に印象づけることにある。最良の治療がなされ，医学が患者を以前の状態に回復させる……。この病院の技術的，医学的な主任の私は，誰からも命令されない。このようにして，ザウエルブルッフの方針を再興し，実行する。ザウエルブルッフが院長の座に就き，一方私がすべてを預かる……』

すべての言葉で，ザウエルブルッフの偉大な時代についてのヴォールゲムートの記憶が，繰り返されている。同様にすべての言葉は，ヴォールゲムートの妄想と幻想を紡ぎ出す性格を，さらけ出している。それにもかかわらず，彼のような気性の人々と同じで，言葉に説得力があり，実際に銀行家のヘンシェルは，ザウエルブルッフがこの病院の院長になるということなら，と計画に興味を示した。ヘンシェルはザウエルブルッフの病気については，何も知らなかった。ザウエルブルッフは陰謀によって大学病院シャリテから追放されたのだ，とヴォールゲムートは説明していた。

ヘンシェルが興味を示したので，ヴォールゲムートにとって，ザウエルブルッフをこの計画に引き入れる時が来た。

ヴォールゲムートはグルーネヴァルトのザウエルブルッフのところへ行った暑い夏の日のことを書いている。ザウエルブルッフは家にさびしく１人でおり，アポイントを取っておいた患者を待っていた。最大の敬意を示して，ヴォールゲムートはザウエルブルッフに，適切な仕事の場が必要ではないか，と話した。老人の自尊心を傷つ

けないように注意を払った。ヴォールゲムートはこう書いている。

『ヘルタ街の家で，ザウエルブルッフは孤独に打ちひしがれていた……。いくらか彼は関心を示した。希望の光が灯った』

そこでヴォールゲムートは全計画の概要を示した。そして最後に，ザウエルブルッフに会長の職を申し出た。ザウエルブルッフは深く感動し，彼の"若い友人"の以前の突飛な言行，風変わりさを許した。

『彼は会長になると約束した……』

この話は，孤独な老人にヴォールゲムートの計画が投げかけた興奮の一部しか伝えていない。これ以上のことは，回想録の作業のために，そのあとグルーネヴァルトへやってきたベルンドルフに言ったことでわかる。

『君のために割ける時間が今はない……。新しい病院を建てている。メイヨー・クリニックのようなまったく現代的な病院だ。そこで院長をしてほしい，と頼まれた』

ヴォールゲムートは活動の場を熱望している人物に，希望の種子を投げかけた。はかない望みを抱いたが，孤独な状態で，はたしてザウエルブルッフはこの病院の実現性は低く，夢でしかないことを理解できたであろうか？　ベルリンの周囲にメイヨー・クリニックを作るというアイディアは幻想であり，民間の力では決して創設はできないだろうと，ヴォールゲムート自身にはわからなかったのであろうか，それともわかろうとしなかったのか？　ザウエルブルッフは一生を医学に捧げ，経済問題とは無関係だった。民間病院は医師の夢によってできるのではなく，投資家によって経営されること，そして投資家は病院よりもっと利益の大きい投資先を見つけるだろうということが，はっきりわかっていたのであろうか？　政治を考えたことのない彼が，投資家の資金をベルリンに投下させないようにしている落ち着かない世界情勢を，考慮に入れることができたで

3．新たな幻影

あろうか？

　蛭(ひる)はしばしば落ちぶれたものに群がり，無力なものを食いものにする。

　ヴォールゲムートは違っていた。しかし彼は甘い夢想家の１人であり，その非現実的なアイディアが，いかに危害や悲哀をもたらすかについては，決してわからなかった。

　ヴォールゲムートがザウエルブルッフを訪問したすぐあとで，ブルーノ・クロピトロフスキーという人物が，声をかけてきた。ヴォールゲムートは差別のない，人付き合いのよさで，まったく警戒していなかった。クロピトロフスキーはザウエルブルッフと一緒に病院を創設するという計画を聞いたので，その計画に参加したい，と言った。彼は病院開設の許可証を持っていた。そのうえ彼は，病院に最適のビルを知っており，そこなら新しいビルを建てる必要がないという。

　ヴォールゲムートはクロピトロフスキーをまったく知らないわけではなかった。

　『1941年からクロピトロフスキーを知っている。その時私は，シャリテ内にできた陸軍病院分室の助手だった。彼は東部戦線に行かないで済むように，指に小さな手術をしてほしい，と頼んできた。しかし彼が信頼できないような印象を持ったので，それを断わった。1947年，私がテンペルホーフにある市立病院の医長をしている時，彼と再び会った。その時彼はエオザント病院の所有者だった』

と彼は述べている。

　別の証言によると，ヴォールゲムートはクロピトロフスキーを"典型的な戦後人間"，"40歳になっていない"，"しゃれ男"，"趣味が悪い"，"驚くほどの遊び好き"，"人使いが巧み"と言っていた，という。クロピトロフスキーは"クロピ"とも呼ばれ，はじめは食品卸

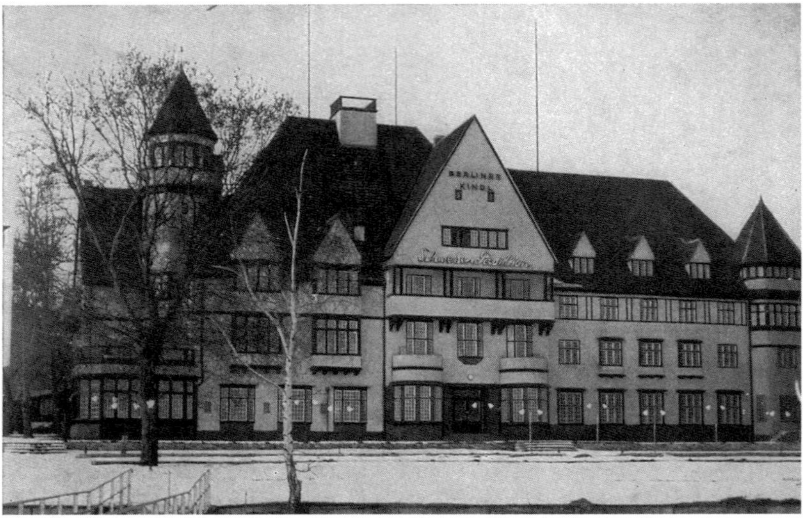

第8篇　隠蔽の限界

図41　ヴァンゼーにあるスウェーデン・パビリオン
以前は湖畔の大きなレストランだった。ヴォールゲムートはここに
新しいザウエルブルッフ病院を設立しようと計画した

業者だった。戦後1年目にベルリン公衆衛生局で働いていた女友達の助けによって，個人病院の開設許可証を得て，ベルリンのエオザンダー街にエオザント病院を開設した。この病院は『最低のレベル』で『破産の瀬戸際』にあり，このためクロピトロフスキーは新しい事業を探していたのだ，とヴォールゲムートは言っている。

　大蔵省の役人の1人が，クロピトロフスキーに大きな空きビルのことを話した。これはスウェーデン・パビリオンで，ヴァンゼーのほとりにあり，かつては巨大なレストランだった（**図41**）。長くこのパビリオンは，ベルリンっ子たちが外出の時に好んで使っていた。クロピトロフスキーはこれを病院に変えられるのではないかと考えた。偶然にヴォールゲムートの漠然とした計画とザウエルブルッフとの関係を聞き，ヴォールゲムートを訪ね，参加したいと申し出たのである。

3．新たな幻影

　ヴォールゲムートが企業，あるいは経済人と組みたいと考えていたかどうか，真相はわからない。しかしこの瞬間に，自分の計画にクロピトロフスキーを加えると決めたようだ。常に彼の偶像であるグルーネヴァルトの孤独な病気の老人と，後になって彼がはっきりと"ペテン師"と呼んだ人物が，ここで結びつくこととなった。

　このヴォールゲムートの行動で，根底に欠陥のある彼の性格は，奇妙に破綻してしまった。あれほど希望していた大学教育者の経歴を，あきらめたのである。大きな夢に酔い，また"クロピトロフスキーはいつでも操ることができる"と確信して，夢の実現の近道と思われるものに飛びついた。

　彼はクロピトロフスキーと一緒に，スウェーデン・パビリオンを調べに行った。

　昼間はクロピトロフスキーが多忙であったため，夜になって出かけた。クロピトロフスキーは鍵を持っていなかった。空きビルの鍵を壊して入り，数本のローソクを灯した。ヴォールゲムートはいち早く，このビルが素晴らしい病院になる，と考えた。200床は入れられる，と計算した。チョークで壁に部屋の平面図を描いた。そこには自分が使う部屋を入念に選んであった。

　手術室は1階にした。

　『素晴らしいものに改装できるだろう』とヴォールゲムートはこの視察の結果について話した。ミネソタ州のメイヨー・クリニックとベルリンのスウェーデン・パビリオンの両方を知っている者なら誰でも，かつてのレストランをほんのわずかでもアメリカの病院に似たものに変更できるなどとは思わないだろう。ヴォールゲムートの想像は，明らかに暴走していた。それにもかかわらず，立派な改装や改築のために大金を使うことができれば，この建物は病院として使うのに十分なスペースは有していた。

　クロピトロフスキーはヴォールゲムートに，この夜ザウエルブルッフを紹介してくれるように頼んだ。そしてここでもまた，ヴォー

ルゲムートののめり込む性格が出てきた。車中でスウェーデン・パビリオンの素晴らしい可能性や,医療器材についての自分の考えを,クロピトロフスキーが単に儀礼的に聞いていることにも気づかずに,ずっとしゃべりつづけた。自分の夢に酔い,ヴォールゲムートは実際にクロピトロフスキーとグルーネヴァルトまで車を走らせ,ザウエルブルッフに紹介した。事業のパートナーであり,すでに開院許可とビルを持っている人物として。

ヴォールゲムートはクロピトロフスキーが過去にどんな実業家であったか,ある程度は知っていたはずだ。この男の興味が,すべての計画の中でザウエルブルッフの魅力的な力にしかないことに,気づかなかったのであろうか？　彼の夢とクロピトロフスキーの冷たい計算の間には,大きな隔たりのあることに気づかなかったのであろうか？　いや,この実業家の利益の追求を,医学の理想に変えることができると,本当に考えていたのであろうか？

ヴォールゲムートが現実に気づいた時にはもう遅かった。これについては,彼は次のように述べただけである。

『私はその時……この計画から手を引いた。なぜならクロピトロフスキーに満足できなかった……。クロピトロフスキーについての印象は……すべてのことを金銭だけで見ている。私は彼を信頼していない。このため最終の時点で,手を引いた。そのすぐあとで,ヘンシェルもこの計画とかかわることをやめた。……"クロピ"は怒り狂った。私は専門家でない者に病院の事業はできない,病院は金を得るために経営する下宿屋やホテルではない,と話した。……クロピトロフスキーはそれからザウエルブルッフと接触した。……そして彼をいろいろな場所に車で連れ出した。ザウエルブルッフはだまされやすく,信じやすかった』

ここでヴォールゲムートはこの話を打ち切った。クロピトロフス

3. 新たな幻影

キーは，多分ザウエルブルッフに新たな失望を与えるだけだろう，と指摘した。

彼は自分が創り出した悲劇的な状況と手を切った。突然ヴォールゲムートは計画に興味を失った。ザウエルブルッフはこの計画の中に取り残された。これがクロピトロフスキーが入り込むきっかけとなった。クロピトロフスキーはこの計画，営利的な計画を実現しようと全力を上げた。ヴォールゲムートなしに，ヘンシェルなしに，ただザウエルブルッフの名前だけを切り札として。

クロピトロフスキーは医学を知らなかったが，人間というものを十分に知っていた。そして数回ザウエルブルッフを訪問して，ザウエルブルッフの状態が本当はどうなのかを理解した。しかし彼は，この状態は孤独な老人の信頼を得るのを容易にするだけだ，と考えた。彼はヴォールゲムートのように，計画を立てて，やがてそれを裏切る人間ではなかった。反対に彼は，自分のアイディアに執着しつづけ，何が起ころうと，自分のすべてを投じることに決めた。

ザウエルブルッフの名前を利用し，クロピトロフスキーはスウェーデン・パビリオンを病院にするための十分な資金，たとえ一時的なものであっても，資金を集めることに着手した。だが貸し手は注意深かった。多くの調査すべき疑問を持った。結局最後は，沈黙の壁に突き当たった。ザウエルブルッフの状態について，確かなことは何もわからなかった。

クロピトロフスキーはザウエルブルッフから，頼めそうな裕福の患者の名前を聞き出した。しかしこれは期待外れだった。ザウエルブルッフのあげた患者は，もう亡くなっているか，富を失っていた。

しかし8月のある日，クロピトロフスキーはザウエルブルッフが興奮しているところに出会わした。

「今僕は，金を出してくれる友人たちを思い出した。いくらいるのかね？」とザウエルブルッフが尋ねた。

「約80万マルクです，閣下」とクロピトロフスキーが答えた。

第8篇　隠蔽の限界

「友人たちは沢山持っている。どれだけ言っても，出してくれるだろう。以前に彼らのことを思いつかなかったのは残念だ。素晴らしい人たちで，僕の故郷の出身だ。近くに行った時は，必ず訪ねていた。僕と会うのをいつも喜んでくれる」

今やクロピトロフスキーは，失望するのに慣れてきた。またザウエルブルッフが迷路に追い込むだろう。しかしザウエルブルッフは続けた。

「僕の友人は医学のために多くのことをしてくれた。知っているだろうが，僕は自然の植物から沢山の薬品を開発してきた。彼らはそれを僕と一緒にやってきた。僕が訪ねるたびに，最新の製品を出してくれる」

「どなたですか？」

「何ということを言うのだ。君でも彼らの名前は知っている。子供でも知っているよ。僕が言っているのは，マダウス兄弟だ。彼らは本当の友人で，大金持ちだ。どれだけ頼んでも出してくれるだろう」

クロピトロフスキーは製薬業界についてあまり知らなかったが，マダウスの名前は，彼にもわかった。マダウス薬品はドレスデンに近いラーデボイルにあり，ホメオパシー薬剤[*16]ではドイツ国内はもとより国外にも広く知られていた。植物から最新の医薬品を抽出し，提供する会社だった。その領域では最先端の会社である。大戦後マダウス兄弟と職員が，ドレスデン近くのソビエト占領地域を離れて西ドイツに移り，事業を再開したことをクロピトロフスキーは記憶していた。

ザウエルブルッフのあげた名前，マダウスはクロピトロフスキーの商売心を刺激した。この方向で進めたいと思った。移住した会社の新しい本社は，コロン近傍のマーハイムにある。ザウエルブルッ

[*16] 訳者註：体内の自然の治癒力を発揮させる目的の薬剤を指す。

3. 新たな幻影

フはこの友人たちと連絡を取った。話し合うため，すぐにコロンへ飛べるように準備した。

"病院の実現"のためにコロンへ行かねばならないと思いつくと，もう誰も彼を抑えることはできなかった。ザウエルブルッフ夫人はマダウス一家に，ザウエルブルッフが行くこと，一緒に行く人物にまつわること，そしてなぜそうなったのかを知らせた。ハンスとフリーデムント・マダウスはこの警告を聞き，ザウエルブルッフの状態を知って動揺した。

フリーデムント・マダウスはもう20年以上もザウエルブルッフと親しい関係を保ってきた。彼がこの偉大な人物と最初に会ったのは，1938年にドレスデンで開催された医学科学会議だった。今でもその時のことを覚えている。ほとんどの会議出席者はナチ党員か，少なくとも党路線に追従していた。彼らの前で，ザウエルブルッフは妥協せず，すべてのイデオロギーから科学は独立している，と力強く述べた。フリーデムント・マダウスはこの勇気に深く感銘を受け，ザウエルブルッフをラーデボイルの彼らの会社へ招待した。

ザウエルブルッフは1942年に2回目の訪問をした。彼らの薬理学研究を詳しく知った結果，ザウエルブルッフは医薬品としての植物について，そして「強力な化学薬品」より「穏やかな植物抽出薬品」を称賛する劇的な講演をした。その後フリーデムント・マダウスは，大学病院シャリテの外科医局やヘルタ街のザウエルブルッフの自宅をたびたび訪れた。これらの訪問から，魅力的で素晴らしい機知に富み，すべてのグループの中心になっているこの偉大な人物に，夢中になった。彼はベルリンの有名な精神科医のボンフェーファー，フランクフルトのフォルハルト，その他しばしばザウエルブルッフの家に招かれる有名な医師たちと，ザウエルブルッフとの間で交わされる食事後の会話を思い出すことができる。激しい気性の衝突や感情のほとばしりはあったが，しかし常に知的な輝きを伴う会話だった。

第8篇　隠蔽の限界

　さらにフリーデムント・マダウスの心に生き生きと残っているのは，敗戦の翌年の出来事である。ソビエト軍の干渉や破壊から施設を守るために助けを求めて，何度もベルリンへ旅行した。この旅行の時，シャリテやグルーネヴァルトの家を訪れることは，彼の士気を高めた。この多難な日々にも，ザウエルブルッフの信念はまったく揺るがなかった。外科医として彼の帝国を一歩も譲らず，伝統を守り，確信を持って任務を遂行した。

　彼はザウエルブルッフとソビエト軍の女性将校，チェルコバ大佐という東ベルリンの衛生局長に会いに行った時のことを，はっきりと覚えている。1945年の8月だった。ソビエト軍兵士による暴行で妊娠した婦人や少女たち，14歳以下の子供を含む女性に対して，大学病院シャリテは妊娠中絶を行うための救急部門を開設した。ソビエト軍はこれに反対し，布告でそれを禁止した。しかしザウエルブルッフは，『ゲルマン民族とスラブ民族の混血は重要である』という大佐の声明を，激しく非難した。

　ザウエルブルッフは多くの抗議の先頭に立った。ある時はソヴィエト軍が行った老人家庭へのバター配給の真相を暴露した。バターは大学病院シャリテ外科から，つまりザウエルブルッフの患者たちから奪われたものであった。別の時には，広く宣伝されているソビエト軍からベルリンの子供たちへの"たら肝油"300トンの贈り物の真相を明らかにした。"たら肝油"はその直前に，マダウス薬品の倉庫から消失したものだった。当時はすべてのものが打ち壊されたが，ザウエルブルッフは嵐の中の岩のように，立ちつづけた。

　ところが今，自分の状態がどのように悪いか，自分の周囲で何が起こっているか，自分自身に何が起こっているか，正確に判断できない病人が訪問する，と警告を受けた。彼は助けを求めにやってくる。何をすべきか？

　マダウス兄弟は資金があったなら，とりわけそうすることに何か意味を見出すことができるなら，金を出しただろう。

3．新たな幻影

ただ，80万マルクである！

会社はやっと再建しはじめたところだ。新しい施設はコロン＝マーハイムの，かつての空軍基地を借りていた。会社が器材を入れている建物や格納庫には，まだ爆撃の跡が残っている。ハーブや医療用植物を育てようとしている土地は，完全に作り変える必要がある。西ドイツへの移動の際に，大量の高価な器材を残していくように強制された。今は銀行からのローンと業者の信用貸し付けで経営している。

ハンスとフリーデムント・マダウスは相談し合った。そしてザウエルブルッフのために盛大なレセプションを催し，その後の方針は，その時に決めることにした。

デュッセルドルフで飛行機を降りたクロピトロフスキーとザウエルブルッフを，自動車が待っていた。彼らはマーハイムのマダウス家に賓客として迎えられた。素晴らしいディナーが用意され，同席する人々がそろっていた。ハンス・マダウス夫妻，フリーデムント・マダウス，そしてマダウス薬品のエルプリンク，コッホ，アルブス博士，コロン大学第二外科主任教授のホフラート・ディックである。

マダウス兄弟はザウエルブルッフと再会して衝撃を受けた。これほど短期間のうちに，かつて彼らが知っていた人物が，このような状態になるとは！　気がめいり，いやほとんど信じがたいことだった。ザウエルブルッフが自分の訪問の目的を忘れてしまうほどの盛大なパーティの雰囲気は，この衝撃を和らげた。彼は自分の最盛期の日々に戻ったように感じた。テーブルに座り，賓客としてもてなされ，ワインを最初に口にした瞬間，今まで置かれていた境遇は消え失せた。

巧妙な計画によって，クロピトロフスキーは引き離された。用心していた彼も，財務の担当者が話し合いのために待機していると請け合われて，安心した。隣の部屋に案内され，会社の財務顧問と会っ

た。すでに彼について調査を済ませ，そのセールスマンとしての手腕にきびしく対抗する準備をしていた。

　クロピトロフスキーは西ベルリンのザウエルブルッフ病院への投資が，いかに大きな利益を生むか，を説明した。80万マルクはまったく安全である，利息と元金はたったの10年で返金できる，と。しかしこの実務的で十分に調査をしている人々の前では，彼の話は異質であり，その場にそぐわなかった。

　財務顧問はザウエルブルッフの病気については，何も言わなかった。ザウエルブルッフの経済的な知識についても，何も言わなかった。彼の最盛期においてさえ，そのような巨額の借り入れには，彼は最もふさわしくない人物であった。さらにクロピトロフスキーがそのためのパートナーになることなどは，考慮に価しないことも，明からさまにしなかった。せいぜいこの点について，少しだけ触れただけだった。

　全体として彼らの会社は現在難しい状況にあるという理由で，投資を拒絶した。クロピトロフスキーは回答をそう取らず，簡単には引き下がらないで交渉した。長時間続けたが，ついにそれをあきらめた。

　その間，ザウエルブルッフは最高の時を過ごした。かつてこのような雰囲気に浸ってから，すでに長い時間が経っている。話し好きで記憶，想像力に富むという彼の才能が，壁を破ってほとばしり出た。しかしこのような多幸感の中にも，やはり外科手術への執着が現れた。彼はアルブス博士の手にある限局性の肥厚（たこ）に気づいた。そしていつもの，あの悲劇的な言葉が出てきた。

「僕がこれを手術しなくてはならない。すぐにしよう……」

　ザウエルブルッフにアルブス博士が，昔の学生クラブ『ニーベルンギア』について覚えているかどうか尋ねなかったら，ぎこちない瞬間だったろう。質問は幸運だった。多くの想い出を引き出した。マールブルクが蘇る。彼が大学に入ったのは1895年だった。その時

3．新たな幻影

には，後年彼が成し遂げたことなど，思いもよらなかった。マールブルクに到着した時のことを話した。名もない若者で，知識を求める以外，何もなかった。鉄道駅のプラットホームに学生クラブの2人の会員がいた。しかつめらしく黒服を着用し，彼をクラブに勧誘しようとした。ビールを彼らより早く飲めることを示し，入会は認められた。しかし女性のことや，束縛されない彼の性格から，クラブの規則に従うことはできないと，数日して退会した。

　ディナー・パーティは深夜まで続いた。終わるとザウエルブルフは以前兵舎だった工場の宿舎に案内された。翌朝疲れ切って混乱した彼は，ベルリンへの飛行機まで送られた。借り入れのことについては，口に出すこともなかった。

　クロピトロフスキーは黙りこくって，老人をグルーネヴァルトまで連れ帰った。そこで別れを告げた。この無益な関係をやめようと決心して。

　彼は病院設置計画について，これ以上の時間を浪費しようとはしなかった。料理するための魚は，他にもいる。彼にとって，あるいはヴォールゲムートにとっては，これはほんの小さなエピソードにすぎなかった。だがザウエルブルフにとっては，重大であった。ゆっくりと引いていく希望と幻想であり，精神的な苦痛を伴って，ようやくおさまった。

　マーハイムへの旅行の後しばらくは，老人はまだ意気さかんで，旅行の真の目的について考えなかった。その後，ようやく尋ねるようになった，クロピトロフスキーについて，病院について，資金について……。

　失望の大きさについての証言はなかった。しかしその後の数週間，スウェーデン・パビリオンに何回も行ったという証言を得た。もしかしたら誰かが病院を設置しようとしているかもしれない，と。彼自身のものとなる病院を。だがそこに作業する人がまったく

第 8 篇　隠蔽の限界

現れないことを確かめてから，パビリオンに行くことをやめた。
　失望がどれだけ大きかったかを示すのは，この 6 カ月後にミュンヘンで開催された外科学会における彼の行動だ。そこではやはり彼の門下生が，他の人々との間を遮断した。それにもかかわらず，彼はヴォールゲムートのところへ駆け寄り，長い時間，考え込んで見つめていた。そして精神的には混乱状態だったにもかかわらず，その時だけはかつてないほど明晰になった。ヴォールゲムートの自責の念のある証言によれば，彼はこう言った。
　『なぜ君はこんなことを始めたのか？　一体全体なぜやったのか？』

第 9 篇

回想録刊行の遅延

1．反対する門下生の説得

　新病院設立計画が消滅してから数週間後には，「回想録」はほんの短時間だったが前進した。

　ザウエルブルッフと夫人は1950年の10月7日から12日まで，出版社のあるミュンヘンに招かれた。出版社の考えについては，記録がないのでわからない。出版社内の1人は『原稿の最終的な承認のための会見』と語った。一方ベルンドルフは『本の完成』を祝うためのパーティだ，と書いている。彼はまた，出版社としてはザウエルブルッフに，原稿のすべての頁に署名してもらいたいから，という理由もあげている。この会談には他にも多くの理由があったのだろう。

　ザウエルブルッフの以前の家族は，執拗に出版に反対しつづけていた。それにザウエルブルッフの古い門下生たちの反対も加わった。その先頭に立つのが，ミュンヘンのエミール・カルル・フレイ教授（図42）だった。マドレナー教授は，この時すでにザウエルブルッフの後継者の席を去り，西ベルリンのウルバン病院の外科部長をしていた。そして「回想録」に関しては，フレイ教授に同調する立場を取った。

　2人は科学者なので，ベルンドルフのような興味本位で安易に書く雑誌記者に共感できなかった。記者がザウエルブルッフの生涯の

第9篇　回想録刊行の遅延

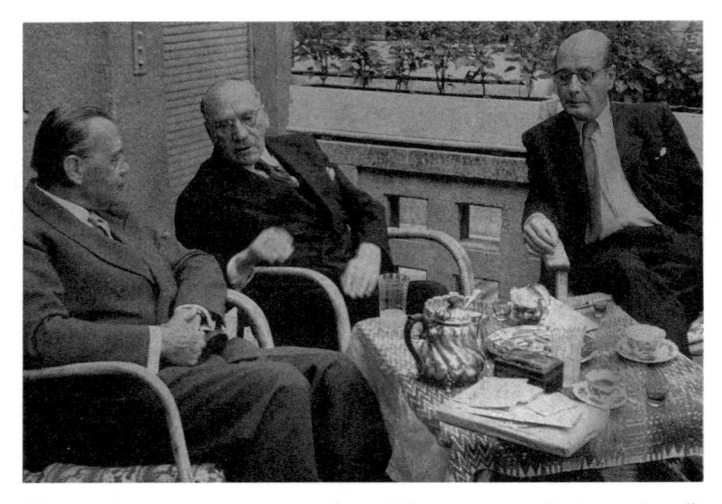

図42　ザウエルブルッフの75歳の誕生日にグルーネヴァルトに集まったフレイ教授（左）とマドレナー教授（右）
　フレイ教授はザウエルブルッフのミュンヘン大学在職中の最も秀れた門下生であった

回想をまとめてしまうことに，むしろ嫌悪感を持っていた。

　さらにフレイには，別の反対理由もあった。ザウエルブルッフの話について，フレイには根拠のある異論がある。ルーデンドルフの手術の時，フレイ自身はその場にいた。しかも彼自身が，将軍の麻酔を担当したのだ。話は作られている。ザウエルブルッフの話をそのまま出版すること，つまり将軍が麻酔なしで甲状腺腫の手術を受けた，それは将軍が第一次世界大戦敗戦の責任を取るために，自分自身を罰することを望んだからだ，という話を出版してはならない，とフレイは言った。ルーデンドルフはすでに死んでいたが，この奇妙な話に，夫人や多くの友人たちは憤慨するだろう。

　権威者の言葉は，ドイツにおいてはまだ尊重されている。そのためフレイの反対は，出版社にとって重要であった。出版社は社内メモで，ザウエルブルッフの話を整理し，矛盾や不正確さ，ありそうにないこと，日時などを照合するように，とベルンドルフに指示し

た。出版社側にはこのような照合でも，不完全だということが，次第に明らかになってきた。さらにメモには次のように書かれている。『この自叙伝の現在の原稿は，狭い範囲のことしか書かれていない。彼の同僚を取材すると，大量の新事実が明らかになってきた。ザウエルブルッフの生涯をまとめるには，これらをさらに付け加えなければならない』

　このため1950年10月の段階では，まだ最終原稿とはなっていない。出版社は，会社の医学関係の専門家ルッツ博士に，すでにできている原稿の再検討だけでなく，彼自身もできるだけ広く調査するように指示した。

　このような状況だったので，ザウエルブルッフと，とくにマルゴット夫人を招待することは，いろいろな目的を持っていた。また出版社はできあがっている部分の原稿に，ザウエルブルッフに署名してもらおうとしていた。そうしておけば，この本はザウエルブルッフが書いたものではなく，まったくのでっち上げであるという告発があっても，それを否定することができる。

　しかし最大の目的は，ザウエルブルッフと夫人に精細な質問を集中し，原稿の中の欠けているところを埋めることにあった。またザウエルブルッフの経歴について，新たな材料を集めているルッツ博士の仕事を手助けしようともしたのだ。

　ザウエルブルッフと夫人は，10月7日にミュンヘンに到着した。ベルンドルフとその夫人もハンブルグからやってきた。

　出版社は彼らに，ミュンヘンの有名なホテル"フォーシーズンズ"に部屋を準備した。

　ベルンドルフはこのミュンヘン会合について，2つの別々の記録を書いている。すでに何回か引用した本には，次のように記載してある。

　『われわれはホテル"フォーシーズンズ"に泊まった。ホテル

の所有者ヴァルターシュピール兄弟は，感激するほど老紳士を気遣ってくれた。しかし仕事に関しては，大きな進行はできないだろうとわかった。なぜならザウエルブルッフがどの場所に現れても，彼がかつて手術した男性や女性がいつも駆け寄ってくるからだ。彼は泡立てたクリームをかけた新鮮な苺が好きだった。冬だったが，ヴァルターシュピール兄弟はもちろん苺を用意してくれた。彼がロビーに座るや否や，昼間はいつも給仕人が泡立てたクリームをかけた苺を運んできた。

　出版社社長の家，あるいはホテル"フォーシーズンズ"で，私は彼に原稿を読み上げた。数百頁のものである。その中で公審判を受けるところへ来た。書いてあるところをそのまま引用する。

　「誰がお前のために証(あかし)を立ててくれるのか？」それに僕は答える。

　「審判者よ，生命を助けた多くの怪我人や病人が，僕のために証言してくれるだろう。そこまで答えたら，ひどいことはできまい」

　私がここを読んだ時，彼は顔をそむけた。彼が泣いているのを見た』

　この話は雑誌記者特有のスタイルで，ベルンドルフによって書かれている。光景は少し美しすぎるが，生き生きとして心を打つものである。

　しかしベルンドルフは後に2番目の本で，手を加えずにザウエルブルッフを描いている。ザウエルブルッフはこの10月には，ホテルの中を，ある時ははっきりし，ある時は混乱し，またある時は用心深く，ある時はぼんやりとして歩いていた。そして原稿の各頁に署名する力もなくなっていた。そのために計画を変更し，各章ごとに署名することが求められた。

　それにもかかわらず，沈滞の恐れのあった回想録は前進した。ザウエルブルッフはミュンヘンでは話す気になり，ベルンドルフは傍

らに座ってすべてを録音した。しかし出版社側は，この方法ではザウエルブルッフの名前とその重要性に価するような本はできないだろう，と気づいた。ベルンドルフによって随分改善されたが，逸話以外のものがほしかった。ザウエルブルッフは自分の人生と業績について，広範な状況を話すことは不可能だった。ここから先はザウエルブルッフ，夫人，同僚，そして出版社の独自の調査にかかっている。社内メモの1つに次のように記されている。

『ザウエルブルッフと夫人は，「ザウエルブルッフ一門」について口にした。一門から主任教授が12名出ていた。このテーマについてルッツ博士かフレイ教授によって，別の章に記載されねばならない。枢密顧問官の友人関係（スイスのコッヘル，ミュンヘンのヴィルシュテッター，ベルリンのポピッツ他）である。夫人はノーベル賞受賞者のヴィルシュテッターの本をあげた。

ザウエルブルッフ閣下と夫人は，心臓内の残留弾の手術について刊行論文の引用を指示した。

フランスで一緒に手術した時のことを，閣下は思い出した。ベルンドルフはその人を探し出して，説明を聞かねばならない。ザウエルブルッフが行った手術の記載に加えて，外国あるいはドイツの有名な同僚の手術で，ザウエルブルッフが立会人，あるいは助手として参加したものも含めてほしい。

フランスのある外科医について，閣下は講義の中でしばしば話をしている。その外科医は燕尾服を着て，白いカフスをつけ，少しもそれに血を飛ばさずに手術した。これについても探し出すこと』

ザウエルブルッフがミュンヘンまで来ているので，出版社の社主はフレイ教授を招いた。ベルンドルフと4人で"フォーシーズンズ"内で会食することにした。

回想録に反対するフレイが，ザウエルブルッフと直接会って出版に反対する気持ちを和らげるか，それとも原稿を読むまで判断しな

いことになるのを，出版社側は希望していた。

　ベルンドルフは，フレイ教授との会合について記載している。ザウエルブルッフはベルモットで上機嫌となり，かつての門下生で，今や外科学界および大学界で最高峰の地位に昇りつめたフレイに言った。

　『やっと僕の回想録ができあがった。間もなく出版されるだろう』彼は満足気に笑い，それから無邪気に尋ねた。

　『君は原稿を読んだかね？　何か気に入らないところがあるかね？』

　フレイ教授は，老いた恩師を前にして，何を言えたであろうか？　彼は，

　『よいと思っております』とだけ答えた。

　フレイがこれから出る本に偏見を持っているのは，それがゴーストライターによって書かれたからである。彼はまだ原稿を読んでいなかった。

　この会合のあと，フレイは出版社の社主ヘルムート・キンドラーと夫人ニーナに招かれ，ミュンヘン郊外のハルラッヒングの家を訪問した。社主はこの時，回想録のできあがった章を自分で読み上げた。それは低圧キャビネットがザウエルブルッフによって発明された章，つまり偉大な外科医の生涯の決定的瞬間について書かれた章であった。ベルンドルフはそう悪い仕事をしていなかった。

　キンドラーは後日，この時のことを書いている。

　『フレイ教授は，もはやこの本について偏見を持っていない』

　このようにして，出版社側の心配事は一掃された。ザウエルブルッフの最も古い門下生であるフレイ教授は，回想録の強固な反対者ではなくなった。

2. 遥かなるミュンヘンの恋

　出版社側が回想録で明らかにしたいテーマが，1つ残っていた。社内メモにこう書かれている。
　『ザウエルブルッフのプライバシーに関係することは，必須とは思わない。知り合って表面的に付き合った人のリストも不要である。ただエルナ・ハンフシュテングルとの関係は，この本に必要である。なぜなら彼女は，彼の生涯のある時期の中心的な人物であったのだから』
　出版社はハンフシュテングル夫人と連絡を取った。彼女はこの本の中で名前をあげられることに，反対はしなかった。
　エルナ・ハンフシュテングルは，1923年から1928年までのミュンヘン外科主任教授時代のザウエルブルッフの幸福で実り多い生活に，重要な役割を果たした。この1950年10月には，彼女はミュンヘンからそう遠くないシュタッフェル湖畔ウッフィングの美しい村の家に住んでいた。かつての生き生きとした精神と行動力はそのままだった。
　10月12日，ザウエルブルッフのミュンヘン滞在最後の日だった。ベルンドルフはザウエルブルッフと一緒に，車でウッフィングへ行った。その日は秋日和で，オーバーバイエルンからのアルプスの光景が美しい日だった。しかしザウエルブルッフは，そんな光景に

第9篇　回想録刊行の遅延

は無関心だった。大きなカーネーションの花束をそばに置いて，むしろ放心した様子であった。フロントガラスを通して外をぼんやり見ていた。そのためベルンドルフは，ひたすら彼女に会うために車を走らせたようだ。自動車旅行の様子については，何も記録にない。

彼女こそは，彼がすべての情熱を傾け，その特異の性格から衝動的に愛し，彼女のためなら，最初の妻とも，家族とも別れるつもりの女性であった。

車の走っている道について，ザウエルブルッフはよく知っていたはずである。1924年から1928年まで運転手のシュミットが彼を乗せ，この道を行き帰りしていたのだ。夏はここウッフィングで暮らして，毎日ミュンヘンの自分の病院へ通っていた。

エルナ・ハンフシュテングルの古い家の前に着いた。その家は彼女が大分前に買って，見事な趣味ですっかり改築したものである。ここは実際には，ザウエルブルッフにとっても自分の家であった。夏のシーズンには，家の主のように暮らした。秋と冬には，エルナ・ハンフシュテングルのミュンヘンの家で過ごした。ウッフィングの家は，彼にとって特別のものだった。すでにその頃50歳だったが，活力と仕事の情熱に溢れ返っており，その性格にぴったりの生活をここでしていた。しきたりにとらわれず，目立たない，しかも女性の寛容さに溢れた生活であった。

エルナ・ハンフシュテングルは，古い絵画や近代画で世界的に有名なハンフシュテングル印刷を作り上げた人物の娘であった。芸術家や，特別の素養のある人々に取り囲まれていた。彼女の周囲のこのような人々にザウエルブルッフは理解され，価値を認められた。

家の前で，彼は一瞬不安気にあたりを見回した。そしてぎこちなく車から降りた。花束を手に持ち，階段を昇り，古い女友達の待っている居間に入った。彼女がそこに立っていた。円熟して明るく，変わらぬ印象的な容姿。知性に輝き，洗練された女性美を備えてい

る。長年一緒に暮らした人物が悲劇に襲われていることについて，彼女はほとんど何も知らなかった。

　花束を手に，彼は彼女の前に立った。古ぼけた外套と古い上衣を着ていた。ネクタイは歪んでいる。彼女を認めて，手を取った。

　その時，彼の注意は彼女の手に向かった。挨拶もなしに，賛美もなしに，反射的に言った。

　「この茶色の斑点は何だ？　こんなものがあってはならない。手術して取り除かなくてはならない」

　エルナ・ハンフシュテングルは何とか驚きを隠した。外套を手伝って脱がせ，椅子に連れていった。彼はそこに腰を下ろして，しばらくぼんやりと前を眺めていた。

　それは彼女が思いを寄せた男だった。彼女は彼の医師として科学者としての才能，輝かしい生命力，激しい衝動やいつもぶっきらぼうな言動に隠されているまったく別人のような優しさ，をよく知っていた。

　過去の想い出が，心の中に湧き上がってきた。

　最初の出会いは1923年であった。女友達と彼女が一緒にミュンヘン大学病院へ行き，初めてザウエルブルッフに会った。彼に輝くような魅力を感じた。一目見て好きになった。思いは強く，彼女の『結婚している男を愛してはならない。そういう男と一緒に暮らしてはならない』という信念は打ち砕かれた。

　彼女は大きな幸せを感じたが，悩み，良心の苦痛にも満ちた嵐のような歳月であった。ザウエルブルッフが旅行に出た時に，手紙か電話がないことはほとんどなかった。アルゼンチンへ行っていた時には，彼は彼女のいないことに耐えられず，彼女に３日後マルセイユまで会いにくるように電報を打った。激情に駆られた再会であった。彼はそれからまた，他の手術に急いだ。アルゼンチンで買ってきた動物を入れた荷物を彼女に持たせ，ミュンヘンへ帰らせた。

　彼女が彼の家族や子供たちのために，遅かれ早かれ別れなければ

ならないと話すたびに，いつものように感情を爆発させ，それならドイツを出る，何もかも残して，と脅した。招かれていたアメリカのメイヨー・クリニックか，国外の他の大学に行く，と言った。すぐにも契約書に署名しかねなかった。

シャリテの主任教授に指名された時，彼女にも一緒にベルリンへ行こう，と言い張った。しかし彼女はミュンヘンに生まれ育ったので，北ドイツの雰囲気にはなじめそうにない，と移り住むことを嫌がった。実際には彼の移籍にも反対した。外科史上最高の教室の地位を獲得するかどうかの問題ではない，彼が今歴史を作っているのだから，と。彼自身が自分で作り上げた外科のあるここミュンヘンで，教育をし，仕事を続けるべきだ，と。

しかし最後には，彼女は彼に同行した。ベルリンでは最初の年から困難な状況だった。学生は彼に反抗した。苦悩の時間が続き，2人のつながりは解消した。彼女には先見の明と分別があり，彼を，そして自分自身をも抑え，別離を受け入れさせた。ある日，彼女はベルリンの住居を離れ，南ドイツへ帰った。

その後はもう一度，彼と再会しただけだった。

しかし後年の激しい栄枯盛衰にもかかわらず，巨大な光と影，魅力と反発の記憶は，彼女の心の中で生きつづけた。なかでも他の誰より彼女に示す優しい振る舞いが。

今，病んで力をなくした人に，何を言うことができようか？　彼女の母性愛が溢れ出てきた。

彼女は，彼の過去数年間の様子を知らない。病気の経過や，周囲の状況を知らない。汚れのない白衣，傑出した外見を誇っていた彼が，このように自分の前に座っていることを，受け入れられなかった。この無気力な老人が，かつて周囲の人を征服した人物と同じなのか？　このように疲れ切り，ぼんやりした人が，本当に彼なのだろうか？

彼女は自分の力に自信を持っていたので、もし2人が別れなかったとしたら、このような状態にはならなかっただろう、と思った。適切な気配りと看護があれば、再び昔の彼に戻るだろう。しっかりとした世話を受けるべきだ。

突然、彼をウッフィングの自分のもとにとどめたい、という熱望に満たされた、この平和で素朴な環境のウッフィングに。ウッフィングでは大勢の人々が今なお、閣下を覚えている。夕方や週末に、彼らの家や納屋に立ち寄り、肩のこらない話をしていく大先生を。

ウッフィングのどれだけ多くの人を手術し、どれだけ多くの人を救ったことか！ 梁が落ちて顔が潰された石屋のカルル・ヴァイラーターがいる。ザウエルブルッフは彼をミュンヘンへ連れていき、手術をして、まるで元のように治した。農夫で村長の老人ベルンハルト・シュトレーデレがいる。肺病だったので、ザウエルブルッフが治療のためミュンヘンへ運んだ。だがホームシックになったため、ウッフィングへ連れ帰り、家で治療を続けた。ここには地元の医師のシュリッケンリーダー博士もいる。重症とわかると、ときどきザウエルブルッフに一緒に来てくれるように頼んでいた。ここでは皆が彼を尊敬し、老いても外科の帝王であるという気持ちを、感じさせてくれるだろう。

エルナ・ハンフシュテングルはこの夢に圧倒され、しばらくでもザウエルブルッフを彼女とともにここウッフィングに置いてくれないか、とベルンドルフに頼んだ。

しかしこのように申し出ている時でさえ、希望は叶えられないだろう、と彼女にはわかっていた。

ザウエルブルッフの妻や家族は、彼を昔のように感じさせ、最後の日々を彼女と過ごすことには、決して同意しないだろう、たとえ数日であってでも。

彼女はベルンドルフのはぐらかすような返事を聞いた。

「悪い考えではありません。でもまず電話してみなければ」

第9篇　回想録刊行の遅延

　彼女は彼を，電話のある玄関ホールへ案内した。結果は『できません』であろうとわかっていた。にもかかわらず，ザウエルブルッフ自身にも，ここにとどまりたくないか，と尋ねた。
　「そうだ。それはとてもいい」が返事だった。その一瞬あとに，彼は何か思い出した。
　「僕はベルリンで手術の予定が2つある。だから行かなければならない。そのあと飛行機で戻ってくる」
　エルナ・ハンフシュテングルは黙ってうなずいた。ベルンドルフが戻って来て，ザウエルブルッフをミュンヘンへ連れて帰らねばならない，と伝えた時，彼女は再びうなずいた。ベルンドルフは付け加えた，その日にベルリンへ飛ばなければならないから，ホテルに寄って空港に間に合うように行かなければならないのだ，と。
　数分後に，彼女はザウエルブルッフに最後の手を差しのべた。そして涙の溢れる目で，車が出ていくのを見送った。

　回想録の仕事は今や終わり，近く出版されるだろうと確信して，ザウエルブルッフはベルリンへ戻った。このことはシュヴェルトフェガーが書いた次のメモで読み取れる。
　『枢密顧問官は私に，原稿は印刷に回されるので，数週間以内に出版されるだろう，と言った』

第10篇

悲劇の終焉

1．絶大な信頼を寄せる患者

　ザウエルブルッフ自身が回想録についてするべきことは，すべて終わった。しかしその後も必要な調査がなお大量にあり，出版によって経済的な余裕が生じるかもしれないという期待は，さらに将来へ延期された。またヴォールゲムートの病院設立計画の幻想は，打ち砕かれた。
　老人はこの時間をどのように使うか？ 無意味なグルーネヴァルト病院への往復，彼を待つ貧しい患者，診察と治療をする手狭な場所，そこで不満足な外科王国の名残に浸るより他に，何もすることはなかった。
　そんな彼を，狭い世界から開放してくれるいくつかの招待や旅行はあった。一度は，マダウス兄弟のニューイヤーイブの祝宴への招待である。また1951年の2月はじめ，まだ何も知らない私立病院が外科部門の主任の地位を申し出たので，そのヴィースバーデンへ旅行した。それから，前述の彼の生涯最後の外科学会出席，ミュンヘンへの1951年復活祭の旅行があった。
　しかしすべて何ら効果をもたらすことなく，彼の最後の，そして悲しむべき時期が来る。次第に孤独は増していった。
　衰退していく彼の様子を示すエピソードのうち，次の1つを記せば，ザウエルブルッフの悲劇の終焉は明らかである。

第10篇　悲劇の終焉

　1951年4月17日，ザウエルブルッフは自宅で，41歳の女性，イルムガルト・フィービッヒの左側頸部，喉頭近くの腫瘍の摘出手術を行った。大きさは鶏卵大で，癌の転移巣であった。

　イルムガルト・フィービッヒは，グルーネヴァルト病院の前や，彼の自宅で待っている患者の1人だった。その試みは，しばしばうまくいかなかったのだが。

　これらの患者の大部分は，外科への熱情に駆られたザウエルブルッフが，無料で治療してくれることを期待している患者だった。しかしフィービッヒ夫人はそうではなかった。むしろザウエルブルッフの崇拝者の1人であった。ほとんど神秘的と言えるほど偉大な医師として，崇拝者は信頼を抱いていた。何者もその信頼を遮ることはできなかった。彼らは明らかにザウエルブルッフの現況を知らなかった。年齢も考えなった。驚異の念を抱かせる聖者として，ひたすら待った。

　イルムガルト・フィービッヒの辿った道をみると，彼女に揺るぎない，そして最終的には感動的な信頼を生じさせた経緯を，感じ取ることができる。その背景には，深く沈みつつある老外科医がなお示す，変わることのない人間性，親切心がある。

　イルムガルト・フィービッヒは1947年からザウエルブルッフを知っていた。彼に病気の最初の徴候が出はじめた頃である。彼女は4人の子供を持っていた。3人の女児と男児1人で，8歳から3歳である（**図43**）。彼女たちはシャルロッテンブルクのアパートの1つに住んでいた。夫は西ドイツで公務員をしている。

　彼女は10年ほど国立音楽院で勉強し，歌手になることを夢見ていた。しかし若い時代の夢をあきらめ，今は子供のために生きていた。それでもさえない生活，アパートの画一的な住居から逃げ出すことを願っており，何とか魅力的な生活をしたい，自分自身ではできなければ，子供の時代には何とか，と努力していた。

1. 絶大な信頼を寄せる患者

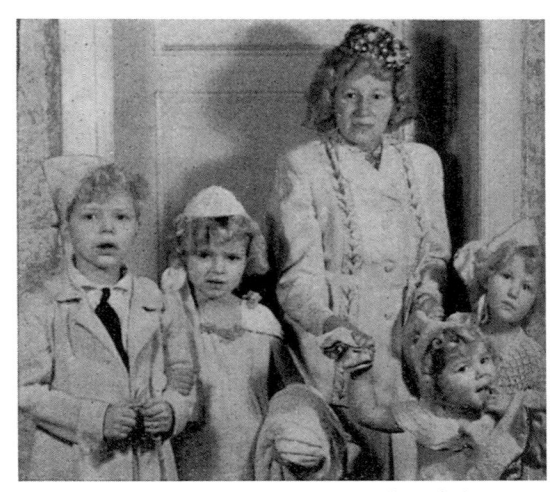

図43 ザウエルブルッフの最後の患者，フィービッヒ夫人
彼女の子供たちはザウエルブルッフの最後の日々に喜びをもたらした。手術を受けたあと，彼女は死んだ

　だから1947年の夏，彼女の子供たち，エグモント，ゾルベイク，ロスヴィッタ，ブランカがベルリンの公園の中にある野外劇場の「白雪姫と7人の小人たち」に出演した時には，とても誇らしい気持ちだった。

　6月のある日，観客の1人だったザウエルブルッフ教授は，子供たちの巻き毛や母親が縫った衣服に心を奪われた。例によって彼は，すぐさま気持ちのままに行動した。子供たちに近寄り，友達となった。こうしてイルムガルト・フィービッヒに出会った。そして人間の病気に対して持つ直感によって，彼女が病気であることに気づいた。彼は質問し，数カ月前から右の乳房に痛みがあり，それがひどくなってきたことを知った。彼女は重いリュックサックのひものせいにしていた。華奢な身体で，何年も前から重い荷物，戦後のドイツでは何もない時代だったので，田舎へ行って家族のために求

めた重い荷物を，運んでいた。ザウエルブルッフは病院へ来るように言い，右乳房の癌を発見した。

その後の経過とイルムガルト・フィービッヒの感謝，さらにザウエルブルッフへの絶大な信頼は，1947年8月の最初の数週間に夫に宛てて出した手紙から明らかである。

　　　1947年8月1日　ベルリンにて
愛するロベルトへ
　あなたがこの手紙を受け取る時，願わくは神が私の傍らで，お守り下さいますように。
　明日，ザウエルブルッフ教授が私の手術をされます。食べ物を背負っていましたので，右のお乳が傷ついてしまい，取ってしまわなければならなくなりました。涙が溢れて果てることがありません。私が回復しなかったら，心臓が手術に耐えられなかったら，かわいそうな子供たちはどうなるのでしょうか？　今まで私は沢山のことをやり遂げてきました。神を信じます。神はお助け下さるでしょう……。
　ザウエルブルッフ先生はお仕事が終わって夜になると，私のところへ来て，子供たちにも会って下さいます。先生はいろいろと私に話して下さり，子供たちをたいへんお好きなようです。先生は最高の外科医です。あなたも先生のお名前を聞いておられるでしょう。
　ザウエルブルッフ先生はあの次の日に，私と子供たちを先生の大きな家に招待して下さいました。そして話が私の心配していたことに触れた時，先生はおっしゃいました。
　「もちろん手術に対して何も支払わなくていい。子供たちは健康そのものだ。どうやって皆を育てたのだろうか？　皆きれいに日焼けしているね。さあおいで，家族みんなで写真を撮ろう……」
　さらに続けて，
　「子供たちは僕を，また子供を持ったような気持ちにしてくれる。4人のかわいい子供たちのために，お母さんに何事も起こらないよう

1. 絶大な信頼を寄せる患者

にしよう。お金持ちが沢山来るから，いつもあまり持っていない人のために，少しは残してある……」と言われました。

　美しい部屋に入っています。看護婦さんが夜の間はいつもいてくれます。私の体重は36キログラムです。お医者様や看護婦さんたちも，「冬の童話」や「白雪姫」を見ていますので，子供たちのことはよく知っています。

（数行にわたり医師や看護婦について書かれているが省略）

　皆さんが私の幸運を祈ってくれています。私は回復したい。「意志の宿った考えは実る」という聖書の言葉は力になります。
　もし最悪の場合になったら，あなたの大きな机の引き出しに，あなた宛ての手紙を入れてあります。
　もう一度，あなたが私にして下さったすべてのことに，心からお礼を申し上げます……。

　1947年8月7日　ベルリンにて
愛するロベルトへ
　手術後5日目です。すべてうまくいっています。もう右手が使え，少し書けるようになりました。立ち上がることもできそうです。ザウエルブルッフ教授はご自分で手術をして下さり，毎日私のところへ来て下さいます。私から目を離さないために，先生のお部屋のすぐ隣の部屋に置いて下さいました。お医者様は皆，とても親切です。他には誰も来ていません。今は子供たちに会いたくありません。こんな姿を子供たちに見られるのは，つらいのです。看護婦さんたちは，私を甘やかしてくれます。でも私は毎日，子供のことを思って泣いています。どのようにしたら，子供たちの冬の支度をしてやれるでしょうか？今のところ右腕が使えませんのに。どうやったら食事を作ってやれるのでしょう。

第10篇　悲劇の終焉

　1947年8月9日　ベルリンにて
愛するロベルトへ

　たいへんな手術でした。他の女性は，この手術のあと4，5週間は入院しています。私の場合は，ザウエルブルッフ先生が上手に手術をして下さったので，1週間で起き上がる許可が出ました。熱はまったくありません。ザウエルブルッフ先生は，私たちのように栄養の悪い者が寝たままでいると，体力をなくしてしまう，とお考えなのではないかしら？　もちろん，とても痛みました。明日包帯を取った時に，すべてがうまくいっていたら，家へ帰れるでしょう。どれだけ家に帰り，子供たちに会いたいことか。そのあとは1日おきに，先生の所へ治療に通わなければならないでしょう。先生は子供をいつも連れてきなさい，と言って下さいます。もう一度写真を撮りたい，と。

　私は先生に，感謝の気持ちを伝えなければならないと思います。子供たちに花束を差し出させるのがいいかもしれません。エグモントに少しお礼を言わせ，他の子供たちには詩を朗読させます。先生のお顔が輝くのが，見えるようです……。

　1947年8月19日　ベルリン＝シャルロッテンブルクにて
ロベルトへ

　右腕がまだとても痛みます。今日は抜糸して頂きました。胸の方はとてもきれいに治っていました。ただ脇の下の方は，傷口が開いているようです。でもこれも治るでしょう。早く治ってほしいです。

　ザウエルブルッフ教授に2カ月間は十分安静にしていなさい，と言われました。アルゴイ（南西バリヤ地方）へ行けるようにしてあげよう，とも。先生は私のために，旅行許可証*17を取れるように手を尽くしておられます。先生のお友達で大作家のハインリッヒ・マン先生が

---

　*17　訳者註：ベルリンに住むフィービッヒ夫人が東ドイツを通過して西ドイツに旅行するための許可証。

1. 絶大な信頼を寄せる患者

そこにおられます。私たちは少しの費用で，ご馳走も頂けるでしょう。1日卵1個に50ペニッヒ，マーガリン1ポンドに1マルク30ペニッヒでしょう。子供たちは今度は，しぼり立ての牛乳を沢山飲むことができるでしょう。

またハインリッヒ・マン先生はご親戚もあり，子供たちもそこへ遊びに行けます。ゾルベイクはマン先生の知り合いのところで過ごすこともできるでしょう。

ザウエルブルッフ先生のところに正直な歳とった看護婦さんがおり，留守の間，彼女が私たちのアパートに泊まって，部屋の管理をしてくれるそうです。そのために私たちは安心して行けます。

ザウエルブルッフは以前から，患者に対して衝動的に，できもしない約束をすることがあった。しかしその時には，彼は実際にできると思い込んでいるのである。ハインリッヒ・マンのことについても，マンはアルゴイにはいなかった。もう何年も前から合衆国に住んでいた。このことはすでに脳動脈硬化症が進行していることを示している。しかし，イルムガルト・フィービッヒにそれがわからなかったし，わかるようにもならないだろう。アルゴイで静養することにならなくても，何も問題にはならなかった。シャリテを解任されるザウエルブルッフが，彼女や子供たちに親切であることが大切だったのだ。

彼はシャルロッテンブルクのアパートを訪ね，子供たちのためにハツカネズミを持ってきた。ある時はウサギを贈った。大喜びだった。ウサギはアパートのうしろの小さな庭で飼うことができた。またフィービッヒ夫人と子供たちを，グルーネヴァルトの自宅へ招いた。子供は戸外で遊ぶことができた。彼自身も雪合戦を一緒にした。

イルムガルト・フィービッヒはシャリテ解任前後の混乱し落ち着かない頃に，ザウエルブルッフが訪問した患者たちのうちの1人だった。フィービッヒ夫人の敬愛の念は強く，彼の非常識，混乱，

子供じみた行動，困惑するような気分の変化も，彼女の信頼，敬服には影響しなかった。

　ザウエルブルッフの退職後にも，イルムガルト・フィービッヒは何度もグルーネヴァルトへ出かけた。彼女にはザウエルブルッフがもはや権限を持っていないことは理解できなかった。扉が閉じられている理由もわからなかった。子供たちに晴着を着せ，ザウエルブルッフに捧げる花束を持って，何度もやってきた。最後には，アグネス・ツラウスキーが同情して子供たちを入れてくれるかもしれないと，道端に待つこともあった。

2．最後の手術

　1950年の終わりに，彼女は頸部に腫瘤ができているのに気づいた。しかし，それが転移とは思わなかった。最初の癌の摘出が遅れたので，転移したものだった。腫瘤が次第に大きくなるので心配になった。腫大とともに激しい痛みも生じてきたので，またグルーネヴァルトへ行きはじめた。ザウエルブルッフのような外科医はいない，彼以外に彼女を助けてくれる人はいない，と確信していた。

　ユングブルートの病院では断わられた。彼女は何度も，ヘルタ街のザウエルブルッフの住居を訪れた。しかし，彼には会うことはできない，と告げられた。他の多くの患者と同様に，彼女を会わせまいとする人々の意志よりも，彼女の決心の方が強かった。そして，すでに重篤な状態となったザウエルブルッフと接触した。

　1951年4月17日にイルムガルト・フィービッヒが，ザウエルブルッフの自宅にどのようにして行ったかの詳細については，手紙の中に記載はない。この日彼女は，医学的にも最も痛々しいと言えるような手術を受けた。

　イルムガルト・フィービッヒが夫に宛てた数通の手紙がここにある。それを見れば，彼女の受けた手術と，その後の経過を知ることができる。

第10篇　悲劇の終焉

　1951年5月5日　ベルリン＝シャルロッテンブルクにて
愛するロベルトへ
　残念なことに私は，自分の手では手紙が書けません。でも，私の病気についてお知らせする時と思います。
　私は板のように平べったくなって寝ています。ひどい痛みです。ベロナール，阿片，ベルモットでやっと生きています。オレンジジュース，バナナ，レモン，スープ，チョコレートしか食べられません。
　傷口は喉頭から襟首まで20センチメートルもあります。大きなリンゴがその中に入るくらいです。
　手術は麻酔なし，でした。ザウエルブルッフ教授がして下さいました。先生はもう病院をお持ちでないので，自宅でして下さいました。先生の奥さまには，とても痛いだろう，と言われました。でも叫んだり，何か言ってはいけない，と思いました。そうすると先生が激怒されそうだからです。
　奥さまは手術の後で，私はとても勇気があった，と言って下さいました。声も出しませんでした。こんな手術をするには先生はお年寄りすぎるので，先生を驚かせないように我慢しました。
　出血がとても多くて，私の洋服はひどく汚れました。あとから先生は摘出した腫瘍を見せて下さいました。先生の奥さまも女医さんで，手術の器械を渡したり，大きな血管を傷つけないように押さえたり，避けたりされました。先生はたえず今何をしているかを，奥さまや私に説明しながら手術をされました。奥さまは心配になり，内緒でユングブルート教授を呼びにやらせました。先生が来た時，奥さまは『まあ偶然。お訪ね下さってよかったわ，教授』と言われました。
　ユングブルートは『おや，大手術をしておられるのですね』と言いました。
　先生は傷口を縫合して，奥さまに手伝わせ，包帯して下さいました。そして奥さまのブラウスを私に着せてくれました……。先生のベッドに寝かせて……。2人はベランダに出て，昼食をとられまし

2. 最後の手術

た。先生が何度も『彼女はまだ生きているかね，それとも，もう死んだかね？』と尋ねているのが聞こえました。

　奥さまは『心配ありません。彼女は眠っています。あなたも少し横になられたらいいですのに』と答えていました。

　先生はご自分の部屋へ帰られました。そして鼻歌が聞こえてきました……。

　何時間か経って先生の車で，奥さまが運転して下さり，部屋に戻りました。ベッドに寝かせてくれました。

　数日間，先生は何度も来て下さいました。他の人とは会っていません。私が話をしてはいけないからです。ゾルベイクだけは私のそばに付き添っていました。もし出血が起こったら，すぐ助けを呼べるように，です。夜も私の看護をしなければなりませんでした。本当にあの子はよくしてくれました。涙が溢れます。ゾルベイクは学校の休みをもらっていました。先日からまた学校に通っています。

　2週間経って，先生の奥さまが起き上がるのを許可してくれました。誰かがきれいにピアノを弾いているのが聞こえてきました。それで急に起き上がる元気が出ました。ピアノまで歩いて，まだ弾けるかどうかやってみました。

　少し弾いてみました。グリークの『あなたを愛する』というあの曲を，覚えておいででしょう。以前あなたが贈って下さった曲です。弾いていたら急にめまいがしてきました。そしてよろよろと倒れ，傷口を打ちつけました。またベッドに運ばれました。

　翌日，先生の奥さまが見えて，5週間は起きてはいけない，と言われました。このため私は，じっとベッドに横になり，痛みで泣いています。鎮痛剤，たら肝油，包帯材料を買うのに，たいへんなお金を払わなければなりません。

　ピアノで倒れてから，帯状疱疹が出て，とても痛みます。

　子供たちと私から愛と感謝を。

　　　　　　　　　　　　　　　　　　　　　　　　イルムガルトより

第10篇　悲劇の終焉

　1951年5月25日　ベルリン＝シャルロッテンブルクにて
愛するロベルトへ

　今日で手術から5週間になります。やっと3日前から，起き上がるお許しが出ました。よろよろと歩いています。ベロナールの錠剤を2錠ずつ，朝，昼，夜と飲まなくては過ごせません。……私はまだ身体が弱っていて，泣いてばかりです。涙が止まりそうにありません。

　寝ていても血が出てきて，包帯では止められません。出血して横になっているのを見て，ビベルチ夫人がどうしても私を病院に連れていく，と言います。私はザウエルブルッフ先生の奥さまに，それを言いたくありません。それに，もっともっとお金がかかりますし，私は自分の部屋で死にたいのです……。2階上まで，毎晩泣くのが聞こえるそうです。手術の時は，私は確かに勇敢だったと思います。でもその時は，先生に神経質になってほしくなかったのです。

　死んだように寝ています。最近は熱もあります。40度もあります。

　見舞いに来た人の中には，私がこのように寝ているのを見て恐ろしくなり，すぐにもザウエルブルッフを逮捕させたい，という人もいます……。

　奥さまが見えてお話しになったところでは，誰かが衛生局に告発したそうです。そして私は4人の子供と一緒に，自動車で衛生局へ運ばれました。これがこの5週間目のことです。私はザウエルブルッフ先生と奥さまのために証言しました。全責任を自分で負いました。もちろん先生は，病院で私を手術したかったと思います。でも奥さまの話によると，親友のユングブルート教授が，自分の病院ではザウエルブルッフ先生は手術できない，と言ったそうです。そこでザウエルブルッフ先生は『それでは自分の家で手術をして，治してやろう……』と言われた，と私は答えました。

　衛生局長はとても親切で，私が言ったことを書き取ってから，自動車に乗せて送り返してくれました。翌日病院の看護婦さんの前で，証人として供述書に署名しました。

2．最後の手術

（この手紙の残りは無関係なので省略）

　1951年6月6日　ベルリン＝シャルロッテンブルクにて
愛するロベルトへ

　悲しくて，あまり書けません。ひどい痛みです。悲しみで胸がいっぱいになります……。

　マイアーさんの知り合いの外科のお医者さんが，診察してくれました……。沢山膿が溜まって卵のように膨れ上がっている……，多分もう一度手術をしなければならないだろう，と……。悲しい。悲しい。

　涙もこらえられません。とめどなく流れます。皆さんは気の毒に思ってくれます。助けてくれようとしています。痛みをこらえながら過ごしています。

　献呈と書かれた先生の大きな写真を，ベッドの前に置いております。忘れな草の小さな花束と一緒に。先生は私が知っている人のうちで最高の1人です。

　（家の中や近所のことを数行書いたあとに，手紙は手術の日のことに戻る）

　グルーネヴァルト病院はユングブルート教授のものです。ですからザウエルブルッフ先生は，そこで私を手術できないか，と頼みました。しかしユングブルートは，それを拒否しました。衛生局から，ザウエルブルッフが手術をすることを禁止されたという理由です。ザウエルブルッフ先生の奥さまの話では，彼は先生のお宅にやってきて，自分の病院で私の手術をさせないと言い，激しい口論になったそうです。

　（それから判読できない数行が続く。そして手紙は終わる）

　私には病気が治るとは思えません。私は他のどの医者も信頼しませ

第10篇　悲劇の終焉

ん。

　　　　　　　　　　　　　　　　　　愛を込めて　イルムガルト

1951年6月13日　ベルリン＝シャルロッテンブルクにて
愛するロベルトへ
　私には価値がないのでしょう。どこも押しつぶされたようです。心臓も，傷も。のどが締めつけられます。
　たった1つの慰めは子供たちです。何よりも私が一番愛している子供たち。子供たちもまた私を愛してくれています。愛を込めて。
　そしてあなたもこんな素晴らしい子供たちを持っていることを誇っているでしょう。
　　　　　　　　　　　　　　　　　　　　　　　　イルムガルトより

1951年9月5日　ベルリン＝シャルロッテンブルクにて
愛するロベルトへ
　優しいお言葉をありがとうございます。あなたのお手紙は，私の病んだ心に慰めを与えてくれます。ザウエルブルッフ先生が亡くなられてから[*18]，誰にも会いたくありません。先生は私にとってお医者様であるばかりでなく，私たちすべてにとってお父様のようなお方でした。
　何度も先生が奥さまを叱っていた，と家政婦さんが話してくれました。『なぜ彼女を帰してしまったのか？』と。

　（この次にザウエルブルッフの葬儀のこと，さらに判読できない数行がある。それから手紙は，また手術の時や，その後のことに戻る）

　手術の後，私は何週間もベッドに寝て過ごしました。その間に，大

[*18]　訳者註：後述のように，ザウエルブルッフは1951年7月2日に死去した。

2. 最後の手術

きな青い塊ができました。膿がいっぱい溜まっていました。友達に頼んでザウエルブルッフ先生のお宅へ行って，私の具合が悪い，と伝えてもらいました。

　先生は，『すぐに車で彼女のところへ行こう。それとも彼女は歩けるか？　歩けるのなら，すぐ来るように女の子に書いて持たせよう』と言われたそうです。でも手紙は届きませんでした。その代わり息子さんが私のところへ来て下さいました。私が行かなかったので，奥さまは怒鳴られたに違いありません。

（この後またザウエルブルッフの葬儀のこと，それから彼女のその後の治療がいくつかの病院で行われたことが書かれている。それには放射線治療が含まれる）

　塊はなくなりました。私は少し安心しました。毎日200グラムほどのたら肝油軟膏，2メートルの包帯。
　この2日間，また放射線照射を受けました。とても激しい痛みがあります。私が泣きごとを言わない人間だということを，あなたはご存じでしょう。でも痛みがとても強いので，何も食事がとれません。いつか子供たちに聞いてみて下さい……。10日もの間，赤身ニシンの切り身だけです。それが胃の中に溜まっています。沢山の塩分をとらなければなりません。身体を洗うことも，水や石鹸を使うことも許されていません。日向に出ることもできません。寒さはいけないのです。腕を動かすことも許されません。顔色が悪く，まっ青です。とても痛んで泣いています。もう書けません……。
　どうして，なぜ，ザウエルブルッフ先生は亡くなられたのでしょうか？　私がこんなに信頼しておりますのに……。

1951年10月19日午後0時半，ベルリンのロベルト・ボッシュ病院で，イルムガルト・フィービッヒは絶望的な苦痛から，死によって

第10篇　悲劇の終焉

解放された。

彼女の手紙は，鉛筆で，ベッドの中で書かれていた。

病める彼女の苦悩は，手書きの文字に表れている。あとになると，文章の並べ方が乱れ，繰り返しが多くなる。

フィービッヒの手紙から，手術後の時期にあった多くのこと，さらにザウエルブルッフの妻や息子，あるいは友人の訪問の様子がよくわかる。

しかしここに引用した手紙によっても，手術前後の経過を十分に知ることはできない。

著者は家政婦のマチルデ・ラプシュの証言や，ユングブルート博士が10年後に，ベルリンの報道関係者にしぶしぶ告白した内容から，この手術の状況を，以下のように再現することができた。

ザウエルブルッフは，1951年4月17日の午前中，グルーネヴァルト公園の散歩からの帰りに，イルムガルト・フィービッヒを連れて戻った。

イルムガルト・フィービッヒはその時，5歳の娘ブランカを連れていた。子供は何も知らずに，居間の椅子で待った。ザウエルブルッフはイルムガルトと隣の部屋へ行った。誰もこの時点で止めに入らなかったが，マチルデ・ラプシュは恐怖と絶望から，マルチン・ルター病院のマルゴット夫人に電話をかけた。

マルゴット夫人は直ちに家に帰った。しかし夫人が戻った時には，ザウエルブルッフはすでに手術を始めていた。器械台の上には麻酔薬ノボカインの空のアンプルがあった。しかしその注射は，明らかに違ったところにされていた。局所麻酔の効果はまったく現れていない。ザウエルブルッフはすでに20センチメートルに近い皮膚切開を行っていた。夫人を認めた瞬間，彼は言った。

「手伝ってくれ」

2. 最後の手術

　夫人はすぐに，部屋を出て手洗いをした。そしてその間に，ユングブルート博士に電話をかけてすぐに来てほしいと頼むように，とマチルデ・ラプシュに命じた。ザウエルブルッフに疑惑を起こさせないために，ユングブルートには偶然訪ねてきたように見せてほしい，と言った。それからマルゴット夫人は部屋に入った。彼女は手術中に事故を起こさぬように，気を配って手助けし，できるだけ早く手術を完了するようにすることしかできなかった。

　ユングブルート博士は間もなくやってきて，手術をしている部屋に入った。そしてマルゴットとユングブルート博士はザウエルブルッフに，腫瘍は摘出され，傷口を閉鎖することができる，とやっと説得した。

　ユングブルートはこの手術の経過の詳細と，後に丹毒が発生したことを認めている。しかし同時に彼は報道関係者に，それを公表しないように頼んだ。こんなことは一般大衆に知らせるべきではない，と言った。ある意味では，彼の言うことはもっともである。この手術の詳細を報道するのは，あまりに悲惨すぎる。このような手術が行われたこと自体が，すでにショッキングなことであり，一体，こんなことが起こるのを衛生局はどうして許したのだろうか，という疑問がまた生じる。

　少し遅れて，ベルリンの衛生当局は第三の通告で，ザウエルブルッフに外科手術を禁止することを命じた。これがその時点で取り得るすべてだった。

　この通告は役に立たず，無視されたことについては，イルムガルト・フィービッヒの手術から7週間後に書かれた1通の手紙からよくわかる。この手紙は，アルベルト・シュヴェルトフェガーが1951年6月10日付で出したもので，ザウエルブルッフが医師の仕事をなお続けていることの危惧を記していた。

　手紙には次のようにある。

第10篇　悲劇の終焉

　『数日前にベルリンの地区衛生局から，ザウエルブルッフに「自宅においてどんな手術でも行ってはならない」という通達が届いた。ザウエルブルッフの唯一の返答は，「馬鹿もの奴」であった。彼は手術を続けた。最も恐るべきことは，ザウエルブルッフの現在の手術は，「どんどん切る」だけになっていることだ。病気の原因について考慮を払わず，またはっきりとした診断も下していない。状況は信じがたいほど危険である』

　患者を彼に近づけぬために工夫されたが，ほとんど効果はなかった。権威筋の意見を求めたところ，何か起こった場合でも，精神的な障害があるため，ザウエルブルッフには責任はないだろう，ということだった。ザウエルブルッフの息子の1人が，手術器具を取り上げてしまうのはどうか，と言った。ザウエルブルッフの場合には，それはヒットラーに「辞職しろと命じたらどうか」と言えないのと同じだった。
　本当のところ，抑え切れない衝動を抑える力は何かないのだろうか？　この「どんどん切る」に駆り立てる，つまり助けたい，治したいという手に負えない力を抑えるには，死より他にはないのだろうか？
　魂がすでに去っているこの偉大な人間の恐ろしい，そして痛ましい時間が続いた。彼を拘束しようと試みている少数の人々にとっても同じであった。

3．ザウエルブルッフの死

　ザウエルブルッフの最後の時期における情け容赦のない病気の進行を示すために，ある医師が著者に述べたもう1つの事件を引用しておく。

　その医師はフリッツ・フォイクト博士で，東ドイツのニーダーラウズィッツ地方，ゼンフテンベルクにあるベルクマン病院に勤務していた。1951年5月のある日，彼は診察室の窓のところに立って，病歴を口述していた。特別に気持ちのよい午後で，太陽は病院の前の広場を明るく照らしている。突然，その平和がオートバイ隊の轟音で破られた。警察の交通パトロール隊で，古びた乗用車を伴って病院の入口まで来た。

　フォイクト博士は窓を開け，警官に呼びかけた。
　「何が起こったのですか？」
　警官の1人が答えた。
　「病人を連れてきました。ザウエルブルッフ先生です」
　フォイクトにとって，ザウエルブルッフはその名前を知っている以上のものだった。

　第二次世界大戦中，ザウエルブルッフはこの病院を2回訪れた。国防軍衛生部隊の准将として，当時陸軍病院となっていたこの病院を，査察しに来たのだ。彼の到着は病院の一大事で，大騒ぎをした。

第10篇　悲劇の終焉

1年半前に彼がシャリテから恩給付きで引退したという報道を，フォイクトも他の人々と同様に知っていた。しかし彼が知っているのは，それだけだった。そのため，なぜ彼がここへ運ばれてきたのか，と少し驚きながら考え込んだのは当然である。

フォイクトは仕事を止め，車を取り囲んでいる警官たちの方へ急いだ。

フォイクトの話は続く。

『ザウエルブルッフは車の中で運転手のそばに座り，前方を見つめていました。やや青ざめて，沈んでいます。灰色のギャバジンのコートを着て，傷んだ流行遅れの帽子を被っていました。その帽子のせいで，いっそう固く角ばって沈んで見えました。彼と会話しようと試みましたが，返事はありませんでした。

脈を触れてみようとしましたが，やや乱暴に払いのけられました。狼狽している年寄りのベルリン育ちの運転手が，何が起こったかを話してくれました。

ザウエルブルッフはベルリンの自宅から，所有しているグロスレール村へ行くところでした。ザウエルブルッフが途中で突然，運転手に車を止めるように命じました。運転手は車を止めました。ザウエルブルッフは遠方で農夫が畑を耕しているのを見ていました。彼は降りて耕したばかりの畑を横切り，農夫に向かって，馬鹿もの奴，まっすぐに溝を作ることもできないのか，と怒鳴りました。そしてその農夫の手から手綱をもぎ取り，すきをどう使うか見せようとしました。

運転手は，前にも何度もザウエルブルッフのそんな様子を経験していて，何が起こっているかわかっていました。私に言いました。

「先生にまた，精神錯乱の発作が起こったのです」

怯えてしまい，彼をどうやって車に押し込んだらよいか，わかりませんでした。その時，運よく交通警察隊のパトロールの一団

3．ザウエルブルッフの死

がハイウェイからやってきました。運転手はその隊に止まってもらい，何が起こったか説明しました。警官たちはザウエルブルッフを車に連れ戻し，一番近い病院に運びました。それがちょうどわれわれの病院でした。彼らは頑固なザウエルブルッフにどんなに手を焼かされたか，話しました。

『私自身もザウエルブルッフを車から連れ出そうと，たいそう骨折りました。脳卒中で命取りになるかもしれないからです。しかしなかなかうまくいきませんでした。彼は前側の運転手の隣に座っていました。私に一瞥もくれません。どこか痛むのか尋ねてみても，返事をしません。言うことを聞かない子供のように，ただそこに座りつづけました。

間もなく，主任のシュプレンゲ先生が昼食から帰ってきました。私は何が起こったのかを話しました。シュプレンゲ先生もザウエルブルッフのやつれた青白い顔を見て，私と同じように心配しました。彼を説得して，車から連れ出そうとしました。助けようとしただけなのですが，彼はそれを無視しました。

ザウエルブルッフから何の答えも得られそうにもないのを見て，シュプレンゲ先生が同じように脈を触れようとしました。彼は拳を固めて，打ちかかってくるような様子を見せました。また何か，たとえば循環器の薬でも差し上げようとしましたが，駄目でした。首を振るだけで，言葉を出しませんでした。以前に彼が衛生部隊の准将をしていた当時，われわれの病院を訪れたことがあり，この病院をよく知っているはずだ，と話したのですが。

『そうこうするうちに半時間近く経ちました。車は大きなバルコニーの日かげになりました。もう暑くはなくなりました。実りのない話しかけをしているうちに，ザウエルブルッフはいくぶん回復してきたようです。顔色も少し戻ってきました。シュプレンゲ先生と相談し，結局ザウエルブルッフ教授に車の旅行を続けてもらうことを決めました。

第10篇　悲劇の終焉

　私たちは警官隊に頼み，グロスレール村まで付いていってもらうことにしました。そうすれば，もし途中で変わったことがあったら，マイセンかドレスデンの病院の1つに運んでもらうことができます。この間，ザウエルブルッフは一言も発しませんでした。運転手にすら何も言いません。

　警官隊は彼を連れ，再びグロスレール村に向かって出発しました。私たちはこの病院へ引き取らずに済んでよかった，と思いました。もし何かの拍子に，ザウエルブルッフがここゼンフテンベルクの病院で亡くなるようなことがあれば，面倒に巻き込まれてしまったでしょう』

　彼の死は，ゼンフテンベルクでは起こらなかった。しかし死は刻々と迫っていた。1951年の6月のはじめ，最初の死の使者がやってきた。

　1951年6月2日月曜日だった。その日もいつもと同じように始まった。ザウエルブルッフが呼鈴を鳴らした。マチルデ・ラプシュが朝の身支度のための湯を運んだ。この日はいつもより朝食に降りてくるのが遅かった。

　マルゴット夫人は勤めのためにすでに家を出ていた。ザウエルブルッフはしばらく温室の中に座っていた。それから居間へ来て，古い褐色のソファーに腰を下ろした。顔は灰色で，苦しそうに息をしていた。しばらくして，低い呻き声を発するようになった。前かがみになり，両手を固く握りしめた。それから全身を震わせはじめた。マチルデはザウエルブルッフ夫人に電話をして，不安を感じながら夫人の帰りを待った。夫人が帰った時には，ザウエルブルッフははっきりと激しい痛みを示した。下腹部が痛むようだった。夫人は電話でユングブルート博士とブルグシュ教授に，来てほしいと頼んだ。

　2人はすぐにヘルタ街へ向かい，正午頃到着した。2人とも，ザウエルブルッフが長く排尿の障害，前立腺の肥大にかかっているこ

とを知っていた。かつてヒンデンブルクが同じ病気で，彼が治療したこともある。完全な尿閉が起こり，その結果，尿毒症を発しているのではないか，と心配した。

それからマルゴット・ザウエルブルッフは，ウルバン病院のマドレナー教授に電話した。マドレナーはザウエルブルッフの病気の初期から知っていた。そのうえ今は，泌尿器外科の問題を広く研究しており，その方面の第一人者となっていた。

マドレナーは2人の助手を連れて出発した。そのうちの1人は，泌尿器科が専門であった。

マドレナーがヘルタ街に到着した時，ザウエルブルッフはソファーに上半身を起こして座っていた。意識を失っているようだった。顔色は青紫で，呼吸をするたびに，ゴロゴロという音が聴こえた。この老人はまだ手に負えないようで，誰も彼に触れたり，襟元をはだけようとしなかった。

マドレナーは躊躇せず，ザウエルブルッフのシャツのボタンを外した。2人の助手が意識のない彼を寝かせた。いくつかの質問を行った。とくにザウエルブルッフが異常な口渇を訴えなかったか，と。ざっとした診察で，尿毒症ではなく，むしろ脳動脈硬化症で血管からの出血か，あるいは血管の攣縮が起こり，そのために膀胱麻痺が生じていると考えられた。

医師たちは，こういう病気の発作の結果がどうなるかをよく知っていた。かつてあれほど偉大な脳であっても破壊されると，身体の機能もまた麻痺してくるであろう。

ザウエルブルッフが家にとどまっていることができないことは明らかだった。彼には昼も夜も，たえず医学的な監視と看護が必要である。

マドレナーは立ち上がって，短く言った。

「私が先生を連れていきます。私の病室へ。もし奥さまがご了承されますなら，なるべく早く，先生が意識を失っている間に。そう

第10篇　悲劇の終焉

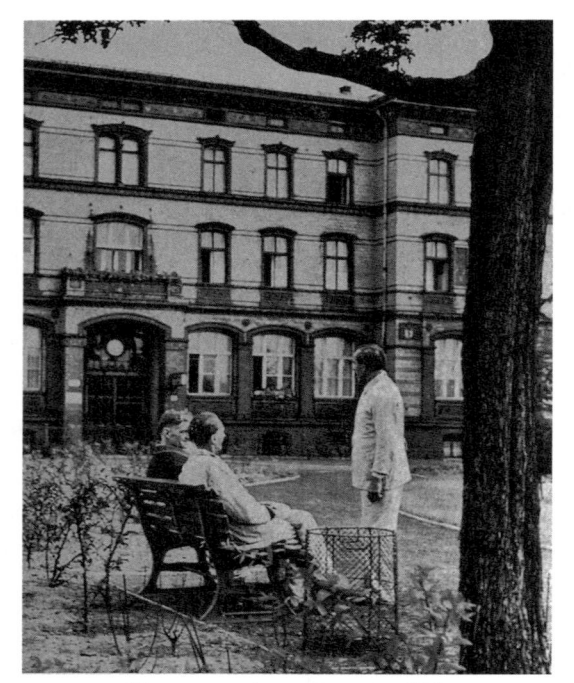

図44　ベルリンのウルバン病院
ここでザウエルブルッフは1951年7月2日に死去した

しないと，病院に入る途中で，とどめておくことが難しくなるでしょう」

　患者輸送車が呼ばれた。そして短時間のうちに，ザウエルブルッフはウルバン病院のマドレナー外科の質素な，小さな個室に横たわった（**図44**）。

　その後の経過は，ゆっくりとした生命力の消滅である。その間一進一退で，ときには死が遠のいたと思われる時期もあった。ザウエルブルッフの魂をゆっくりと包んで壊そうとしている厚い壁，その壁を今にも突き破ろうとするような元気を見せる時もあった。

3．ザウエルブルッフの死

非常によくなって，起き上がり服を着て，あるいは着せてもらって廊下を歩くこともあった。彼を待っている患者や，手術しなければならない患者のことを話した。きちんと服を着てベッドに横になり，何時間も繰り返して言った。

「いつ僕を家へ連れて帰ってくれるのだ？」

シュヴェルトフェガーが病院に来ている時に，構外へ逃げ出すのに成功しかけたことがある。止められる前に病院の庭へ出て，自分の自動車を探した。彼はシュヴェルトフェガーの車が，鍵をダッシュボードに置きっ放しにしてあるのを見つけた。マドレナーや他の医師，看護婦が病人を追って，ザウエルブルッフがスターターを探している間に，いち早くボンネットを上げ，配電器を切った。スターターは繰り返し音を立てたが，モーターは点火はしなかった。

しばらくして彼は「のどが渇いた」と訴えた。強い鎮静剤が平素愛用するレモネードに溶かされ，急いで与えられた。彼はそれを飲みほした。やがて薬の効果が現れ，ようやく彼を車から引き出し，部屋へ運び込むことができた。

この間にも，ヘルタ街の家にはたえず大勢の患者が診療を求めてやってきた。あの尊敬されている偉大な病気の征服者が，自分自身病気にかかって入院しているということを信じようとしなかった。最も執拗な者は，夫人やその周囲の人々が貧しい者に無料で診療させないようにしている，と非難した。彼らはザウエルブルッフが帰ってくるまでは，いつまでも待ちつづけてここを立ち去らない，と宣言した。家の近所で座り込み，ストライキのようなものをやることを計画した。

とうとう警官が呼ばれて，取り囲んでいる群集を追い払った。

入院後第3週に入って，ザウエルブルッフは目に見えて弱ってきた。彼の家族たちの他には，シュヴェルトフェガーなどごくわずか

第10篇　悲劇の終焉

な人だけしか面会できなかった。ザウエルブルッフはほとんど識別はできなかったが，この忠実な友人のシュヴェルトフェガーははっきりわかった。ある日シュヴェルトフェガーが，馬の写真集を持ってきた。ザウエルブルッフは馬が好きだったので，楽しませようと思ったからである。その本にザウエルブルッフは名前を書き入れようとした。しかしその署名は，判読もできないほど乱れていた。

ときには絵の入った雑誌の頁をせかせかとめくっていた。そんな時には想い出の記憶が蘇るようだったが，それで終わらなかった。彼は雑誌を見て，記憶のつながりを探そうとした。そしてたびたび「馬鹿もの奴，……」とつぶやいた。

しかし，レスレ教授が面会に来た時には，レスレ教授がよくわかった。

そして最後には，やってくる死の予感があった。マドレナーがベッドの傍らに立っている時，彼は窓や扉を指さして尋ねた。

「どちらから僕を運び出すかね？　あちらか，それともこちらか？」

半ば意識がなくなり，死相が表れた時にも，毛布の裏から表に，あるいは枕の縁の周囲に手を動かしていた。100万回も繰り返した手術の際に縫合する動作であった。彼の魂がこの世から完全に消えた時にも，両手はなおも手術する，縫合する，治療する，助ける，という手術への情熱を表現しつづけた。それは生涯を支配した使命，つまり外科手術を行うという使命の最後の表れであった。

1951年7月2日早朝，ヘルタ街の家の電話が鳴った。フェルディナント・ザウエルブルッフが夜の間に，最後の息を引き取った，と告げた。

ザウエルブルッフの最上の手術着，聴診器，そして職業のシンボルである2匹の蛇のからまったエスクラピウスの杖が，病院へ運ばれた。

3．ザウエルブルッフの死

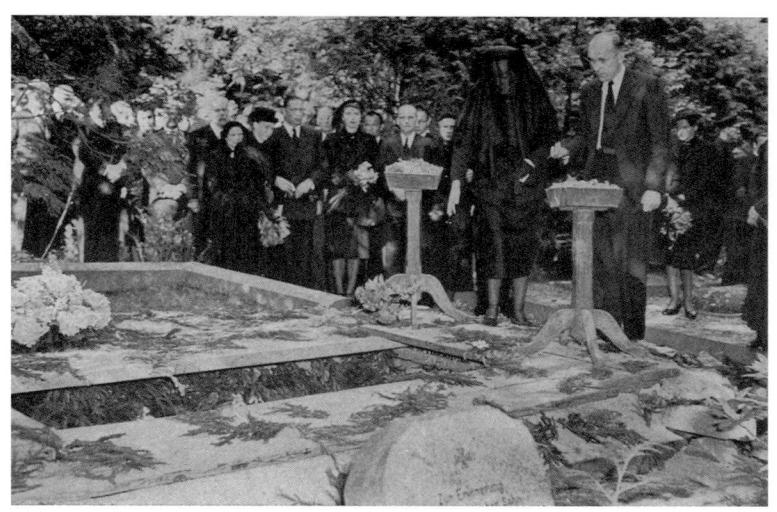

図45 ベルリン＝ヴァンゼーの新市立墓地における埋葬

　ザウエルブルッフは，手術着を着て葬られた。胸の上に置いた聴診器を手で握りしめて。この品々はあの世まで，伴をするであろう（**図45**）。

第11篇

輝く星の下で消えゆく帝王

ミュンヘン大学のエミール・カルル・フレイ教授は1951年7月6日，ザウエルブルッフの死から4日後に追悼の辞を発表し，次のように述べた。

　7月2日，真夜中過ぎに枢密顧問官フェルディナント・ザウエルブルッフ先生が，ベルリンのウルバン病院で亡くなられました。満76歳になる前日でした。天賦の医師で科学者が，われわれの時代から去りました。先生は過去半世紀の間，外科学の発展に偉大な貢献をなされ，同時代の他の誰もがなし得ないほど，その専門領域を進歩させてこられました。

　ザウエルブルッフ先生はデュッセルドルフ近傍のエルバーフェルトのご出身で，そこで小学校，ギムナジウムも終え……。ご卒業後に医学の道に進まれました。

　先生は脳圧に関する独創的な論文*19によって，世紀の転換期に最も有名なドイツの外科医ヨハネス・フォン・ミクリッツ教授から，その教室へ招聘されました。情熱と活力を持って，ミクリッツから与えられた課題に着手し，驚くべき早さでそれを解決されました。異圧法による開胸手術であります。

　1910年には35歳の先生は，早くもチューリッヒ大学の正教授に指名されております。チューリッヒ大学は以前から，若い才能のある学者を探し出し，招聘してきました。そしてこのマールブルクの若い講師であった先生を，クレーンライン教授の後任に選出しました。

　ここでザウエルブルッフ先生は，個人の責任において研究の方向を選び，新しい大きな課題に取り組まれたのであります。高山で太陽に恵まれたスイスには，サンモリッツ，アロザ，ダボスなど有名

---

*19　訳者註：『外科医の帝国—現代外科のいしずえ』（下）（へるす出版，2014年刊行予定）には，ミクリッツの読んだ論文の題名は「腹部打撲における腸管の損傷—直腸破裂の経験から」と記されている。

な結核の治療センターがあり，胸腔内臓器の手術に関心を持つ医師に大きな機会を与えてきました。

世紀の転換期に，フォルラニーニが人工気胸によって肺の運動を制限し，肺を安静に保つことによって，肺結核の進行が止まることを明らかにしました。しかし肺に安静を与えることが望ましい場合でも，肺が胸壁と癒着して，空気を入れることのできる肋膜腔がなくなり，人工気胸を適用できないことがしばしばあります。

フリードリッヒとブラウアーは，考え方を変えました。このような場合には肋骨の切除によって，望ましい肺の安静を得ることができるという考えを出したのです。しかし彼らが行った全胸壁の肋骨を除去する手術は，手術が大きすぎ，これに耐える患者はほとんどありませんでした。

ザウエルブルッフ先生はたとえ有効な治療法であっても，徹底的に行われれば危険を伴うために，その治療法は実行できない，と気づかれました。そして肋骨の彎曲の最も大きな部位，すなわち脊椎のすぐ近くで，短い部分の肋骨を切除すれば，肺の安静を保てることを示されました。さらに先生は，その手術を二期に分割して実施するようにされました。これによって胸郭形成術は当初の高い死亡率から，5パーセント以下の死亡率にまで下がりました……。世界中で，"ザウエルブルッフの脊椎側胸郭形成術"が行われるようになり，これが正統的な典型手術となりました。

第一次世界大戦で外科医に新しい問題が課せられました……。ザウエルブルッフ先生は創意に富む才能によって，切断された上腕の，無用となった筋肉の断端を使って，義手を動かす方法はないか，と考えられました。ザウエルブルッフ先生は間もなく，「ザウエルブルッフの腕」と呼ばれる手術法を考え出し，完成されました。

1918年にミュンヘン大学のオトマール・フォン・アンゲラー教授が亡くなった時，42歳のザウエルブルッフ先生がその後任に招かれたのは，当然のことでした。ちょうどその10年後に，ベルリンのシャ

リテのヒルデブラントのあとを襲ったのも，まったく同様であります。

　当時ミュンヘン大学は，世界的に有名な教授陣を擁していました。フリードリッヒ・フォン・ミュラー，エルンスト・フォン・ロンベルク，マインハルト・フォン・プファントラー，レオ・フォン・ツンブッシュ，エミール・クレペリン，マックス・フォン・グルーバー，アルベルト・デーダーライン，ヴァルター・スタウブ，マックス・ボルスト，カルル・ヘス，などです。この華々しい教授陣の中に，ザウエルブルッフ先生は入ったのです。10年間，学生から敬愛される教授として，世界で最も名高い外科医として，組織者として，また不屈の研究者として，ミュンヘンで仕事を続けられました。

　さらにミュンヘン時代には，数巻の「胸腔内臓器の外科」の決定版をまとめられました。初めて関連の領域を集成統一したものであります。これは胸部外科の標準教科書となり，以後のすべての新しい発展の基礎となりました。

　胸部外科における最も新しい進歩である肺切除，すなわち肺葉切除や片側肺全摘除は，現在の肺癌治療の基本をなす重要な治療法であり，これはすべてザウエルブルッフ先生の研究業績の上に築かれたものであります……。

　肺結核に著明な効果を持つ肺虚脱法が，慢性肺疾患のうち2番目に多い気管支拡張症に対して効果を持たないことを認めたのは，ザウエルブルッフ先生でした。ここでは，すっかり機能を失ってしまった肺葉を摘除することが必要となりました……。すでに1934年には58例の肺葉切除例を報告し，そのうち52例に成功し，わずかに6例が死亡しただけでした……。これまで得られなかった輝かしい成績であります。

　先生は肺切除の信頼できる手技を開発されました。当然，全世界の外科医が先生の手術の方法を見学し，成功例を研究し，敬服し，先生から学ぶために先生のもとを訪れてくるようになりました。

肺臓外科の創始は，もちろん最も重要なことですが，これが先生の唯一の偉大な業績ではありません。先生が大きな貢献をしていない医学の分野は，ほとんどありません。それも多くの分野で決定的な貢献なのです。それらのうちとくに食道と胃噴門部の手術をあげておかねばなりません……。

　心臓外科もまた，先生によって常に前進してきました。先生は初めて心膜炎の手術に成功されました。瘢痕化した手掌大の心膜を切除することによって，締めつけられて動きが制限されていた心臓を，運動できるように回復させました。1931年，初めて手拳大の心臓右壁にある動脈瘤を取り除き，無事に心臓を縫合閉鎖されました。その後何年も，この患者の心臓は障害なく機能しています。

　先生は種々の生理学的あるいは病理学的な課題を研究する方法として，2匹の生物を手術によって結合するパラビオーゼ（並体結合）の技法を考案されました。この実験によって，たとえば脾臓が感染や毒物に対する防御に重要な役割を演じていること，あるいは腎臓は著しい順応性を持っており，2匹のパラビオーゼされた動物は，たった1つの腎臓で何の障害もなく長期にわたって生存することを証明されました。

　また先生はハーマンスドルファーとの共同研究で，栄養物の変化による影響，とくに完全に無塩食を与えた場合の生物への影響について研究されました。

　さらに先生は精細に機能が調節されている内分泌器官が障害されると，腫瘍の形成が著明に促進されることを発見されました。たとえば去勢された実験動物は，対照動物に比べて7倍も腫瘍様の腫瘤が出現することです。

　物理学者シューマンと共同で，生体に電気野が存在することを報告されました。1928年にこの発見を報告した時には懐疑的に受け止められましたが，今日ではこのような電気野の存在は，ほとんど自明のことと見なされております……。

現時点において，医学，ことに外科学にザウエルブルッフ先生ほど多く貢献し，外科学の進路の方向づけをされた方はおりません。

世界的に有名な胸部外科医でありながら，先生自身は専門家であると見なされることを，決して好まれませんでした。先生は繰り返し繰り返し，学問の普遍性という概念の信奉者である，と断言されました。そしてこれのみが専門の研究の限界を打ち破ることを可能にし，科学の普遍性のいっそうの実現に役立つ，と強調されました。

先生の教養，精神は普遍的で，歴史に対する見解は驚嘆すべきものがありました……。偉大な先人，たとえばアンブロワーズ・パレやパラケルススなどについて，感嘆を込めて話されました。これらの人々は，先生がいつもされていたように視野を広く持ち，全体を見渡し，時代の嵐に変わらぬ勇気を持って立ち向かっていたのです。

もしザウエルブルッフ先生がただ単に偉大な1人の外科医であり，ただ単に卓越した科学者であっただけならば，先生が発揮されたような大きな影響を，全世界に及ぼすことはできなかったでしょう。結局のところ，善意に満ちた心を持つ偉大な人間によってのみ，それが可能なのです。

天才と真の人間性が，必ずしも常に1人の人間の中に共存するものでない，ということをわれわれは知っています。しかしもしそれらが結合したなら，それこそ最も輝かしい人間の偉大さを，われわれに与えてくれるでしょう。あたかも慈愛深い神が1人の人間の上に恵みを垂れるために身をかがめたことによって，彼がその何倍もの恵みを世に与えたように。

慈悲深い運命は，ザウエルブルッフ先生に多くの能力を授けました。先生は心を開いてこれを受け入れ，最高のものを勝ち取ることに使おうとされました。

かつてゲーテは，友人シラーの追憶詩でこう表現しています。

　神なる自然の啓示に接するという以上の何を

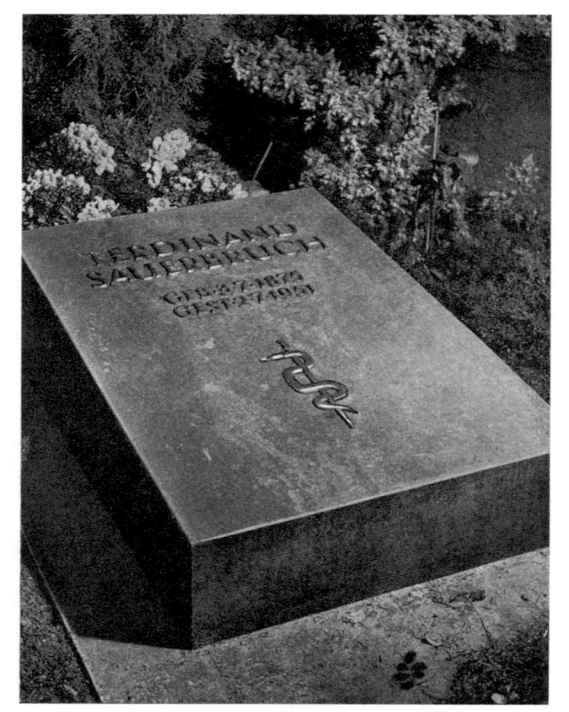

第11篇　輝く星の下で消えゆく帝王

図46　ザウエルブルッフの墓石

　人はその生において得ることができよう？
　神なる自然は堅固なものを精神へと流れゆかせ，
　そして精神の生み出したものを堅固に保つのだ。

（田口義弘／訳）

　それではザウエルブルッフ先生にお別れしましょう。先生はわれわれの時代で最も魅力的な人物であり，恩恵を施す人物でした。先生のようなお方には，もう会えないでしょう。
　先生はこの世紀の外科学を照らした最も輝かしい光でした。それはまた，遥か未来に向け，照らしつづけることでしょう（**図46**）。

第11篇　輝く星の下で消えゆく帝王

　エーリッヒ・フォン・レドヴィッツ教授は故人略歴の中で，次のように述べている。

　フェルディナント・ザウエルブルフの死の報……。それは全世界の外科医，医師に強い衝撃を与えた。

　1951年3月のミュンヘンにおける第68回ドイツ外科学会の席でザウエルブルフを見た人は，彼が病気で，前途に困難な時間が横たわっていることを，認めざるを得なかったであろう。

　そのためわれわれは，彼が肉体的，精神的病変から回復するように，と神に祈った。

　彼を親しく知っている者は，心の底からこの偉大な人物，常に救いの神である医師，類をみない臨床医，押し進めた分野の真の王者，その分野を何ものにも代えがたい強い起動力で発展を促進させた人物……，彼と別れなければならないことに深い悲しみを感じている。

　彼はわれわれの時代の最も偉大な医師であった。彼は常に，直接患者を観察することに，他の種々の検査よりも重きを置いていた。彼は素晴らしい記憶力を持っていた。いかに昔のことであろうと，似たような症例を思い起こすことができた。このことが種々の症例を，全体像としてまとめ上げることを可能にした。

　彼には極めて多彩な研究と高い起動力，あるいはその早さについていけない弟子にとって気詰まりな性格があった。これらの長所や短所が混じっていたにしても，医学全体，とくに外科学の問題に対する態度の基本をなす要素は，患者に対する愛情であった。この永遠の愛情のために，病院の全組織をそれに従わせた。彼は何にも増して患者を優先する医師であった。大きな，困難な，また初めての手術の責任は，彼の心に重くのしかかっていた。

　名声のために，すべての国から，すべての階層の患者から治療を求められた。またしばしば外国の貴人の病床にも，往診を依頼された。彼は貧しい者にも富める者にも，等しく医師であった。区別を

まったくしなかった。彼はただ病める人だけを診た。ことに貧しい人々に，思いやりのある心を持っていた。

このように傑出した人物には，常に神話がついて回る。その中に，ある特別のところには想像もつかないような料金を請求したという話がある。その額が真実であったか，ひどく誇張されていたのかは別として，友人たちはもう一方で，物質的困窮を救済できる場合には，彼がいつでも，まったく惜しげもなく金を出し与えていたことを，よく知っている。また患者が不当な扱いを受けたような時には，それを防ぐために全力を尽くし，ときには自分の生命の危険を冒してでも闘いに挑んだ。

彼のよく知られている荒々しさは，多くの人々を恐れさせた。しかし，もし静かに事情を説明すれば，彼はすぐ自身が間違っていたことを認めて謝った。後に恨みを決して残さなかった。

彼は栄光の時代に，自分の権力を十二分に堪能した。彼は1人の貧しい人間として死んだ。素晴らしい能力や知識を，ただ単に自己の富を得るために使わなかったという証拠である。

彼は信念と勇気を持っていた。そして自分の考えを守るために，誰に対しても闘った……。

強烈な傑出した人物に対しての評価が常にそうであるように，同時代の人々の彼に対する評価も，異なっていた。事実，まばゆいばかりに光り輝く彼の性格は，反面，強いかげを伴うのを避けることはできない。

しかし決定的な評価は，彼の業績のみによって，後代の識者によってなされるであろう。

以下はゴードン・ゴードン＝テイラー卿が英国医学雑誌に寄せた追悼文である。

第11篇　輝く星の下で消えゆく帝王

　フェルディナント・ザウエルブルッフは，20世紀の外科学界の偉大な人物の1人である……。世界の外科医にとって，とくに胸部外科医にとってザウエルブルッフの名前は，常に胸部外科そのものと密接に結びついている。多くの国で，他の人物が外科のこの分野に貢献してきた。たとえばわが国のマキューエンとゴッドリー，フランスのペアン，ルーとツフィエ，シカゴのマーフィーなどである。しかし外科のこの領域における体系的な進歩は，広く開胸して，安全に片肺もしくは両肺を外界の気圧に曝しても，呼吸が保たれることを可能にしたその日まで，待たねばならなかった。

　1903年にザウエルブルッフがこの問題を解決した。少なくとも胸部外科の歴史に興味を持つ人々は，ミュンヘン大学病院で苦心して作り上げた陰圧チャンバーのことを聞いているであろう。これこそ胸部外科の一里塚をなすものである。

　ザウエルブルッフが東ベルリンのシャリテに入った時から，その手術室は全世界の胸部外科医にとってメッカとなった。ただし，第一次世界大戦後の10年間ぐらいは，ドイツの外科医を国際外科学会の会員に復帰させることについて，新しい会員は署名したが，ドイツを中心とした中央同盟国と戦った国の会員は，なかなか署名しなかった。

　ザウエルブルッフがジョージ5世を手術したという噂は，しばらくは消えなかった。ウィルフレッド・トロッターの才能は，手術をするのにザウエルブルッフの指導を必要とはしなかったのである。

　術者としてザウエルブルッフは，新しい外科分野に手早く，ざっとはしているが，大胆な手技を示した。ただ彼には麻酔医の援助が欠けていた。たとえば，アイヴァン・メジル，ノスワーシー，ラングトン・ヒューワー，その他の英国をこの専門分野で世界の先頭に立たせた人々の援助はなかった。

　したがって彼の手術には，チューダー・エドワーズや，その一門のような繊細で正確な技巧がなかった。彼の生涯の大部分は，都会

風という評判に欠けていた。彼は門下生たちに，変わることのないプロシャ式の態度を示した。

彼の晩年は，予告なしにシャリテの職を解任され，東ドイツからのわずかの恩給のみの生活で，暗いものであった。

東ドイツの人民教育大臣は，彼が再び大学病院シャリテに入ることを禁じた。解任後のいろいろの事件によって，その誇りははなはだしく傷つけられたに違いない。

彼とナチのイデオロギーとの関連については，いつも疑惑を持たれていた。彼はこれを甘受していたが，ついに決してナチではないと宣言し，1949年7月の非ナチ化審問会は，その潔白を認めた。

1950年のフランクフルトにおけるドイツ外科学会総会において，彼が最初にミクリッツの記念講演を行い，英国の代表がそれに続いた。彼は白鳥の歌を歌った。写真班の撮影の音とフラッシュの光が続いた。しかしそこには哀感があった。

『ベラ・ドンナ』におけるパトリック・キャンベル夫人[*20]の演じた最後の場面のように，輝く星の下で砂漠の中に消えゆく哀感があった。

[*20] 訳者註：英国の舞台女優。初めの結婚の4年後に舞台女優となったために，この名前を使った。夫の死亡後ジョージ・コーンウォリス・ウェストと再婚したが，それを使いつづけた。ジョージ・アレキサンダーの「ベラ・ドンナ」は，1911年に初演された。

訳者あとがき

　フェルディナント・ザウエルブルッフは20世紀前半の最も偉大な外科医の1人である。その名は世界中に轟いていた。彼の業績については，本書の第11篇にまとめられている。

　最大の功績は，19世紀に麻酔法，消毒法，無菌法が確立したあとでも，外科医がまったく手を出せなかった胸腔内臓器に対して，外科的治療を可能にしたことである。胸部外科の祖であり，多くの食道，肺，心臓の手術を初めて行った外科医であった。

　優れた外科医であるとともに，ザウエルブルッフは教育者，組織者であった。下図[1)]に示すように，門下から多数の外科学の主任教授を輩出している。その中には現代の外科医が用いている術式の考案者もいる。さらに彼の胸部外科手術を見学するため，あるいは習得するため，世界中から外科医が集まった。

　そのザウエルブルッフが65歳を過ぎた頃から，これまでもあった気まぐれな性格，周囲に対する不寛容さが，より目立つようになってきた。「ザウエルブルッフの悲劇」の始まりである。その原因は加齢に伴う脳動脈硬化性精神障害（11頁の訳者註参照）とされるが，

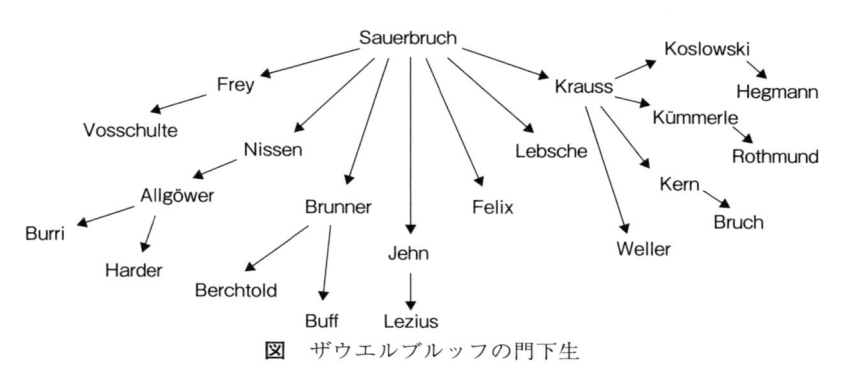

図　ザウエルブルッフの門下生

訳者あとがき

脳梗塞，あるいは一時的に清明な時期があり，また暴力傾向の出ることもあったことから，認知症も疑われる。正確な病名は明らかにされていない。

精神的な面でのはっきりとした崩壊は，1946年7月17日に行ったヘルニア手術とされる。このとき彼は71歳であった。これ以後の彼の精神状態の崩壊，手術を禁止すべき人民教育省（文部省），大学，病院，地区衛生局，家族の対応を描き，彼の死までの出来事を再現したのが，本作品である。

「序」の中で著者は，いわゆる「ザウエルブルッフの悲劇」の要因として，医師社会の強い連帯感をあげ，医学界の責任を問うている。しかし作品を通読すると，実はそれ以外に2つの重要な因子が，この悲劇に深くかかわっていたことが明らかにされている。東ドイツの政治体制と，東ドイツの医療制度の不備である。

当時東ドイツは敗戦後の困窮期にあった。また多くの科学者，医師がソビエト地区から西ドイツへ流出しはじめていた。西ドイツの急速な経済の改善が，専門職にある人々を貧しい東ドイツから西ドイツへ引き寄せた。ザウエルブルッフが大学病院シャリテにとどまることは，東ドイツの科学のレベルを保つのに役立った。ザウエルブルッフの名前が必要だったのだ。

1948年5月に中央教育部の医学教育管理官に就任した神経科医ハルは，ザウエルブルッフを引退させるべきだ，と再三人民教育大臣のヴァンデル，あるいは医学部長ブルグシュに上申している。もしヴァンデルが辞任を決めれば，ザウエルブルッフは従わざるを得なかったはずだ。しかしそれを行わないのは，社会主義統一党中央執行部の意向をおもんぱかったからである。数学者でドイツ科学アカデミーの運営管理者ヨゼフ・ナースの『将来のプロレタリア闘争，社会主義と資本主義との衝突では，数百万人が生命を失うだろう。このことを考えれば，ザウエルブルッフが手術台で数ダースの人間

を殺すことなど，些細な問題だ。われわれには，ザウエルブルッフの名前が必要なのだ』という言葉が，ハルの記録に残っている。

　ハルは手術で死亡した患者の解剖報告書を入手して迫った。それからようやく，社会主義統一党中央執行部の特別会議が，従来の姿勢を放棄したのである。

　これに加えて，東ドイツの医療情勢があった。貧しい国民は医療を受けられなかった。彼は帝王のごとく振る舞い，医療費を払えない患者にはまったくそれを請求しないことが知られていた。ザウエルブルッフの名声，あるいは無料で治療を受けられることを期待する患者が，シャリテを解任されてから彼が勤めた個人病院に，さらにそこを締め出されてからは彼の自宅へと集まった。

　彼が不潔な状況で手術を続けたのは，外科手術がザウエルブルッフの人格と一体となり，人生から切り離せなくなっていたこともある。このため精神状態が崩壊し，手指の器用さが失われたあとも，なお手術をしたいという欲求は，とどまるところがなかった。

　著者ユルゲン・トールヴァルト（1915～2006）は第二次世界大戦におけるドイツ軍の崩壊の様子を描いたドキュメンタリー『ヴァイクセル川における発端』『エルベ川における終焉』で一躍有名になった作家である。ここで彼が用いたのは，生存者やその家族との無数のインタビューによる取材であり，それをもとに戦史を劇的に再現する手法である。

　本作品でも，トールヴァルトはこの手法をそのまま用いている。当時の関係者から厖大な聞き取りを行うとともに，わずかに記録として残っている公文書や新聞記事を集め，彼の死の9年後に「ザウエルブルッフの悲劇」の過程を描いて公表した。

　政治的配慮，君臨した帝王に対する医学界の屈服，患者の強い要望がザウエルブルッフに手術を続けさせたとしても，それを止めることができなかったのであろうか？

訳者あとがき

ただこれは特別な情勢下にあった時代のものであり，訳者は特別な時代の，特別な分野の，特別な人物の悲劇と思いたい。

本書の内容に関連して，2010年の米国医師会雑誌（JAMA）に注目すべき論文の発表があった。問題のある同僚医師（薬物・アルコールの乱用や心身の問題のある医師）に対する意識調査の結果である（対象2938名，回答率64.4％）[2]。問題をもつ医師を報告するのが専門職の義務である，と考えるのは64％（1120名）にとどまった。また最近3年間に問題ある同僚医師がいた，と認めるのは309名で，そのうち204名（66％）はそれを通報している。しかし残り105名の医師は，報告していない。その理由（複数回答）は，
 （1） 他の誰かが対処するだろう……58名（「通報しない者」のうちの55.2％）
 （2） 報告しても状況は変わらないだろう……46名（43.8％）
 （3） 仕返しが怖い……36名（34.3％）
 （4） 報告は自分の責任ではない……30名（28.0％）
 （5） その医師が重く罰せられるかもしれない……27名（25.7％）
であった。

報告しなかった医師が34％もあったことについては，いろいろ解釈できる。問題のある医師の行動が，重篤な，患者の生命に直接かかわるような場合だけに限るなら，この数字も変わってくるのではなかろうか？

連帯意識はどの社会，職業にもあり得る。医師の職業上の連帯が問題とされるのは，それが生命に直接関係しているからであろう。したがってザウエルブルフのときに対応すべきであった方策，すなわち通報制度，それを評価すべき独立した審査機関，内部告発者の保護は，今日であっても有効に作動しなければならない。またこのようなことを等閑しないための医の倫理・専門職意識の徹底的な

訳者あとがき

教育は，今日も，今後もさらに重視されねばならない。

　本作品は1960年に出版され，1961年には英訳版が出ている。この英訳版ではドイツ語原著の一部が削除され，またいくつかの篇には加筆がある。これは関係者のほとんどが生存中であり，証言の再確認が行われたためかもしれないし，あるいは別の証言が得られた可能性もある。とくに第8篇第3章は完全に差し替えられている。英訳版の序で，トールヴァルト自身が削除・加筆があることをわざわざ明記している。訳者はこれが著者の意に沿った改訂と考え，該当部分は英訳版に従って翻訳している。

　なお原著名は"Die Entlassung"（解任）であるが，内容がわかりにくいので，『外科医の悲劇—崩れゆく帝王の日々』を訳書の題名とした。

小川　道雄

---

1) 小川道雄：Billroth 教授の教育．外科学臨床講義Ⅳ（別巻1），最終講義／こころ 分子におきて メスを構えるべし，へるす出版，東京，2003, pp217-281.
2) DesRoches, C. M., et al : Physicians' perceptions, preparedness for reporting, and experiences related to impaired and incompetent colleagues. JAMA, 304 : 187-193, 2010.

小川　道雄（おがわ　みちお）

略　歴：1963年大阪大学医学部卒業。同大学院修了。市立堺病院外科，ニューヨーク大学医療センター，大阪大学特殊救急部，大阪大学第二外科講師，同助教授を経て，1990年熊本大学第二外科教授。同大学副学長を経て，2003年宮崎県立延岡病院院長，2005年熊本労災病院院長，2009年より市立貝塚病院総長，現在に至る。

著　書：『外科学臨床講義（I～V）』（へるす出版）『侵襲とサイトカイン』『癌遺伝子と臨床』（以上メジカルセンス）『新・侵襲と好中球エラスターゼ』(メジカルビュー社)『医療崩壊か再生か─問われる国民の選択』（NHK出版）『もうひとつの謎解き─医師の目で読む，おすすめ小説23』（へるす出版新書）など多数。

編著書：『一般病棟における緩和ケアマニュアル』『新 癌についての質問に答える』（以上へるす出版）『CRITICAL CAREと分子生物学』（総合医学社）『真実を伝え，支えるための がん告知の手引き』(真興交易医書出版部)など多数。

訳　書：『外科医の世紀─近代医学のあけぼの』『外科医の帝国─現代外科のいしずえ（上）』（以上へるす出版）。

| JCOPY | 〈(社)出版者著作権管理機構 委託出版物〉 |

本書の無断複写は著作権法上での例外を除き禁じられています。
複写される場合は，そのつど事前に，下記の許諾を得てください。
(社)出版者著作権管理機構
TEL.03-3513-6969　FAX.03-3513-6979　e-mail：info@jcopy.or.jp

外科医の悲劇
崩れゆく帝王の日々

定価（本体価格2,500円＋税）

2013年11月10日　　第1版第1刷発行

訳　者	小川　道雄
発行者	岩井　壽夫
発行所	株式会社　へるす出版
	〒164-0001　東京都中野区中野2-2-3
	☎(03)3384-8035(販売)　　(03)3384-8155(編集)
	振替00180-7-175971
印刷所	広研印刷株式会社

©Michio OGAWA, 2013, Printed in Japan　　〈検印省略〉
落丁本，乱丁本はお取り替えいたします。
ISBN978-4-89269-821-7

外科医の世紀
近代医学のあけぼの

著：Jürgen Thorwald
訳：小川　道雄 熊本労災病院
（現・市立貝塚病院）

現代医療は
ここから始まった！

すべての読者を感動させる医学ドキュメンタリー

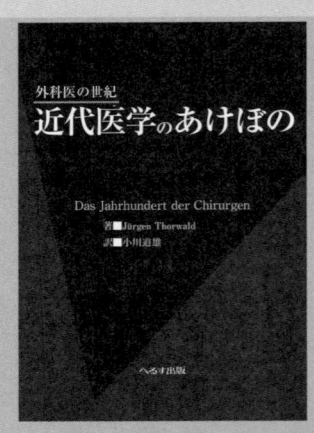

麻酔のない時代，細菌が発見されていない時代，消毒など思いもつかない時代・・・
今からでは想像も及ばない約150年前の時代から現代の医療に行きつくまでの先駆者たちの血のにじむ努力と名もなき厖大な犠牲者たち・・・
名高い"ハルステッド""ビルロート""ミクリッツ""ペアン"の手術が史実に基づき生き生きと描かれ，読者をその場に誘っていく。

想像を絶する医学の歩みを記した「Das Jahrhundert der Chirurgen」(Jürgen Thorwald, 1956)を，外科学の第一人者"小川道雄"が5年の歳月をかけて **完全翻訳！！**

定価（本体3,600円＋税）A5判・540ページ　ISBN 978-4-89269-567-4

へるす出版　〒164-0001　東京都中野区中野2-2-3　TEL.03-3384-8035　FAX.03-3380-8645　http://www.herusu-shuppan.co.jp

外科医の帝国
現代外科のいしずえ 上
Das Weltreich der Chirurgen

著■Jürgen Thorwald
訳■小川道雄

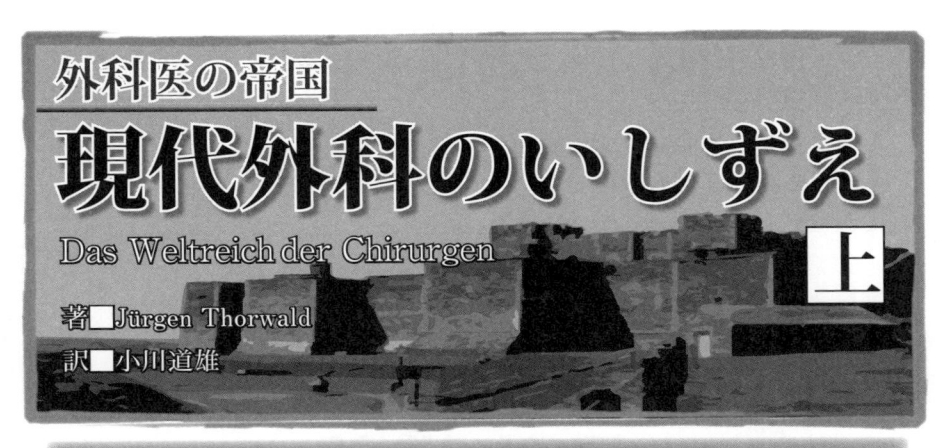

現代外科の基盤は こうして創られた！

全身麻酔、防腐法、無菌法の発見を契機に、外科医による人体の「未踏破地」征服のための闘いが始まった！

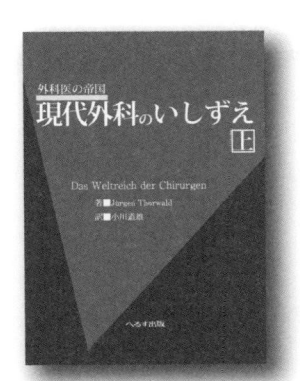

本書は、甲状腺・胆石症・ヘルニア・開胸手術、局所麻酔など、現在につながる外科手術の源流を解き明かす。その飽くなき挑戦と熾烈を極めた競争の実態を、事実に基づいて描いた医学ドキュメンタリーである。
好評の前作「外科医の世紀　近代医学のあけぼの」に続くトールヴァルトの翻訳書・上巻。

定価：（本体 2,800 円＋税）
A5 判・390 ページ　ISBN 978-4-89269-733-3

訳者略歴

市立貝塚病院総長
小川　道雄（おがわ　みちお）

1963 年大阪大学卒業。ニューヨーク大学医療センター，大阪大学第二外科講師，助教授，熊本大学第二外科教授，同大学副学長を経て，宮崎県立延岡病院院長，熊本労災病院院長。2009 年より現職。

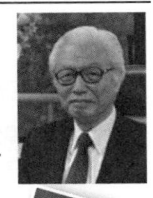

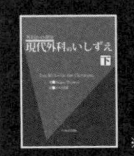

近刊
外科医の帝国
現代外科のいしずえ 下

※表紙イメージは実物と異なる場合があります。

へるす出版　〒164-0001　東京都中野区中野2-2-3
TEL.03-3384-8035　FAX.03-3380-8645　http://www.herusu-shuppan.co.jp

好評発売中!!

最終講義の **DVD付**

最終講義，第55回日本消化器外科学会会長講演など珠玉の講演5編を収載。

外科学臨床講義　（別巻1）

IV
最終講義
こころ　分子におきて
メスを構えるべし

著■小川道雄　熊本大学医学部第二外科教授
（現・市立貝塚病院総長）

最終講義

こころ　分子におきて　メスを構えるべし

退官記念講演

1．膵分泌性トリプシン・インヒビター：就任記念講演から退官記念講演へ
2．好中球エラスターゼ：侵襲学と腫瘍学の接点
3．現代外科の黎明期：ハルステッド教授とミス・ハンプトン

会長講演

ビルロート教授の教育

B5判・上製函入・304頁　定価（本体13,000円＋税）

へるす出版　〒164-0001 東京都中野区中野2-2-3　TEL.03-3384-8035 FAX.03-3380-8645　http://www.herusu-shuppan.co.jp

好評発売中　　　　　　　　　　　**研修医必携！**

外科学臨床講義　（別巻2）

V
研修医のための早朝講義

著■小川道雄　　熊本大学医学部第二外科教授
　　　　　　　　（現・市立貝塚病院総長）

1. ネクタイを着用し，白衣のボタンをかける：教室史，教室訓，勤務心得
2. 外科医にはどのような適性が必要か
3. 臨床医として社会人として守るべきこと：権力を振りかざしても権威は生じない
4. 研修で「何をすべきか」とともに「何をすべきでないか」を学ぶ
5. I 専門医の資格はなぜ必要か：専門医制度と第二外科における研修システム
   II 医師の守秘義務
6. 外科の歴史
7. ミクリッツは手術時にマスクをさせ，手術中の会話を禁止した：消毒，滅菌，手洗い，ガウンテクニック
8. 手術の基本操作
9. 結紮と糸結び
10. I 縫合法と吻合法
    II 形成外科からみた皮膚切開と縫合
11. I 術者と助手：役割と責任
    II 止血鉗子は直か曲か：手技も器械も教室で異なっている
12. 「叱る」と「怒る」は違う
13. "To Err Is Human" を学ぶ：FFP投与では決して血液型を間違わない
14. 『大学病院で母はなぜ死んだか』に学ぶもの：自己決定権，インフォームド・コンセント，癌の告知
15. 読んではいけない，話しなさい：case presentation
16. 良い医師は良い足跡を残す — J. Willis Hurst：診療記録の意義と記載法
17. 末期癌の痛みに我慢を強いてはならない
18. 死をみとる
19. 週114時間労働をどう考えるか：君たちは士官である。今からそれを自覚して率先躬行せよ
20. 医師は死ぬまで勉強を続けなければならない：M先生への「一通の手紙」
21. I 威張らない，真面目で誠実な人に権威は自然に備わる
    II 「カルテに記載がない」ということは「何もしなかった」と同じである
22. インフォームド・コンセントと癌の告知
23. 論文として残せる研究のないところに秀れた臨床医は育たない：臨床研究は常に反省につながる
24. 果報は寝て待ってもやって来ない：日々の修練，公私の区別，恩師に学ぶ，「趣味」としての「階段昇り」

B5判・上製函入・470頁　定価（本体13,000円＋税）

へるす出版　〒164-0001 東京都中野区中野2-2-3　TEL.03-3384-8035　FAX.03-3380-8645　http://www.herusu-shuppan.co.jp